U0663887

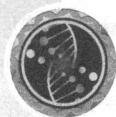

高等职业教育"十四五"药品类专业系列教材

河北省"十四五"职业教育规划教材

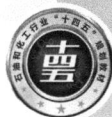

石油和化工行业"十四五"规划教材

# 药物分析与检测技术

杜 娜　何晓文　主编

化学工业出版社

·北京·

## 内容简介

《药物分析与检测技术》内容分为理论和技能训练两部分,理论部分根据《中华人民共和国药典》(2020年版)及现行药品质量标准的内容,系统介绍了药品质量控制的标准和基本要求,涵盖了常用的化学药物、天然药物、抗生素及其制剂的鉴别、纯度检查及含量测定的原理及方法。技能训练部分突出和强化与生产、技能大赛的高度关联,采用手册式设计。所有训练项目均配有相关操作的仿真实训操作视频和成绩评定表,方便教师和学生在教学与学习中灵活使用。

本书可作为高职院校药品类、药学类专业或其他相近专业教材,也可作为药物检验员培训用书。

**图书在版编目(CIP)数据**

药物分析与检测技术 / 杜娜,何晓文主编. -- 北京:
化学工业出版社,2024.10(2025.9重印). --(高等职业教育"十四五"
药品类专业系列教材)-- ISBN 978-7-122-46682-2

Ⅰ. R917;R927.1

中国国家版本馆 CIP 数据核字第 2024Q64U06 号

---

责任编辑:王　芳　蔡洪伟　　　文字编辑:朱　允
责任校对:李露洁　　　　　　　装帧设计:关　飞

---

出版发行:化学工业出版社
　　　　　(北京市东城区青年湖南街 13 号　邮政编码 100011)
印　　装:涿州市般润文化传播有限公司
787mm×1092mm　1/16　印张 16¾　字数 347 千字
2025 年 9 月北京第 1 版第 3 次印刷

---

购书咨询:010-64518888
售后服务:010-64518899
网　　址:http://www.cip.com.cn
凡购买本书,如有缺损质量问题,本社销售中心负责调换。

---

定　　价:52.00元

# 编写人员名单

主　　编　杜　娜（石家庄职业技术学院）

何晓文（淮南联合大学）

副 主 编　郭会灿（石家庄职业技术学院）

殷　玥（长春医学高等专科学校）

参　　编　耿海波（石家庄职业技术学院）

罗　佳（广东江门中医药职业学院）

徐慧平（洛阳职业技术学院）

杨开金（淮南市食品药品检验中心）

朱志红（洛阳职业技术学院）

朱永良（洛阳职业技术学院）

王晓朦（石家庄职业技术学院）

主　　审　范继业（河北化工医药职业技术学院）

# 出版说明

　　为了更好地贯彻《国家职业教育改革实施方案》，落实教育部《"十四五"职业教育规划教材建设实施方案》（教职成厅〔2021〕3号），做好职业教育药品类、药学类专业教材建设，化学工业出版社组织召开了职业教育药品类、药学类专业"十四五"教材建设工作会议，共有来自全国各地120所高职院校的380余名一线专业教师参加，围绕职业教育的教学改革需求、加强药品和药学类专业"三教"改革、建设高质量精品教材开展深入研讨，形成系列教材建设工作方案。在此基础上，成立了由全国药品行业职业教育教学指导委员会副主任委员姚文兵教授担任专家顾问，全国石油和化工职业教育教学指导委员会副主任委员张炳烛教授担任主任的教材建设委员会。教材建设委员会的成员由来自河北化工医药职业技术学院、江苏食品药品职业技术学院、广东食品药品职业学院、山东药品食品职业学院、常州工程职业技术学院、湖南化工职业技术学院、江苏卫生健康职业学院、苏州卫生职业技术学院等全国30多所职业院校的专家教授组成。教材建设委员会对药品与药学类系列教材的组织建设、编者遴选、内容审核和质量评价等全过程进行指导和管理。

　　本系列教材立足全面贯彻党的教育方针，落实立德树人根本任务，主动适应职业教育药品类、药学类专业对技术技能型人才的培养需求，建立起学校骨干教师、行业专家、企业专家共同参与的教材开发模式，形成深度对接行业标准、企业标准、专业标准、课程标准的教材编写机制。为了培育精品，出版符合新时期职业教育改革发展要求、反映专业建设和教学创新成果的优质教材，教材建设委员会对本系列教材的编写提出了以下指导原则。

　　**(1) 校企合作开发**。本系列教材需以真实的生产项目和典型的工作任务为载体组织教学单元，吸收企业人员深度参与教材开发，保障教材内容与企业生产实际相结合，实现教学与工作岗位无缝衔接。

　　**(2) 配套丰富的信息化资源**。以化学工业出版社自有版权的数字资源为基础，结合编者团队开发的数字化资源，在书中以二维码链接的形式或与在线课程、在线题库等教学平台关联建设，配套微课、视频、动画、PPT、习题等信息化资源，形成可听、可视、可练、可互动、线上线下一体化的纸数融合新形态教材。

　　**(3) 创新教材的呈现形式**。内容组成丰富多彩，包括基本理论、实验实训、来自生产实践和服务一线的案例素材、延伸阅读材料等；表现形式活泼多样，图文并茂，适应学生的接受心理，可激发学习兴趣。实践性强的教材开发成活页式、工作手册式教材，把工作任务单、学习评价表、实践练习等以活页的形式加以呈现，方便师生互动。

　　**(4) 发挥课程思政育人功能**。教材结合专业领域、结合教材具体内容有机融入课程思政元素，深入推进习近平新时代中国特色社会主义思想进教材、进课堂、进学生头脑。在学生学习专业知识的同时，润物无声，涵养道德情操，培养爱国情怀。

（5）**落实教材"凡编必审"工作要求**。每本教材均聘请高水平专家对图书内容的思想性、科学性、先进性进行审核把关，保证教材的内容导向和质量。

本系列教材在体系设计上，涉及职业教育药品与药学类的药品生产技术、生物制药技术、药物制剂技术、化学制药技术、药品质量与安全、制药设备应用技术、药品经营与管理、食品药品监督管理、药学、制药工程技术、药品质量管理、药事服务与管理等专业；在课程类型上，包括专业基础课程、专业核心课程和专业拓展课程；在教育层次上，覆盖高等职业教育专科和高等职业教育本科。

本系列教材由化学工业出版社组织出版。化学工业出版社从2003年起就开始进行职业教育药品类、药学类专业教材的体系化建设工作，出版的多部教材入选国家级规划教材，在药品类、药学类等专业教材出版领域积累了丰富的经验，具有良好的工作基础。本系列教材的建设和出版，既是对化学工业出版社已有的药品和药学类教材在体系结构上的完善和品种数量上的补充，更是在体现新时代职业教育发展理念、"三教"改革成效及教育数字化建设成果方面的一次全面升级，将更好地适应不同类型、不同层次的药品与药学类专业职业教育的多元化需求。

本系列教材在编写、审核和使用过程中，希望得到更多专业院校、一线教师、行业企业专家的关注和支持，在大家的共同努力下，反复锤炼，持续改进，培育出一批高质量的优秀教材，为职业教育的发展做出贡献。

本系列教材建设委员会

# 前言

教材建设是"三教"改革的重要方面之一。《药物分析与检测技术》教材编写团队积极探索教材的新形态体例、数字化资源建设方法，持续推进教材建设。药物分析与检测技术是高职院校药品类、药学类专业或其他相近专业的重要专业课程，是一门理论性和实践性均较强的职业技术类课程。为进一步提高高等职业教育教学质量，我们以培养从事药物检验、质量管理等工作岗位，具备一定药物分析理论知识，掌握药物检验基本技能的应用型技术人才为目标，以培养学生的职业能力和实践技能，强化教学的实践性、开放性和职业性为突破口，来编写本教材。本教材以《中华人民共和国药典》（2020 年版）及药品质量标准为主要依据，将教材内容分为以下几部分：药物分析基础知识、药物鉴别技术、药物的杂质检查技术、药物生物检测技术、药物制剂分析、药物仪器分析技术，以及代表性药物及其制剂的质量分析与检测等。本书具有以下几个特色：

**1. 符合认知规律，突出高职特色**

按照高等职业教育培养高素质技能型人才的要求，教材编写围绕专业知识、技能训练、职业素养等多方面展开。教学内容编排既满足教学常规需要，又适当反映药物分析检测学科领域最新的科技成果。

**2. 校企合作开发教材，突显行业企业特色**

教材编写紧密结合企业工作实际，突出体现行业企业特色，使学生走上相关工作岗位之后，能够尽快适应岗位的要求，满足社会对技术应用型人才的需求。

**3. 挖掘形式多样素材，体现思政育人功能**

教材注重融入课程思政，体现党的二十大精神，如通过"素质目标"提出新时期对技能人才的素养要求，通过"思想加油站"展示榜样的力量，以潜移默化、润物无声的方式适当渗透德育，力图更好地达到新时代教材与时俱进、科学育人之效果。

**4. 配套资源丰富多样，技能训练采用工作手册设计，对标教材实用性功能**

本书以真实企业项目结合仿真视频资源开发技能训练工作手册，更有利于教学使用，突出实用性功能。同时，本教材是国家精品在线开放课程"药物分析与检测技术"配套教材，书中配套动画、视频、练习测试答案、技能大赛试题及答案、课件、企业实践资料等资源。扫描书中二维码和登录"化工教育"平台，即可获取资源。

本书由何晓文编写第一章，朱志红、徐慧平、朱永良编写第二、三、九章，罗佳编写第四章，殷玥编写第五、七章，耿海波、杜娜、郭会灿、王晓朦编写第六、八、十、十一章，杨开金负责案例分析及企业检查报告示例的搜集和编写。范继业担任主审。本书在编写过程中参考了有关专著、教材、论文等资料，得到了南京药育智能科技有限公司的大力支持，在此致以衷心的感谢。

由于编者学识水平有限，书中疏漏在所难免，欢迎广大读者提出宝贵意见。

编　者
2024 年 6 月

# 目录

## 第四章　药物生物检测技术 / 052

## 第五章　药物制剂分析 / 066

## 第六章　药物仪器分析技术 / 097

## 第七章　芳酸及其酯类药物分析 / 128

## 第八章　胺类药物分析 / 140

# 第一章

# 药物分析基础知识

❖**知识目标**

1. 掌握药品的定义及药物分析与检测技术的性质和任务。
2. 掌握药品检验工作的程序、检验记录和检验报告的书写要求。
3. 熟悉药品质量标准的分类及《中华人民共和国药典》的构成和主要内容。
4. 了解常用国外药典的名称、英文缩写及概况。

❖**能力目标**

1. 能够正确查阅和熟练应用《中华人民共和国药典》（2020 年版）指导药物分析检验工作。
2. 能够完成药物分析检验程序设计，准确记录、处理药物分析数据，正确评价药品质量。
3. 能够灵活运用药物分析方法并将其应用于药品质量分析中。

❖**素质目标**

树立法律意识和标准意识。

## 【思维导图】

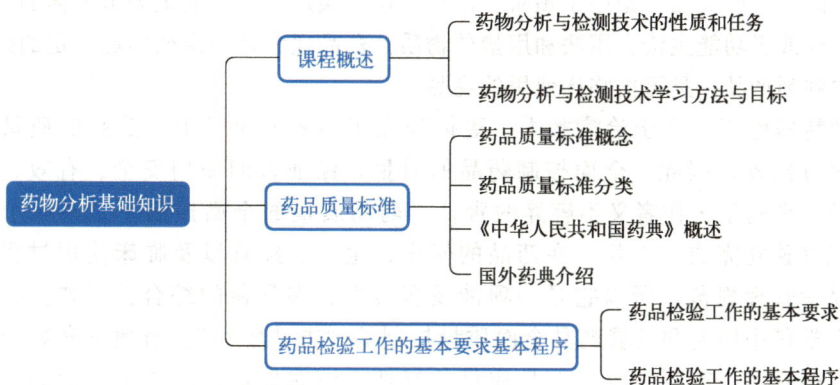

**我国药品安全形势稳定向好**

2023 年 7 月，国家药监局有关负责人表示，药品安全事关人民群众身体健康和生命安全，事关经济发展和社会和谐稳定。国家药监局建设完善药品、疫苗信息化追溯系统，持续深化药品、医疗器械审评、审批制度改革，通过加强监管，五年来国家药品抽检总体合格率由 97.1% 上升至 99.4%。国家药监局倡导：深入开展药品安全专项整治行动，严查重处违法违规的行为，加强国家集采中选产品等相关重点产品的监管，不断地强化全生命周期的质量监督，有力满足人民群众健康需要。

问题：加强药品安全监管，作为药物分析工作者应如何做？

# 第一节　课程概述

"药物分析与检测技术"课程是通过研究药品及其制剂的组成、理化性质、真伪鉴别、纯度检查及其有效成分的含量测定等药品质量检验内容，以实现药品全面质量控制的一门学科。它运用物理、化学、生物学及微生物学等学科的原理、方法和技术，获得药物质量相关的各种信息，以达到检测、判断、控制和提升药物质量的目标，是药学科学领域的重要组成部分，是药学及其相关专业的课程体系中一门重要的专业课程。学习药物分析，有助于正确认识药品质量的内涵与外延；有助于牢固树立药品质量第一的观念；有助于生产、供应和使用质量合格的药品，提高药品质量，确保人们用药的安全和有效。

## 一、药物分析与检测技术的性质和任务

药品不同于一般商品，是用于预防、治疗、诊断疾病，有目的地调节人体的生理功能并规定有适应证或者功能主治、用法和用量的物质。药品通常是指由药物经一定的处方和工艺制备而成的制剂产品，是可供临床使用的商品。

药品的特殊性不仅在于治病救人，更体现在用药的安全性上。药品的质量大多不能通过外观进行判断，因此，全面控制药品的质量，保证人们使用安全、有效、稳定可控的药品，是每个药学工作者义不容辞的责任。药品质量的全面控制不是某一个单位或某一个部门能够独立完成的工作，在药品的研发、生产、经营以及临床使用过程中都应该严格执行科学管理规范，所以它是一项涉及多方面、多学科的综合性工作。药物分析就是这些众多学科中研究和发展药品全面质量控制的"方法学科"。有效的药物分析方法和技术，不仅能真实、客观地反映药品质量的好坏，还能促进药品质量的提高，是药品质量的"眼睛"。

**药品质量安全与人们生命安全密切相关**

2009年1月，某地两名糖尿病患者服用标示为××××制药厂生产的"糖脂宁胶囊"后出现疑似低血糖并发症，相继死亡。经药监部门核查，涉案"糖脂宁胶囊"非法添加了格列本脲等化学药物，为冒充平南制药厂生产的假药。

药品质量安全问题与人们的生命和健康密切相关。药品从研发、生产、流通到进入临床使用各个环节都需要进行检测控制和质量保障。在市场经济浪潮的冲击下，药品检验人员面对医药行业激烈的竞争与各种利益的诱惑，不仅需要具有认真细致和诚实守信的工作态度，还需要具有守护药物质量安全的使命感和职责担当，坚守职业道德，把好药品质量安全关。

药物分析与检测技术在药物研发、药品生产、药品经营、药品使用和药品监督管理中均有重要的应用，其任务就是对药物进行全面的分析研究，确立药物的质量规律，建立合理、有效的药物质量控制方法和标准，保证药品质量的稳定与可控，保障药品使用的安全、有效和合理，为人类社会不断增长的对于健康和生命安全的需求服务。随着生命科学、环境科学、新材料科学的发展，生物、信息科学、计算机技术的引入，分析化学迅猛发展并已经进入分析科学这一新的领域，药物分析与检测技术也正发挥着越来越重要的作用，在科研、生产和生活中无处不在，尤其在新药研发以及药品生产等方面扮演着重要的角色。药物分析与检测技术已经历革命性的变化，正朝着高速度、高灵敏度、高准确性和高自动化的方向迈进。药物分析与检测技术学科的发展为创新药物的研究、开发与制备以及药物有效性和安全性的动态监控提供了更强大的技术保障，并促进药物科学研究取得新的进步。在实践中药物分析与检测技术的具体任务如下。

### （一）药品质量的检验分析

为确保药品质量，应严格按照国家法定的药品质量标准对药品进行分析检验。为此，国家设立了专门负责药品检验的机构，如中国食品药品检定研究院，各省、自治区、直辖市药检所等；从事药品生产、流通和应用的药厂、公司和医院等也有各自的药品检验部门负责本单位生产、经营或使用的药品的质量分析工作，确保流向社会和应用终端的药品质量不低于国家法定的药品质量标准。

### （二）药品生产过程中的质量控制

药品的生产是由多个环节、多个步骤完成的。在药品生产的各个环节中及时、有效地发现质量问题并加以改正，是药品生产过程中的重要内容之一。因此，积极开展药品从原料到成品的生产全过程的质量分析检验工作，不仅能及时减少不必要的损失，保障生产正常运行，还可促进生产工艺的改进，提高药品的质量，保证为临床提供优质的药品。

### （三）经营和贮存过程的质量控制

药品均有特定的稳定性特征，当受到外界因素如温度、湿度、光照等影响时往往会引起质量变化。在药品经营和贮存过程中，研究和跟踪药物的质量与稳定性，有利于采取科学合理的贮藏条件和方法，保证药物的质量。

### （四）临床药品质量的监测

药品质量优劣和临床用药是否合理均会直接影响临床疗效。为了保证临床合理用药，应利用仪器分析和计算机技术积极进行体内药物分析工作，例如：测定药物的生物利用度；研究药物在人体内的吸收、分布、生物转化和排泄，有利于更好地指导临床用药；研究药物的作用机制，为寻求开发疗效更好的新药提供信息。

## 二、药物分析与检测技术学习方法与目标

药物分析与检测技术是药学专业的一门专业课程，学生在学习时，应综合应用有机化学、分析化学、药物化学及其他相关的基础课程中的知识，围绕药品质量标准的规定和要求，以有机药物结构为基础，按照"结构-性质-分析方法"的相互关系学习、理解、掌握课程的内容，并从中领会构成药物质量的要素及其控制的规律与方法。同时，药物分析与检测技术是一门实践性很强的学科，学生在学好理论知识的同时，要特别重视技能的学习和锻炼，培养自己的动手操作能力，养成善于观察、勤于思考的学习习惯，将药物分析理论知识运用于药物分析实践，在实验中验证理论、延伸理论。并在学习中树立药品质量第一的观念，养成实事求是、严谨端正的科学态度和一丝不苟的工作作风，以达到要求的知识、能力和职业素质目标。

### 练习测试 >>>

**A 型题（最佳选择题）每题只有一个最佳答案**

1. 药物分析与检测技术主要是研究（　　）。

  A. 药物的生产工艺           B. 药物的化学组成

  C. 药物的质量控制           D. 药物的化学结构

  E. 药物的化学性质

2. 药品质量的全面控制是（　　）。

  A. 药品研究、生产、供应、临床使用和有关技术的管理规范条例的制度和实践

  B. 药品生产和供应的质量标准

  C. 真正做到把准确、可靠的药品检验数据作为产品质量评价、科研成果坚定的基础和依据

  D. 帮助药品检验机构提高工作质量和信誉

  E. 树立全国自上而下的药品检验机构的技术权威性和合法地位

# 第二节　药品质量标准

## 一、药品质量标准概念

药品质量的优劣直接关系到人们的健康和生命安全，由于不同药品生产厂家生产工艺、

技术水平、设备条件、运输与储存条件的差异等都会影响到药品的质量，所以需要一个统一的药品质量标准。药品质量标准是国家对药品质量、规格及检验方法所作的技术规定，是药品生产、经营、使用、检验（监督）和药政管理部门共同遵循的法定依据。凡经过国家药品监督管理部门批准生产的药品，都必须有其法定的质量标准，不符合这个标准的药品不准生产、不准销售、不得使用。制定药品质量标准，对于指导药品生产、提高药品质量、保证用药安全等均有重要意义。

药品的质量标准通常由药品研究试制单位提出草案，经药品监督管理部门审批，在批准生产的同时颁定，与药品总是同时产生的，是药品研发、生产、经营及临床应用等的综合成果。药品质量标准以保证药品的生产质量可控，药品的使用安全、有效和合理为目的，一经制定和批准，即具有法律效力。因此，在制定药品质量标准时应遵循以下原则：

（1）科学性　充分考虑来源、生产、流通及使用等各个环节的影响因素，设立科学、可靠的检测项目和方法。

（2）先进性　质量标准充分反应现阶段国内外药品质量控制的先进水平。

（3）规范性　按照国家药品监督管理部门颁布的法律、规范和指导原则，保证药品标准及检测方法的统一规范。

（4）权威性　国家药品标准具有法律效力。

药品质量标准不是一成不变的，随着科学技术的发展和生产工艺的改进，药品质量标准也将相应提高。

## 二、药品质量标准分类

我国药品质量标准根据适用范围不同分为以下四类。

### （一）法定药品质量标准

（1）《中华人民共和国药典》（以下简称《中国药典》）　是我国用于药品生产和管理的法典，由国家药典委员会编纂，经国务院批准后，由国家药品监督管理局颁布执行。《中国药典》收载的品种为疗效确切、被广泛应用、能批量生产、质量水平较高并有合理的质量控制手段的药品。

（2）中华人民共和国国家卫生健康委员会颁布的药品标准（以下简称部颁标准）或国家药品监督管理局颁布的药品标准（以下简称局颁标准）　是由国家药典委员会编纂出版，国家卫生健康委员会或国家药品监督管理局颁布执行的。部（局）颁标准通常是用于疗效较好，在国内广泛应用，准备今后收载到《中国药典》中的药品质量控制标准。

### （二）临床研究用药品质量标准

根据我国药品管理法的规定，已在研制的新药，在进行临床试验或使用前，应先得到国家药品监督管理局的批准。为了保证临床用药的安全和临床试验结果的可靠，需要新药研制单位根据药品临床前的研究结果制定并由国家药品监督管理局批准的一个临时性质的质量标准，即临床研究用药品质量标准。临床研究用药品质量标准仅在临床试验期间有效，并且仅供研制单位与临床试验单位使用。

### （三）暂行或试行药品标准

新药经临床试验或使用后，报试生产时所制定的药品质量标准称为暂行药品标准。该标准执行两年后，如果药品质量稳定，则药品转为正式生产，此时药品标准成为试行药品标准。如该标准执行两年后，药品的质量仍很稳定，则试行药品标准将经国家卫生健康委员会或国家药品监督管理局批准后上升为部（局）颁标准。

### （四）企业标准

企业标准是由药品生产企业自己制定并用于控制相应药品质量的标准，也称为企业内控标准。企业标准一般有下列两种情况：一种为所用的检验方法虽不够成熟，但能达到某种程度的质量控制；另一种是高于法定标准的要求，如增加了检测项目或提高了限度要求等。它对企业的竞争，特别是对保护优质产品本身及严防假冒等均起到了重要作用。国外较大的企业都有自己的企业标准，且均对外保密。

质量标准一般每 3～5 年由质管部门组织复审或修订。

一种药品的质量标准，随着科学技术和生产水平的不断发展与提高，也将相应地提高，如果原有的质量标准不足以控制药品质量，则需要修订某项指标、增删某些项目，甚至可以改进检验技术。有些药品标准可能上升为药典标准。同时，药典或药品标准中，某些由于医疗水平、生产技术或检验技术的发展而显得技术落后的品种也可能降级，甚至淘汰。

## 三、《中华人民共和国药典》概述

《中华人民共和国药典》（Chinese Pharmacopoeia，ChP），简称《中国药典》，是我国药品质量标准的法典，是判断药品质量是否合格的标准，是对药品的质量标准和检验方法等作出的强制性技术规定，是药品生产、供应、使用及管理等部门共同遵循的法定依据，具有法律约束力。

### （一）《中国药典》历史沿革

1953 年，中华人民共和国成立以来首部《中国药典》诞生了，1963 年、1977 年、1985年又出版了三次，从 1985 年起，每五年定期出版，到 2020 年，共出版 11 版。《中国药典》在不断地科学化、规范化的同时，还不断丰富内容以满足人民用药需求。历版《中国药典》均客观地反映了我国不同历史时期医药产业和临床用药的水平，对于提升我国药品质量控制水平发挥着不可替代的重要作用。

《中国药典》（2020 年版）于 2020 年 12 月 30 日起正式实施，与 2015 年版相比，2020年版药典收载品种增加 5.4％。2020 年版药典品种收载坚持以临床需求为导向，进一步扩大国家基本药物目录和国家基本医疗保险药品目录品种的收载，临床常用药品的质量得到进一步保障。及时收载生物药康柏西普、脊髓灰质炎灭活疫苗等新上市品种，充分体现我国医药创新研发最新成果。

《中国药典》（2020 年版）除稳步推进药典品种收载外，药典标准体系进一步完善，成熟分析检测技术应用进一步扩大，药品安全性控制要求不断加强，药品有效性控制不断完善，全过程质量控制体系逐步构建，辅料标准水平进一步提升，国际标准协调进一步加强，药典导向作用进一步强化。

拓展链接

**第一版《中国药典》的由来**

1949 年 10 月 1 日中华人民共和国成立后，当年 11 月卫生部召集在京有关医药专家研讨编纂药典问题。1950 年 1 月卫生部从上海调药学专家孟目的教授负责组建《中国药典》编纂委员会，筹划编制新《中国药典》。1950 年 4 月在上海召开药典工作座谈会，讨论药典的收载品种原则和建议收载的品种，提出新《中国药典》要结合国情，编出一部具有民族化、科学化、大众化特点的药典。1951 年 4 月 24 日至 28 日在北京召开第一届《中国药典》编纂委员会第一次全体会议，会议对药典的名称、收载品种、专用名词、度量衡问题以及格式排列等作出决定。第一部《中国药典》（1953 年版）由卫生部编印发行，1953 年版药典共收载药品 531 种，药典出版后，于 1957 年出版《中国药典》（1953 年版）增补本。

### （二）《中国药典》基本结构及主要内容

**1.《中国药典》（2020 年版）基本结构**

《中国药典》（2020 年版）由一部、二部、三部和四部构成，共收载品种 5911 种，新增 319 种，修订 3177 种，不再收载 10 种，因品种合并减少 6 种。一部中药收载 2711 种，其中新增 117 种、修订 452 种；二部化学药收载 2712 种，其中新增 117 种、修订 2387 种；三部生物制品收载 153 种，其中新增 20 种、修订 126 种；新增生物制品通则 2 个、总论 4 个；四部收载通用技术要求 361 个，其中制剂通则 38 个（修订 35 个）、检测方法及其他通则 281 个（新增 35 个、修订 51 个）、指导原则 42 个（新增 12 个、修订 12 个）；药用辅料收载 335 种，其中新增 65 种、修订 212 种。

**2.《中国药典》（2020 年版）主要内容**

《中国药典》（2020 年版）由凡例、品种正文、通用技术要求和索引构成。

（1）凡例　是为正确使用《中国药典》，对品种正文、通用技术要求以及药品质量检验和检定中有关共性问题的统一规定和基本要求。按照《中国药典》进行质量检定时，必须掌握和正确理解凡例的内容，并在检验过程中切实遵照执行。

（2）品种正文　品种正文为所收载的具体药物或制剂的质量标准，是药典的主要部分。正文是根据药物自身的理化与生物学特性，按照批准的处方来源、生产工艺、储藏运输条件等所制定的，用以检测药品质量是否达到用药要求并衡量其质量是否稳定均一的技术规定。根据品种与剂型的不同，《中国药典》（2020 年版）二部品种项下按顺序可分别列有：品名（包括中文名、汉语拼音与英文名）、有机药物的结构式、分子式与分子量、来源或有机药物的化学名称、含量或效价规定、处方、制法、性状、鉴别、检查、含量或效价测定、类别、规格、贮藏、制剂、标注、杂质信息等。《中国药典》（2020 年版）正文主要内容有：

① 药品名称。中文名称按照"中国药品通用名称"推荐的名称来命名；英文名称采用世界卫生组织制订的"国际非专利药品名"。

② 性状。包括药品的外观、臭、味、溶解度、物理常数等内容。

③ 鉴别。主要用化学、物理和生物学的方法反映该药品某些物理、化学或生物学等性质的特征，不完全代表对该药品化学结构的确证。

④ 检查。包括药物的有效性、均一性、纯度和安全性四个方面的内容，本课程主要介绍药物的纯度和均一性检查。

⑤ 含量测定。含量测定是指用规定的方法测定药物中的有效成分的含量。常用的方法有化学分析法、仪器分析法、生物学法等，用化学法和仪器法的测定称"含量测定"，而用生物学法测定的含量称"效价测定"。

⑥ 类别。指药品的主要用途或作用分类。

⑦ 贮藏。规定药品储藏条件，使其安全有效。

（3）通用技术要求　通用技术要求包括《中国药典》收载的通则、指导原则及生物制品通则和相关总论等。通则主要收载制剂通则、通用检测方法和其他通则。制剂通则系为按照药物剂型分类，针对剂型特点所规定的基本技术要求；通用检测方法是各正文品种进行相同检查项目的检测时所应用的统一规定的设备、程序、方法及限度等。指导原则是为规范药典执行，指导药品标准制定和修订，提高药品质量控制水平所规定的非强制性、推荐性技术要求。生物制品通则是对生物制品生产和质量控制的基本要求。总论是对某一类生物制品生产和质量控制的相关技术要求。

（4）索引　《中国药典》采用中文索引和英文索引，中文索引按照汉语拼音顺序排列，英文索引按照英文字母顺序排列，可快速查询有关药物品种的相关内容。

### 🌱 实例解析

**查找《中国药典》（2020 年版）中葡萄糖酸钙的含量测定，完成测试方案**

一、按照药品的类别，查阅《中国药典》（2020 年版）二部。

二、查找葡萄糖酸钙的质量标准。查找方法有三种：品名目次法（中文名首字笔画查询）、中文索引法（拼音查询）、英文索引法（英文查询）。

【含量测定】取本品 0.5g，精密称定，加水 100mL，微温使溶解，加氢氧化钠试液 15mL 与钙紫红素指示剂 0.1g，用乙二胺四醋酸二钠滴定液（0.05mol/L）滴定至溶液自紫色转变为纯蓝色。每 1mL 乙二胺四醋酸二钠滴定液（0.05mol/L）相当于 22.42mg 的 $C_{12}H_{22}CaO_{14} \cdot H_2O$。

三、分析其含量测定方法，列出需要的仪器和试剂。

仪器：电子天平、量筒、托盘天平、滴定管、锥形瓶。

试剂：葡萄糖酸钙、氢氧化钠试液、钙紫红素指示剂、乙二胺四醋酸二钠滴定液（0.05mol/L）。

其中氢氧化钠试液、钙紫红素指示剂和乙二胺四醋酸二钠滴定液（0.05mol/L）的配制方法需要查阅《中国药典》（2020 年版）四部。

四、查阅《中国药典》（2020 年版）四部"8000 试剂与标准物质"项下的 8002 试液、8005 指示剂与指示液、8006 滴定液，确定氢氧化钠试液、钙紫红素指示剂和乙二胺四醋酸二钠滴定液（0.05mol/L）的配制方法。

氢氧化钠试液：取氢氧化钠 4.3g，加水使溶解成 100mL，即得。

钙紫红素指示剂：取钙紫红素 0.1g，加无水硫酸钠 10g，研磨均匀，即得。

乙二胺四醋酸二钠滴定液（0.05mo/L）

【配制】取乙二胺四醋酸二钠 19g，加适量水使溶解成 1000mL，摇匀。

【标定】取约 800℃灼烧至恒重的基准氧化锌 0.12g，精密称定，加稀盐酸 3mL，使溶解，加水 25mL，加 0.025％甲基红的乙醇溶液 1 滴，滴加氨试液至溶液显微黄色，加水 25mL 与氨-氯化铵缓冲液（pH10.0）10mL，再加铬黑 T 指示剂少量，用本液滴定至溶液由紫色变为纯蓝色，并将滴定的结果用空白试验校正。每 1mL 乙二胺四醋酸二钠滴定液（0.05mo/L）相当于 4.069mg 的氧化锌。根据本液的消耗量与氧化锌的取用量，算出本液的浓度，即得。

【贮藏】置玻璃塞瓶中，避免与橡皮塞、橡皮管等接触。

**课堂互动**

某企业急需对乙酰氨基酚原料投产，经检验购入原料含量为 97.4％（国家标准为 98.0％～102.0％），报告中检验人员判定为"基本合格"，讨论该结论是否正确。

## 四、国外药典介绍

随着我国与世界各国的药品国际贸易数量逐年增多，药品从业人员必须了解、学习和掌握各国药品质量标准。下面介绍几个具有代表性的国外药典。

**1. 《美国药典》**

《美国药典》全称是《美国药典-国家处方集》（U. S. Pharmacopeia-National Formulary，USP-NF），由美国政府所属的美国药典委员会（The United States Pharmacopeial Convention）编辑出版。对于在美国制造和销售的药物和相关产品而言，USP-NF 是唯一由美国食品药品监督管理局（FDA）执行的法定标准。此外，对于制药和质量控制所必需的规范，例如测试、程序和合格标准，USP-NF 还可以作为明确的逐步操作指导。USP-NF 是两个法定的药品标准，USP 中提供关于原料药和制剂的质量标准，NF 中提供关于辅料的质量标准，各论中提到的测试和程序将在 USP-NF 附录中予以详细说明。

**2. 《英国药典》**

《英国药典》（British Pharmacopoeia，BP），是英国药品委员会的正式出版物，是英国制药标准的重要来源，也是药品质量控制、药品生产许可证管理的重要依据。《英国药典》不仅提供了药用和成药配方标准以及公式配药标准，也展示了许多明确分类并可参照的《欧洲药典》专著。

**3. 《日本药局方》**

《日本药局方》（The Jepanese Pharmacopoeia，JP），由日本药局方编辑委员会编制，厚生省颁布执行。JP 包括一般通知、原料药的一般规则、制剂的一般规则、一般试验、工艺和设备以及官方专论。根据药物在医疗实践中的必要性、广泛的应用和使用经验，进入 JP 的项目必须是医疗保健中的重要项目。自 1886 年 6 月首次出版以来，定期修订多次。

**4. 《欧洲药典》**

《欧洲药典》（European Pharmacopoeia，Ph. Eur. ）由欧洲药品质量管理局（EDQM）

编辑出版，有英文和法文两种法定文本。《欧洲药典》的基本组成有凡例、通用分析方法（包括一般鉴别试验，一般检查方法，常用物理、化学测定法，常用含量测定方法，生物检查和生物分析，生药学方法）、容器和材料、试剂、正文和索引等。

**5.《国际药典》**

《国际药典》（International Pharmacopoeia，Ph. Int）是由世界卫生组织（WHO）国际药典和药物制剂专家咨询小组编撰，由世界卫生大会批准出版，主要收载原料药、辅料和制剂测试的推荐分析方法和标准。

📝 练习测试 >>>

**A 型题（最佳选择题）　每题只有一个最佳答案**

1. 药典规定的标准是对药品质量的（　　）。

A. 最低要求　　　B. 最高要求　　　C. 一般要求　　　D. 行政要求　　　E. 内部要求

2.《中国药典》（2020 年版）一、二、三部主要内容分为（　　）。

A. 正文、含量测定、索引　　　　　B. 凡例、制剂、原料

C. 鉴别、检查、含量测定　　　　　D. 前言、正文、附录

E. 凡例、品名目次、正文、索引

3. 原料药含量百分数如未规定上限，系指不超过（　　）。

A. 100.1%　　　B. 101.0%　　　C. 100.0%　　　D. 100%　　　E. 110.0%

4. 药典所指的"精密称定"，系指称取重量应准确到所取质量的（　　）。

A. 百分之一　　　B. 千分之一　　　C. 万分之一　　　D. 十万分之一　　　E. 百万分之一

5. 中国药典（2020 年版）规定，称取"2.00g"系指（　　）。

A. 称取重量可为 1.5～2.5g　　　　　B. 称取重量可为 1.95～2.05g

C. 称取重量可为 1.995～2.005g　　　D. 称取重量可为 1.9995～2.0005g

E. 称取重量可为 1～3g

# 第三节　药品检验工作的基本要求和基本程序

## 一、药品检验工作的基本要求

《中华人民共和国药品管理法》规定："药品应当符合国家药品标准。"不合格的药品不得出厂、销售、使用。药品在出厂前必须经药品生产单位的质量部门检验合格才能在市场上销售。

药品检验工作是通过检验对药品的质量作出公正的、科学的、准确的评价和判定，维护消费者、生产企业和国家的利益。作为药品检验人员，要树立药品质量第一的观念：首先，确保公正是对药品检验工作最基本的要求，也是药品检验人员必须具备的职业道德，药品检验人员必须严格按照药品质量法规和药品检验标准进行操作，一切按规章制度办事，坚持原则，依据检验结果客观、实事求是地做出判定；其次，药品检验人员必须不断提高自身的业

务水平，以高度的责任心和科学的态度对待检验工作，严格执行各种管理制度和检验标准操作规程，必须确保提供的检验数据真实、可信、准确；最后，药品检验人员要履行好药品技术监督检验的法定职能，以认真负责的工作态度、科学严谨的工作作风和准确无误的工作结果，树立起工作的权威。

## 二、药品检验工作的基本程序

药品检验工作是按照药品质量标准对药品进行检验、比较和判定。药品检验程序一般分为取样、检验、检验记录及检验报告、结果判定与复检。

### （一）取样

取样是药品检验的首项工作，必须具有科学性、真实性和代表性，坚持随机、客观、均匀、合理的原则。药品生产企业抽取的样品包括进厂的原辅料、中间体及产品。取样时必须填写取样记录，内容主要包括品名、日期、规格、批号、数量、来源、编号、必要的取样说明、取样人签字等，取样由专人负责。

**1. 取样量**

应根据被取样品的特性按批进行。若批总件数（原料：袋；中间体：桶、锅；产品：箱、袋、盒、桶等）为 $x$：

当 $x \leqslant 3$ 时，每件取样；

当 $3 < x \leqslant 300$ 时，按 $\sqrt{x} + 1$ 随机取样；

当 $x > 300$ 时，按 $\sqrt{x}/2 + 1$ 随机取样。

除特殊规定与要求外，一次取样量一般为检验用量的 3 倍，同时还应保证留样观察的用量。

**2. 取样方法**

① 原辅料取样时，应将被取物料外包装清洁干净后移至与配料室洁净级别相当的取样室或其他场所进行取样，以免物料被污染。

② 固体样品取样：用取样器或其他适宜的工具从袋（桶、箱）口一边斜插至对边袋（桶、箱）深约 3/4 处抽取均匀样品。取样数较少时，应选取中心点和周边四个抽样点，自上往下垂直抽取样品。

③ 液体样品取样：用两端开口、长度和粗细适宜的玻璃管，慢慢插入液体中，使管内外液面保持同一水平，插至底部时，封闭上端开口，提出抽样管，抽取全液位样品。

④ 所取样品经混合或振摇均匀后（必要时进行粉碎）用"四分法"缩分样品，直至缩分到所需样品为止。

⑤ 将所取样品按规定的数量分装两瓶，贴上标签或留样证，一瓶供检验用，另一瓶作为留样保存。

⑥ 制剂样品和包装材料随机抽取规定的数量即可。

⑦ 针剂澄明度检查：应按取样规定每盘随机抽取若干，全部混匀再随机抽取。

⑧ 外包装按包装件 50% 全检。

⑨ 取样后应及时将打开的包装容器重新扎口或封口，同时在包装容器上贴上取样证，并填写取样记录。

**3. 注意事项**

① 取样环境清洁卫生，取样器具、设备必须清洁干燥，且不与被取物料发生化学反应，应避免由取样工具不洁而引起的交叉污染。抽取供细菌检查用的样品时，取样器具还须按规定消毒灭菌。

② 盛放样品的容器必须清洁、干燥、密封。应分别使用不透光容器和无菌容器盛放遇光不稳定样品和菌检样品。

③ 取样必须由质检人员进行，取样人必须对所取样品的代表性负责，不得委托岗位生产人员或其他非专业人员代抽取。

④ 取样者必须熟悉被取物料的特性、安全操作的有关知识及处理方法。抽取有毒有害样品时，应穿戴适宜的劳动保护用品。

⑤ 进入洁净区取样时，应按符合洁净区的有关规定进出。

⑥ 取样后要尽快检验。如一次检验不合格，除另有规定外，应加大取样数量，从两倍数量的包装中进行检验。重新取样时，也应符合规定。

⑦ 易变质的原辅料，储存期超过规定期限时，领用前要重新取样检验。抽取的检验样品按检验过程分为待检、在检和已检三种状态。

**4. 药材取样**

药材取样法是指选取供检定用药材样品的方法，取样的代表性直接影响到检定结果的正确性，因此，必须重视取样的各个环节。

① 取样前应注意品名、产地、规格等级及包件式样是否一致，检查包装的完整性、清洁程度以及有无水迹、霉变或其他物质污染等情况，详细记录。凡有异常情况的包件，应单独检验。

② 从同批药材包件中抽取检定用样品的原则：药材总包件数在 100 件以下的，取样 5 件；100～1000 件，按 5％取样；超过 1000 件，超过部分按 1％取样；不足 5 件的，逐件取样；贵重药材，不论包件多少均逐件取样。

③ 对破碎的、粉末状的或大小在 1cm 以下的药材，可用采样器（探子）抽取样品，每一包件至少在不同部位抽取 2～3 份样品。包件少的抽取总量应不少于实验用量的 3 倍；包件多的，每一包件的取样量一般遵循下列规定：一般药材 100～500g；粉末状药材 25g；贵重药材 5～10g；个体大的药材，根据实际情况抽取代表性的样品。如药材个体较大时，可在包件不同部位（包件大的应从 10cm 以下的深处）分别抽取。

④ 将所取样品混合拌匀，即为总样品。对个体较小的药材，应摊成正方形，依对角线划"×"，使分为四等份，取用对角两份，再如上操作。反复数次后至最后剩余的量足够完成所有必要的试验以及留样量为止，此为平均样品。个体大的药材，可用其他适当方法取平均样品。平均样品的量一般不得少于试验所需量的 3 倍，即三分之一供化验室分析用，三分之一供复核用，三分之一则为留样保存，保存期至少一年。

质检部门由专人负责样品的接收、登记工作，接收样品时要检查样品是否符合抽样记录单上的内容，做好接收记录，将样品分类存放并附状态标签。

凡检验后的样品，必须按批留样。成品留样分为法定留样和考察留样。法定留样是每批出厂产品均要留样，用以处理用户投诉；考察留样是根据企业产品的质量情况，按规定的批数进行留样，用以考察产品在有效期内的质量。保存样品应贴好标签，写清品名、批号、日期，并根据药品本身性质特点分别在不同贮存条件下保存。一般成品留样保存期限为药品失效后 1 年，未规定有效期的药品应至少保存 3 年；进厂原辅料和中间体留样，保存期限为 3 个月。保存期满的样品，须有专人负责接收、登记并管理。样品存放场所要放置有序，环境条件与样品要求贮存条件相符，防止使用及交付前受损变质。

## （二）检验

检验时，必须依照药品质量标准的规定严格执行和规范操作，才能对结果做出正确的判断。首先观察性状是否符合规定，然后再依次进行药物鉴别、检查和含量测定的分析。只有各项结果都合格，才能认为该药品合格，任何一项不合格，则该药品不合格。检验是质量分析的基础，只有获得准确的检验数据，才能对产品质量作出客观公正的判，药品的质量检验分为以下几个步骤：

**1. 性状检查**

性状在评价质量优劣方面具有重要意义，包括这一药品应具有的外观（如色泽、臭味、黏稠度等）、溶解度、物理常数（如熔点、沸点、密度、折射率、比旋度、吸收系数、酸值、碘值、皂化值等）等。在一定程度上，药品的这些性状能综合地反映药品的内在质量，应予重视。

**2. 鉴别**

鉴别是药品检验工作的首要任务，只有在鉴别无误的情况下，进行药物的杂质检查和含量测定工作才有意义。鉴别首先是药品性状的观测及物理常数的测定，其次是依据药物的结构特征、理化性质采用灵敏度高、专属性强的反应（如官能团反应、颜色反应等）对药品的真伪进行判断。不能将药品的某一个鉴别试验作为判断该药品真伪的唯一依据，鉴别试验往往是一组试验项目综合评价得出的结论。

**3. 检查**

在不影响疗效及人体健康的原则下，可以允许药品生产过程和贮藏过程中引入微量杂质。通常按照药品质量标准规定的项目进行"限度检查"，以判断药品的纯度是否符合限量规定要求，所以也可称为纯度检查。检查项目涉及内容较多，如一般杂质、pH 值、无菌、热原、重量差异、含量均匀度、崩解时限、可见异物和溶出度检查等。

**4. 含量测定**

药品的含量测定是指对药品中有效成分的含量进行测定，是控制药物中有效成分含量、保证疗效的重要手段。含量测定一般采用容量分析法、重量分析法、紫外-可见分光光度法、气相色谱法、高效液相色谱法及抗生素微生物检定法等方法，以确定药物的含量是否符合药品标准。

判断药物的质量是否符合要求，必须全面考虑鉴别、检查与含量测定三者的检验结果，应符合规定，否则该药品为不合格品。

## （三）检验记录及检验报告

**1. 检验记录**

检验记录是出具检验报告的依据，是进行科学研究和技术总结的原始资料，检验人员在检验过程中必须做好原始记录。检验记录必须做到真实、完整、科学、清晰。检验记录包括品名、规格、批号（流水号）、数量、来源、检验依据、取样日期、检验日期、检验项目、试验现象、试验数据、计算、结果判断及检验人员签字等。检验过程中应记录观察到的现象、操作步骤、检验数据、结果、结论、处理意见等，不得任意涂改，若需要更改，必须用斜线将需修改部分划掉，并在旁边签上修改者的名字或盖印章，修改地方要保证清晰可见，以便日后有据可查。分析数据与计算结果中的有效数字位数应符合"有效数字和数值的修订及其运算"中的规定。检验记录应保存至药品有效期后一年。药品检验原始记录见表 1-1。

表 1-1　药品检验原始记录表

| 检品名称 | | 批号 | | 检验日期 | |
|---|---|---|---|---|---|
| 包装 | | 规格 | | 生产单位 | |
| 检验依据 | | | | | |
| 检验记录 | | | | | |

【检验项目】
【检验方法、过程】
【检验结果或结论】

| 检验者 | | 复核者 | |
|---|---|---|---|

### 拓展链接

**数值的修约及其进舍规则**

数值修约，是指对拟修约数值中超出需要保留位数时的舍弃，根据舍弃数来保留最后一位数或最后几位数。

进舍规则：四舍六入五考虑，五后非零则进一，五后全零看五前，五前偶舍奇进一，不论数字多少位，都要一次修约成。但在按《英国药典》《美国药典》《日本药局方》方法修约时，按四舍五入进舍即可。在相对标准偏差中，采用"只进不舍"的原则。例如：0.182%、0.31%宜修约为 0.19%、0.4%。不许连续修约。拟修约数字应在确定修约位数后一次修约获得结果，而不得多次按前面规则连续修约。例如：修约 15.5533 到个位数，正确的做法为 15.5533→16；不正确的做法为 15.5533→15.553→15.55→15.6→16。

练习：

1. 将测量值 5.2814、5.2817 修约成四位有效数字。

2. 将测量值 5.1850、3.2350、5.1750 修约为三位有效数字。

3. 将 5.2348 修约成三位有效数字。

### 2. 检验报告

药品项目检验完毕后，还应写出检验报告，并根据检验结果得出明确的结论。药品检验报告是对药品质量做出的技术鉴定，是具有法律效力的技术文件。要求做到：依据准确、数据无误、结论明确、文字简洁、书写清晰、格式规范。药品检验报告由药品信息、检验信息（检验项目、标准规定、检验结果）、检验结论三大部分组成，每一份药品检验报告只针对一个批号。

药品信息包括：名称、生产单位、包装、批号、检品数量、规格、留样数量、检验项目、受检日期、有效期、检验标准等。检验信息必须简明扼要，由"检验项目""标准规定"

和"检验结果"三个栏目组成。各项目的书写顺序要求与质量标准的项目顺序一致。

成品、原辅材料、包装材料、中间产品检验报告书见附录六。

"检验项目"下，按质量标准依次列出【性状】【鉴别】【检查】【含量测定】；所包含的具体检验项目名称和排列顺序，应按质量标准上的顺序书写；通则中的项目应与通则规定的顺序一致；对应各项目应写出所用方法。

"标准规定"按照质量标准的内容书写，对不易用数值或简单的语言确切表达的，此项可写"应符合规定"。

"检验结果"合格时不作说明。不合格时，须在结果后注明"不符合规定"。如溶出度，合格时，检验结果为：符合规定；不合格时，要写出具体的溶出量并注明"不符合规定"。对数值型的，填写具体数据，若不合格的，在具体数值后注明"不符合规定"。

检验报告书结论，分为三种表述形式：

① 如果只进行了单项检验，报告结论为：本品按《中国药典》（2020 年版）检验，＊＊＊（检验项目名称）结果符合规定（或不符合规定）。

② 如果进行部分项目检验，报告结论为：本品按《中国药典》（2020 年版）检验，上述项目结果符合规定（或不符合规定）。注意，只要其中一个项目不符合规定，结论就是"不符合规定"。

③ 如果是进行了全部项目的检验，报告结论为：本品按《中国药典》（2020 年版）检验，结果符合规定（或不符合规定）。注意只要其中一个项目不符合规定，结论就是"不符合规定"。

### （四）结果判定与复检

检验结果的复检，应由检验人员申述理由，查找原因，经科室主任同意后方可执行。检验结果不合格或结果处于边缘的项目，除另有规定以一次检验结果为准不得复检外，一般应予以复检。必要时科室主任可指定他人进行复检。

将检验结果同质量标准相比较，判定是否符合质量标准的要求，进而对整批产品质量作出结论。

① 检验原始记录和检验报告，除检验人自查外，还必须经第二人进行复核。检验报告还必须交化验室主任或由其委托指定的人员进行审核。

② 复核人主要复核原始记录和检验报告的结果是否一致，双平行试验结果是否在允许误差范围内，压限和不合格指标是否已经复检，指标是否有漏检，是否有异常数据，判断结果是否准确等。

③ 复核、审核结束后，复核人、审核人均应在原始记录或检验报告上签字，并对复核和审核结果负全部责任。凡属计算错误等，应由复核人负责。凡属判断错误等，应由审核人负责。凡属原始数据错误等，应由检验者本人负责。

④ 对原始记录和检验报告上查出的差错，由复核人、审核人提出，告知检验者本人，并由更正人签章。

⑤ 检验报告经检验人、复核人、审核人三级签章，并由审核人加盖质量管理部章后，方可外报。

⑥ 凡符合以下情况之一者，必须由检验人进行复检：

a. 平行试验结果误差超过规定的允许范围；

b. 检验结果指标压限或不合格；

c. 复核人或审核人提出有必要对某项指标进行复检；

d. 技术标准中有复检要求；

e. 原辅料超过储存期限。

对抽样检验的品种，复验时应加大一倍取样数重新抽样检验。如原样检验和复验结果不一致时，除技术标准中另有规定外，应查找原因，排除客观因素，使原检验人与复验人的结果在误差允许范围内，以两人（或多人）的平均值为最终结论。

⑦ 平行试验结果的误差允许范围，规定为：

a. 中和法、碘量法、配位滴定法、非水滴定法，相对偏差不得超过 0.3%；

b. 直接重量法的相对偏差不得超过 0.5%；

c. 比色法、分光光度法、高效液相色谱法，相对偏差不得超过 1.5%。

## 练习测试 >>>

**A 型题（最佳选择题）** **每题只有一个最佳答案**

1. 进厂原料和中间产品留样，保存期限一般为（　　）。

A. 1 个月　　　　　B. 2 个月　　　　　C. 3 个月　　　　　D. 4 个月　　　　　E. 5 个月

2. 取样要求：当样品数为 $x$ 时，一般应按（　　）。

A. $x \leqslant 300$ 时，按 $x$ 的 1/30 取样

B. $x \leqslant 300$ 时，按 $x$ 的 1/10 取样

C. $x \leqslant 3$ 时，只取 1 件

D. $x \leqslant 3$ 时，每件取样

E. $x \geqslant 3$ 时，按 $x$ 取样

3. 关于药品检验原始记录说法不正确的是（　　）。

A. 原始记录必须真实、完整、科学

B. 应包括供试品名称、批号、数量等样品信息

C. 应将检验步骤与计算过程记录

D. 应有送检人、检验人、复核人的签名

E. 原始记录不得随意修改

4. 凡属于药典收载的药品其质量不符合规定标准的均（　　）。

A. 不得生产、不得销售、不得使用　　　B. 不得出厂、不得销售、不得供应

C. 不得出厂、不得供应、不得实验　　　D. 不得出厂、不得销售、不得使用

E. 不得制造、不得销售、不得应用

# 第二章
# 药物鉴别技术

❖ **知识目标**

1. 掌握典型物理常数测定方法。
2. 掌握典型药物鉴别方法。
3. 熟悉药物的鉴别任务。
4. 了解药物鉴别的意义。

❖ **能力目标**

1. 能够根据药物特性选择正确鉴别方法完成药物的鉴别。
2. 能够根据药物鉴别结果对药物的真伪做出正确判断。

❖ **素质目标**

树立"药品质量第一"的责任意识，强化人民至上的责任感。

【思维导图】

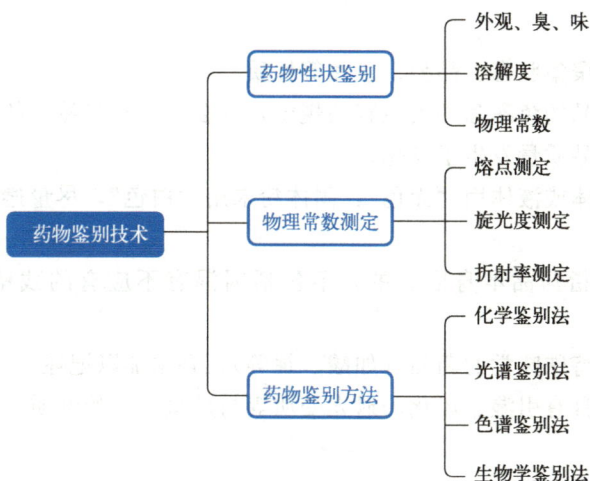

**案例分析**

为加强药品监管，保障公众用药安全，某市食品药品检验检测中心对辖区××大药房依据《中国药典》（2020年版）对×××有限公司生产的生产批号为161001氟康唑胶囊（20mg）进行抽检时发现其性状检查不合格。

问题：1. 性状检查属于鉴别分析吗？

2. 鉴别试验项目主要有哪些？

# 第一节　药物性状鉴别

药物鉴别试验，系根据药物的分子结构、理化性质，采用化学、物理化学或生物学方法来判断药物的真伪。它是药物检验工作中的首项任务，只有在药物鉴别无误的情况下，才能进行药物的杂质检查、含量测定等检验工作。

鉴别试验，仅适用于鉴别药物的真伪，而不是对未知物进行定性分析（鉴定），因为这些鉴别试验虽有一定的专属性，但不具备进行未知物确证的条件，故不能鉴别未知物。

鉴别试验，是个别分析，而不是系统分析。它多采用灵敏度高、专属性强的方法，试检项目少。

药物的性状反映了药物特有的物理性质，一般包括外观、臭、味、溶解度以及物理常数等。

## 一、外观、臭、味

外观是指药物的聚集状态、晶型、色泽等性质。

外观性状是对药品的色泽和外表感官的规定，许多药品有其特有的外观性状，外观发生变化，则常常预示药品质量发生了变化。

色的描述：如气体或液体用"无色"，固体粉末用"白色"，尽量避免用特殊的形容词来描述。

臭的描述：臭是指药品本身固有的，不包括因混有不应有的残留有机溶剂而带入的异臭。

味的描述：具有特殊味觉的药品（如酸、辣等），必须加以记述。

另外，一些药品具有引湿、风化、遇光变质等与贮藏有关的性质，也应择要描述。

## 二、溶解度

溶解度在一定程度上反映了药品的纯度。《中国药典》（2020年版）一部凡例项下采用"极易溶解、易溶、溶解、略溶、微溶、极微溶解、几乎不溶或不溶"七种表达来描述药品在不同溶剂中的溶解性能。

### 三、物理常数

物理常数是表示药物的物理性质的特征常数，不仅对药品具有鉴别意义，也反映了该药品的纯度，是评价药品质量的主要指标之一。《中国药典》（2020 年版）四部通则项下收载的物理常数包括：相对密度、馏程、熔点、凝点、比旋度、折射率、黏度等。在第二节中，我们将详细讲述熔点、比旋度、折射率的测定方法。

不同药物外观、溶解度、物理常数等描述实例见表 2-1。

表 2-1　不同药物外观、溶解度、物理常数等描述实例

| 类别 | 药品名称 | 描述实例 |
| --- | --- | --- |
| 化学药 | 维生素 C | 本品为白色结晶或结晶性粉末；无臭，味酸。<br>本品在水中易溶，在乙醇中略溶，在三氯甲烷或乙醚中不溶。<br>本品的熔点为 190～192℃。<br>本品比旋度为＋20.5°～＋21.5° |
| | 维生素 C 片 | 本品为白色至略带淡黄色片 |
| | 维生素 C 注射液 | 本品为无色至微黄色的澄明液体 |
| | 对乙酰氨基酚 | 本品为白色结晶或结晶性粉末；无臭。<br>本品在热水或乙醇中易溶，在丙酮中溶解，在水中略溶。<br>本品的熔点为 168～172℃ |
| | 对乙酰氨基酚片 | 本品为白色片、薄膜衣或明胶包衣片，除去包衣后显白色 |
| | 对乙酰氨基酚注射液 | 本品为无色或几乎无色略带黏稠的澄明液体 |
| 中药 | 生脉饮 | 本品为黄棕色至红棕色的澄清液体；气香，味酸甜、微苦 |
| | 桂枝茯苓丸 | 本品为棕褐色的大蜜丸；味甜 |
| | 藿香正气软胶囊 | 本品为软胶囊，内容物为棕褐色的膏状物；气芳香，味辛、苦 |

### 练习测试 >>>

**X 型题（多项选择题）　每题有两个或两个以上的备选答案**

下列选项属于物理常数的有（　　　）。

A. 密度　　　　　B. 熔点　　　　　C. 味　　　　　D. 溶解度　　　　　E. 比旋度

## 第二节　物理常数测定

### 一、熔点测定

#### （一）原理

熔点是指一种物质按规定方法测定，由固体熔化成液体的温度或融熔同时分解的温度或

在熔化时初熔至终熔经历的温度范围。融熔同时分解是指某一药品在一定温度产生气泡、变色或浑浊等现象。

熔点测定一般有三种方法，第一法：测定易粉碎的固体药品；第二法：测定不易粉碎的固体药品（如脂肪、脂肪酸、石蜡、羊毛脂等）；第三法：测定凡士林或其他类似物质。各品种项下未注明时，均系指第一法。

### （二）方法与仪器

第一法通常分两种：传温液加热法和自动熔点测定仪法。传温液加热法一次只能测定一根毛细管，大部分自动熔点仪可置多根毛细管同时测定。

（1）传温液加热法　将少许样品放于干净表面皿上，用玻璃棒将其研细并集成一堆。把毛细管开口一端垂直插入堆集的样品中，使一些样品进入管内。然后，将装有样品，管口向上的毛细管，放入长50～60cm垂直于桌面的玻璃管中，管下可垫一表面皿［见图2-1(a)］，使之从高处落于表面皿上，如此反复几次后，可把样品装实，样品高度2～3mm。按图2-1(b)搭好装置，放入加热液，用温度计水银球蘸取少量加热液，小心地将熔点管黏附于水银球壁上，或剪取一小段橡皮圈套在温度计和熔点管的上部。将黏附有熔点管的温度计小心地插入加热浴中，酒精灯以小火在图示部位加热。

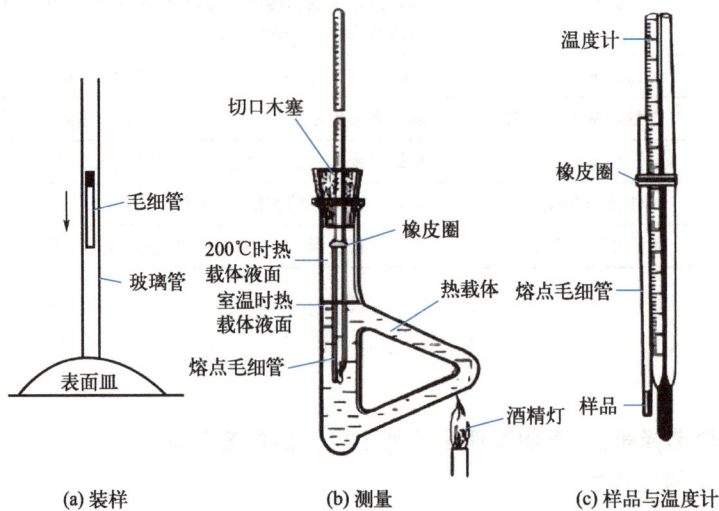

(a) 装样　　　　　(b) 测量　　　　　(c) 样品与温度计

**图 2-1　传温液加热法测定**

（2）自动熔点测定仪法　分取经干燥处理的供试品适量，置熔点测定用毛细管中；将自动熔点测定仪加热块加热至较规定的熔点低限约低10℃时，将装有供试品的毛细管插入加热块中，继续加热，调节升温速率为每分钟上升1.0～1.5℃，重复测定3次，取其平均值，即得。

自动熔点测定仪法通过摄像系统记录熔化过程并进行追溯评估，当透射和反射测光方式受干扰明显时，可允许目视观察熔点变化。自动熔点测定仪的温度示值要定期采用熔点标准品进行校正。自动熔点测定仪法特点是方便快捷，但是重现性不好，容易出现观测误差。传温液加热法的特点是需要人工操作，测量时间长。通常，若对自动熔点测定仪法测定结果持有异议，应以传温液加热法测定结果为准。

### （三）注意事项

**1. 传温液的选择**

水：用于测定熔点在 80℃ 以下者。用前应先加热至沸使脱气，并放冷。

硅油或液体石蜡：用于测定熔点在 80℃ 以上者。硅油或液体石蜡经长期使用后，硅油的黏度易增大而不易搅拌均匀，液体石蜡色泽易变深而影响熔融过程的观察，应注意更换。

**2. 温度计**

温度计的汞球宜短，汞球的直径宜与温度计柱身的粗细接近，便于毛细管装有供试品的部位能紧贴在温度计汞球上。准确处理样品与温度计的位置〔见图 2-1(c)〕。

**3. 明确概念**

"初熔"系指供试品在毛细管内开始局部液化出现明显液滴时的温度。

"终熔"系指供试品全部液化时的温度。

"熔距"系指初熔与终熔的温度差值。熔距值可反映供试品的化学纯度，当供试品存在多晶型现象时，在保证化学纯度的基础上，熔距值大小也可反映其晶型纯度。

**4. 正确判断**

初熔之前，毛细管内的供试物可能出现"发毛""收缩""软化""出汗"等现象，在未出现局部液化的明显液滴和持续熔融过程时，均不作初熔判断。但如上述现象严重，过程较长，或影响初熔点的观察时，应视为供试品纯度不高的标志而予以记录；并设法与正常的该药品作对照测定，以便于最终判断。

"发毛"系指毛细管内的柱状供试物因受热而在其表面呈现毛糙。

"收缩"系指柱状供试物向其中心聚集紧缩，或贴在某一边壁上。

"软化"系指柱状供试物在收缩后变软，而形成软质柱状物，并向下弯塌。

"出汗"系指柱状供试物收缩，在毛细管内壁出现细微液滴，但尚未出现局部液化的明显液滴和持续的熔融过程。

**5. 其他**

终熔时毛细管内的液体应完全澄清，个别药品在熔融成液体后会有小气泡停留在液体中，此时容易与未熔融的固体相混淆，应仔细辨别。

### （四）熔点测定应用

① 药物的性状鉴别。通过测定药物的熔点鉴别其纯度。

② 药物的杂质鉴别。制备药物衍生物测定其熔点进行药物鉴别。

> 🌱 **实例解析**

熔点应用实例（表 2-2）

**表 2-2　熔点应用实例**

| 类别 | 实例描述 |
| --- | --- |
| 药物的性状鉴别 | 苯甲酸【性状】<br>本品的熔点（通则 0612）为 121～124.5℃ |
| 药物的杂质鉴别 | 盐酸丁卡因【鉴别】<br>取本品约 0.1g，加 5%醋酸钠溶液 10mL 溶解后，加 25%硫氰酸铵溶液 1mL，即析出白色结晶；滤过，结晶用水洗涤，在 80℃ 干燥，依法测定（通则 0612 第一法），熔点约为 131℃ |

## 二、旋光度测定

### （一）原理

在光前进的方向上放一个棱镜或人造偏振片，只允许与棱镜晶轴互相平行的平面上振动的光线透过棱镜，而在其他平面上振动的光线则被挡住。这种只在一个平面上振动的光称为平面偏振光，简称偏振光或偏光。

当平面偏振光通过含有某些光学活性物质（如具有不对称碳原子的化合物）的溶液时，能引起旋光现象，使偏振光的振动平面向左或向右旋转。偏振光旋转的度数称为旋光度。旋光度有右旋、左旋之分，偏振光向右旋转（顺时针方向）称为"右旋"，用符号"＋"表示；偏振光向左旋转（逆时针方向）称为"左旋"，用符号"－"表示。

偏振光透过长 1dm，且每 1mL 中含有旋光性物质 1g 的溶液，在一定波长与温度下，测得的旋光度称为比旋度。比旋度是旋光物质的重要物理常数，可以用来区别药物或检查药物的纯度，也可用来测定含量。

物质的旋光度不仅与其化学结构有关，还和测定时溶液的浓度、光路长度以及测定时的温度和偏振光的波长有关。

### （二）方法与仪器

目前市场上常见的旋光仪为 WXG-4 圆盘旋光仪（图 2-2），基本部件有：单色光源、起偏镜、盛液管（即测定管）、检偏镜、检测器等五个部分，如图 2-3。

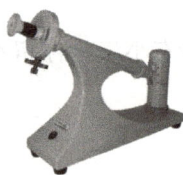

图 2-2　WXG-4 圆盘旋光仪

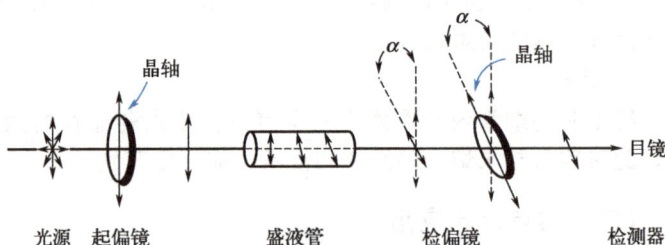

图 2-3　旋光仪的结构示意图

在起偏镜与检偏镜之间未放入旋光物质，如起偏镜与检偏镜允许通过的偏振光方向相同，则在检偏镜后面观察的视野是明亮的；如在起偏镜与检偏镜之间放入旋光物质，则由于物质旋光作用，使原来由起偏镜出来的偏振光方向旋转了一个角度 α，结果在检偏镜后面观察时，视野就变得暗一些。若把检偏镜旋转某个角度，使恢复原来的亮度，这时检偏镜旋转的角度及方向即是被测供试品的旋光度。

一单色光（钠光谱的 D 线即 589.3nm）通过起偏镜产生直线偏振光向前进行，当通过装有含有某些光学活性（即旋光性）的化合物液体的测定管时，偏振光的平面（偏振面）就会向左或向右旋转一定的角度，即该旋光性物质的旋光度。其值可以从自动示数盘上直接读出。

对液体供试品
$$[\alpha]_D^t = \frac{\alpha}{l \times d} \qquad (2\text{-}1)$$

对固体供试品
$$[\alpha]_D^t = \frac{100 \times \alpha}{l \times c}$$
(2-2)

式中，$[\alpha]_D^t$ 为比旋度；D 为钠光谱的 D 线；$t$ 为测定时的温度；$l$ 为测定管长度，dm；$\alpha$ 为测得的旋光度；$d$ 为液体的相对密度；$c$ 为每 100mL 溶液中含有被测物质的质量，g（按干燥品或无水物计算）。

### （三）注意事项

① 配制溶液及测定时，均应调节温度至（20±0.5）℃（或各药品项下规定的温度）。

② 供试的液体或固体物质的溶液应不显浑浊或不含有混悬的小粒。如有上述情况时，应预先滤过，并弃去初滤液。

③ 每次测定前应以溶剂做空白校正，测定后，再校正 1 次，以确定在测定时零点有无变动，如第 2 次校正时发现零点有变动，则应重新测定旋光度。

④ 溶剂：溶剂对旋光度的影响比较复杂，有些溶剂对药物无影响，有的溶剂影响旋光的方向及旋光度的大小。

测定药物的旋光度和比旋度时，应注明溶剂的名称。

⑤ 溶液浓度：溶液的浓度越大，其旋光度也越大。在一定的浓度范围内，药物溶液的浓度和旋光度呈线性关系。测比旋度时，要求在一定浓度的溶液中进行。

⑥ 光线通过液层的厚度：光线通过液层的厚度越厚，旋光度越大。除另有规定外，《中国药典》（2020 年版）采用 1dm 长的测定管。

⑦ 光的波长：波长越短，旋光度越大。《中国药典》（2020 年版）采用钠光谱的 D 线（589.3nm）测定旋光度。

⑧ 仪器应置于干燥通风处，防止潮气侵蚀，镇流器应注意散热。搬动仪器应小心轻放，避免震动。

### （四）应用

旋光度测定法的应用主要包括以下几个方面：

（1）药物鉴别　具有旋光性的药物，在"性状"项下，一般都收载有"比旋度"的检验任务。测定比旋度值可用来鉴别药物或判断药物的纯度。《中国药典》（2020 年版）要求测定比旋度的药物很多，如肾上腺素、硫酸奎宁、葡萄糖、头孢噻吩钠等。

（2）杂质检查　某些药物本身无旋光性，而所含杂质具有旋光性，所以可通过控制供试液的旋光性大小来控制杂质的含量。如硫酸阿托品中莨菪碱的检查，硫酸阿托品为外消旋体，无旋光性，而所含杂质莨菪碱具有左旋光性。

（3）含量测定　具有旋光性的药物，特别是在无其他更好的方法测定其含量时，可采用旋光度法测定。

🌼 **课堂互动**

精密量取葡萄糖注射液适量置 1dm 长的测定管中，在 25℃ 时测得旋光度为 +4.90°，空白试验为 0。求葡萄糖注射液中葡萄糖（$C_6H_{12}O_6 \cdot H_2O$）的含量。《中国药典》（2020年版）规定无水葡萄糖 25℃ 时的比旋度为 +52.6°～+53.2°。

## 三、折射率测定

### （一）原理

光线自一种透明介质进入另一透明介质的时候，由于光线在两种介质中的传播速度不同，使光线在两种介质的平滑界面上发生折射。常用的折射率系指光线在空气中进行的速度与在供试品中进行速度的比值。根据折射定律，折射率是光线入射角的正弦与折射角的正弦的比值，如图 2-4，即

图 2-4 折射定律示意图

$$n = \frac{\sin i}{\sin \gamma} \tag{2-3}$$

式中，$n$ 为折射率；$\sin i$ 为光线的入射角的正弦；$\sin \gamma$ 为折射角的正弦。

当光线从光疏介质进入光密介质，它的入射角接近或等于 90°时，折射角就达到最高限度，此时的折射角称为临界角 $r_c$，而此时的折射率应为

$$n = \frac{\sin i}{\sin r_c} = \frac{\sin 90°}{\sin r_c} = \frac{1}{\sin r_c}$$

因此，只要测定了临界角，即可计算出折射率。

物质的折射率因温度或光线波长的不同而改变，透光物质的温度升高，折射率变小；入射光的波长越短，折射率越大。折光率以 $n_D^t$ 表示，D 为钠光谱的 D 线，$t$ 为测定时的温度。测定折射率可以区别不同的油类或检查某些药品的纯度。

### （二）方法与仪器

《中国药典》（2020 年版）采用钠光谱 D 线（589.3nm）测定供试品相对于空气的折射率（如阿贝折射仪，可用白光光源），除另有规定外，供试品温度为 20℃，折射率记为 $n_D^{20}$。测定用的折射仪需能读数至 0.0001，测量范围 1.3～1.7，如用阿贝折射仪或与其相当的仪器，测定时应调节温度至 20±0.5℃（或各品种项下规定的温度），测量后再重复读数 2 次，3 次读数的平均值即为供试品的折射率。

目前市场上常见的多为便携式阿贝折射仪（图 2-5）。将仪器置于有充足光线的平台上，但不可受日光直射，并装上温度计，置 20℃恒温室中至少 1 小时，或连接 20℃恒温水浴至少半小时，以保持稳定温度，然后使折射棱镜上透光处朝向光源，将镜筒拉向观察者，使成一适当倾斜度，对准反射镜，使视野内光线最明亮为止。将上下折射棱镜拉开，用玻棒或吸管蘸取供试品 1～2 滴，滴于下棱镜面上，然后将上下棱镜关合并拉紧扳手。转动刻度尺调节钮，使读数在供试品折射率附近，旋转色散补偿旋钮，使视野内彩虹消失，并有清晰的明暗分界线。再转动刻度尺的调节钮，使视野的明暗分界线恰位于视野内十字交叉处，记下刻度尺上的读数。用同法读取旋光度 3 次，取 3 次读数的平均值，即为供试品

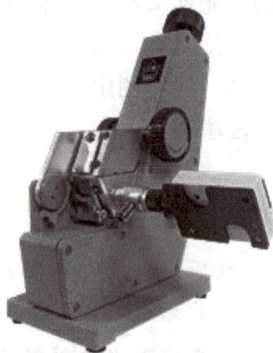

图 2-5 阿贝折射仪

的折射率。

用标准玻片校正仪器时，应先将仪器置于光线明亮处，光线不经反射镜而直接射入棱镜，将下面的棱镜拉开，上面的棱镜平放，镜筒略向观察者下方，取标准玻片，大光滑面用溴萘黏附在上面棱镜的光滑面上，并使玻片的小光滑面朝向光线，然后旋转色散补偿旋钮，使视野内彩虹基本消失，并转动刻度的调节钮，使视野的明暗分界线恰位于视野内十字交叉处，记下刻度尺读数。此时明暗两半的位置与正常观察时方向相反，但不影响读数结果，测量后再重复测量 2 次，取 3 次读数的平均值。如读数与玻片规定值相符，则折射仪不需校正，否则可将棱镜恰好调至玻片规定的折射率处，再用附件的小钥匙插向镜筒旁的小方孔内螺丝上，轻微转动，直至明暗交界处恰好移至十字交叉处即可。投影式折射仪校正方法同上，但标准玻片黏附在下面棱镜处。

### （三）注意事项

① 仪器必须置于有充足光线和干燥的房间，不可在有酸碱气或潮湿的实验室中使用，更不可放置仪器于高温炉或水槽旁。

② 大多数供试品的折射率受温度影响较大，一般情况下，温度升高折射率降低，但不同物质升高或降低的值不同，因此在测定时温度恒定至少半小时。

③ 上下棱镜必须清洁，勿用粗糙的纸或酸性乙醚擦拭棱镜，勿用折射仪测试强酸性或强碱性供试品或有腐蚀性的供试品。

④ 滴加供试品时注意棒或滴管尖不要触及棱镜，防止棱镜造成划痕。加入量要适中，使在棱镜上生成一均匀的薄层。检品过多，会流出棱镜外部；检品太少，可使视野模糊不清。同时勿使气泡进入样品，以免气泡影响折射率。

⑤ 读数时视野中的黑白交叉线必须明显，且明确地位于十字交叉线上，除调节色散补偿旋钮外，还应调整下部反射镜或上棱镜透光处的光亮强度。

⑥ 测定挥发性液体时，可将上下棱镜关闭，将测定液沿棱镜进样孔流入，要随加随读，测固体样品或用标准玻片校正仪器时，只能将供试品或标准玻片置于测定棱镜上，而不能关闭上下棱镜。

⑦ 测定结束时，必须用能溶解供试品的溶剂如水、乙醇或乙醚将上下棱镜擦拭干净，晾干，放入仪器箱内，并放入硅胶防潮。

### 拓展链接

#### 影响折射率测定的因素

（1）物质的性质　物质折射率的大小是由物质的性质决定的。

（2）物质的浓度　在通常情况下，溶液的浓度越大，其折射率也越大。在一定的浓度范围内，药物溶液的浓度和折射率呈线性关系。

（3）测定温度　温度对介质折射率的影响主要是由于温度变化伴随着密度的变化。通常情况下，温度升高，折射率降低。

（4）测定波长　光在物质中的传播速度与光的频率有关，通常情况下，波长越短，折射率越大；波长越长，折射率越小。

一、**A 型题（最佳选择题）** 每题只有一个最佳答案

1. 物理常数测定法属于《中国药典》（2020 年版）（　　）部分内容。

A. 附录　　　　　　　B. 通则　　　　　　　C. 正文

D. 一般鉴别试验　　　E. 凡例

2. 供试品在毛细管内全部液化时的温度为（　　）。

A. 终熔　　　　　　　B. 熔程　　　　　　　C. 初熔

D. 熔点　　　　　　　E. 熔融

3. 《中国药典》（2020 年版）表示物质的旋光性常采用的物理常数是（　　）。

A. 液层厚度　　　　　B. 旋光度　　　　　　C. 波长

D. 比旋度　　　　　　E. 溶液浓度

二、**X 型题（多项选择题）** 有两个或两个以上的备选答案

《中国药典》（2020 年版）测定熔点的仪器用具有（　　）。

A. 烧杯　　　　　　　B. b 形管　　　　　　C. 温度计

D. 毛细管　　　　　　E. 加热器

# 第三节　药物鉴别方法

## 一、化学鉴别法

### （一）一般鉴别试验

一般鉴别试验是指以药物的化学结构及其物理化学性质为依据，通过化学反应来鉴别药物的真伪。本法具有反应迅速、现象明显明确、实验成本低、应用广的特点，但专属性比仪器分析法差。《中国药典》（2020 年版）四部通则项下规定的一般鉴别试验包括的内容有：水杨酸盐、丙二酰脲类、有机氟化物、亚硫酸盐或亚硫酸氢盐、亚锡盐、托烷生物碱类、汞盐、芳香第一胺类、苯甲酸盐、乳酸盐、枸橼酸盐、钙盐等。

一般鉴别试验实例见表 2-3。

表 2-3　一般鉴别试验实例

| 类别 | 鉴别试验 | 实验现象 |
| --- | --- | --- |
| 水杨酸盐 | 取供试品的中性或弱酸性稀溶液,加三氯化铁试液 1 滴,即显紫色 | 呈色反应 |
| | 取供试品溶液,加稀盐酸,即析出白色水杨酸沉淀;分离,沉淀在醋酸铵试液中溶解 | 生成沉淀 |
| 亚硫酸盐或亚硫酸氢盐 | 取供试品,加盐酸,即产生二氧化硫气体,有刺激性特臭,并能使硝酸亚汞试液湿润的滤纸显黑色 | 生成气体呈色反应 |
| | 取供试品溶液,滴加碘试液,碘的颜色即消褪 | 氧化还原反应 |

| 类别 | 鉴别试验 | 实验现象 |
|------|---------|---------|
| 亚汞盐 | 取供试品,加氨试液或氢氧化钠试液,即变黑色 | 呈色反应 |
| | 取供试品,加碘化钾试液,振摇,即生成黄绿色沉淀,瞬即变为灰绿色,并逐渐转变为灰黑色 | 生成沉淀 |
| 钙盐 | 取铂丝,用盐酸湿润后,蘸取供试品,在无色火焰中燃烧,火焰即显砖红色 | 焰色反应 |
| | 取供试品溶液(1→20),加甲基红指示液 2 滴,用氨试液中和,再滴加盐酸至恰呈酸性,加草酸铵试液,即生成白色沉淀;分离,沉淀不溶于醋酸,但可溶于稀盐酸 | 生成沉淀 |
| 铝盐 | 取供试品溶液,滴加氢氧化钠试液,即生成白色胶状沉淀;分离,沉淀能在过量的氢氧化钠试液中溶解 | 生成沉淀 |
| | 取供试品溶液,加氨试液至生成白色胶状沉淀,滴加茜素磺酸钠指示液数滴,沉淀即显樱红色 | 生成沉淀 |
| 醋酸盐 | 取供试品,加硫酸和乙醇后,加热,即分解产生乙酸乙酯的香气 | 生成气体 |
| | 取供试品的中性溶液,加三氯化铁试液 1 滴,溶液呈深红色,加稀无机酸,红色即褪去 | 呈色反应 |
| 汞盐 | 取供试品溶液,加氢氧化钠试液,即生成黄色沉淀 | 生成沉淀 |
| | 取供试品的中性溶液,加碘化钾试液,即生成猩红色沉淀,能在过量的碘化钾试液中溶解;再以氢氧化钠试液碱化,加铵盐即生成红棕色的沉淀 | 生成沉淀 |
| | 取不含过量硝酸的供试品溶液,涂于光亮的铜箔表面,擦拭后即生成一层光亮似银的沉积物 | 生成沉淀 |
| 碘化物 | 取供试品溶液,滴加硝酸银试液,即生成黄色凝乳状沉淀;分离,沉淀在硝酸或氨试液中均不溶解 | 生成沉淀 |
| | 取供试品溶液,加少量的氯试液,碘即游离;如加三氯甲烷振摇,三氯甲烷层显紫色;如加淀粉指示液,溶液显蓝色 | 氧化还原反应 |
| 乳酸盐 | 取供试品溶液 5mL(约相当于乳酸 5mg),置试管中,加溴试液 1mL 与稀硫酸 0.5mL,置水浴上加热,并用玻棒小心搅拌至褪色,加硫酸铵 4g,混匀,沿管壁逐滴加入 10%亚硝基铁氰化钠的稀硫酸溶液 0.2mL 和浓氨试液 1mL,使成两液层;放置 30 分钟,两液层的接界面处出现一暗绿色环 | 荧光反应 |

## (二)专属鉴别试验

专属鉴别试验是根据每一种药物化学结构的差异及其所引起的物理化学特性的不同,选用某些特有的灵敏定性反应,来鉴别药物的真伪,是证实某一种药物的依据。

🌱 **实例解析**

### 异烟肼的鉴别

原理分析:异烟肼具有酰肼基,酰肼基的还原性较强,当与氨制硝酸银试液作用时,即被氧化为异烟酸铵,并生成金属银黑色浑浊和气泡(氮气),在玻璃试管壁上产生银镜。

鉴别方法:取异烟肼约 10mg,置试管中,加水 2mL 溶解后,加氨制硝酸银,即产生气泡与黑色浑浊,并在试管壁上生成银镜。

鉴别反应式如下：

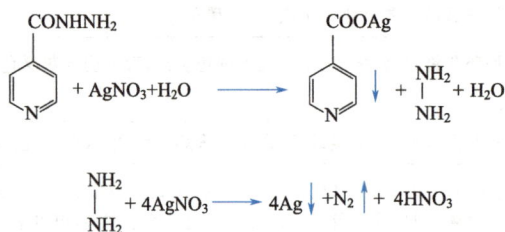

$$\underset{N}{\overset{CONHNH_2}{\bigcirc}} + AgNO_3 + H_2O \longrightarrow \underset{N}{\overset{COOAg}{\bigcirc}} \downarrow + \underset{NH_2}{\overset{NH_2}{|}} + H_2O$$

$$\underset{NH_2}{\overset{NH_2}{|}} + 4AgNO_3 \longrightarrow 4Ag \downarrow + N_2 \uparrow + 4HNO_3$$

**课堂互动**

请谈谈一般鉴别试验和专属鉴别试验的区别。

## 二、光谱鉴别法

### （一）紫外-可见分光光度法

紫外-可见吸收光谱是物质分子在紫外-可见光区（200～780nm）由于电子能级的跃迁而产生的光谱。利用紫外-可见吸收光谱进行分析鉴别的方法称为紫外-可见分光光度法。不同结构的药物会显示不同的吸收光谱，可作为鉴别的依据。该法主要适用于具有苯环或共轭体系的有机药物分子。紫外-可见分光光度法具有操作简便、反应快速的特点。

常用的紫外-可见分光光度法有：①测定最大吸收波长，或同时测定最小吸收波长的吸收情况；②规定浓度的供试液在最大吸收波长测定吸光度；③规定吸收波长和吸收系数法；④规定吸收波长和吸光度比值法；⑤经化学处理后，测定其反应产物吸收光谱特性。

以上方法可以单独使用，也可几个结合起来使用（如盐酸柔红霉素的鉴别），以提高方法的专属性。

### （二）红外分光光度法

红外吸收光谱是物质分子的振动、转动能级跃迁产生的吸收光谱。利用红外吸收光谱进行分析鉴别的方法称为红外分光光度法。该法主要用于组分单一、结构明确的原料药物，特别适合用其他方法不易区分的同类药物的鉴别。红外光谱在用于药物的鉴别时，主要通过比较供试品光谱与对照光谱的一致性，来判定两化合物是否为同一物质。该法具有专属性很强、应用较广的特点。

《中国药典》（2020年版）多采用标准图谱法，就是参照国家药典委员会编纂的《药品红外光谱集》按指定条件绘制供试品的红外光吸收图谱，与相应标准图谱对比，如果峰位、峰形、相对强度都一致时，即为同一种药物。

**盐酸普鲁卡因注射液的红外色谱法鉴别**

《中国药典》（2020 年版）规定取盐酸普鲁卡因注射液的红外色谱法鉴别试验为：取本品（约相当于盐酸普鲁卡因 80mg），水浴蒸干，残渣经减压干燥，依法测定。本品的红外光吸收图谱应与对照的图谱（光谱集 397 图）一致。

⇥ **思想加油站**

**火眼金睛，辨别真伪**

毛玉泉，全国劳动模范。"毛玉泉有一双火眼金睛，假冒伪劣药材休想逃过他的双眼。"公司干部职工这样评价毛玉泉。毛玉泉的工作就是每天对从全国各地采购进来的中药材进行取样、抽检，通过眼看、鼻嗅、口尝、手摸等方式，对药材大小、形状、颜色、质地、气味等进行判断，给出优劣评级，并记录在册。

毛玉泉担任的中药材质量验收员岗位的实践性非常强，靠实践积累，靠世代传承，但同时也需要与时俱进、创新竞进。在他的倡导下，公司对药材鉴别应用了显微鉴别、薄层色谱法鉴别、近红外扫描鉴别等现代前沿技术，实现了传统与现代的相互印证。以毛玉泉名字命名的中药材鉴别劳模创新工作室正带领着 20 多个年轻人，走在中药传承与创新之路上。

## 三、色谱鉴别法

色谱鉴别法是利用不同物质在不同色谱条件下，产生各自的特征色谱行为（比移值或保留时间）进行鉴别试验。同一种药物在同样条件下的色谱行为是相同的，依此可以鉴别药物及其制剂的真伪。常用的色谱鉴别方法有薄层色谱法、高效液相色谱法、气相色谱法、纸色谱法，这里只介绍前两种方法。

### （一）薄层色谱法

在实际工作中，一般采用对照品比较法，即将供试品和对照品用同种溶剂配成同样浓度的溶液，在同一薄层板上点样、展开、显色，供试品所显主斑点的颜色、位置应与对照品的主斑点相同，斑点位置以比移值来表示。薄层色谱法是一种简便易行的方法，一般用于药品的鉴别或杂质检查。

🌸 **实例解析**

**诺氟沙星的薄层色谱法鉴别**

根据《中国药典》（2020 年版）规定，诺氟沙星的薄层色谱法鉴别试验可表述为：取本品与诺氟沙星对照品适量，分别加三氯甲烷-甲醇（1∶1）制成每 1mL 中含 2.5mg 的溶液，作为供试品溶液与对照品溶液，照薄层色谱法（通则 0502）试验，吸取上述两种溶液各 10μL，分别点于同一薄层板上，以三氯甲烷-甲醇-浓氨溶液（15∶10∶3）为展开剂，展开，晾干，置紫外光灯（365nm）下检视。供试品溶液所显主斑点的位置与荧光应与对照品溶液主斑点的位置与荧光相同。

## （二）高效液相色谱法

本法是采用高压输液泵将规定的流动相泵入装有填充剂的色谱柱中进行分离测定的色谱方法。注入的供试品，由流动相带入色谱柱内，各成分在柱内被分离，并依次进入检测器，由数据处理系统记录色谱信号。此法专属性较强，但操作费时，故一般在"检查"或"含量测定"项下已采用高效液相色谱法的情况下，才采用此法鉴别。

### 🌱 实例解析

**头孢克洛的高效液相色谱法鉴别**

根据《中国药典》（2020 年版），头孢克洛的高效液相色谱法鉴别试验可表述为：取本品适量，照含量测定项下方法试验，供试品的主峰保留时间应与头孢克洛对照品主峰的保留时间一致。

## 四、生物学鉴别法

利用药效学和分子生物学等有关技术来鉴定药物品质的一种方法，主要用于抗生素、生化药物以及中药的鉴别。

### 🌱 实例解析

**注射用人生长激素鉴别**

注射用人生长激素鉴别检查：N 末端氨基酸序列（至少每年测定 1 次）

采用氨基酸序列分析仪或其他适宜的方法测定。

N 端序列应为：Phe-Pro-Thr-Ile-Pro-Leu-Ser-Arg-Leu-Phe-Asp-Asn-Ala-Met-Leu。

### 📝 练习测试 >>>

**A 型题（最佳选择题）** 每题只有一个最佳答案

1.《中国药典》（2020 年版）中常用的化学鉴别法为（　　）。

 A. 红外分光光度法       B. 紫外-可见分光光度法

 C. 呈色反应鉴别法       D. 生物学鉴别法

E. 色谱鉴别法

2.《中国药典》（2020年版）中常用的光谱鉴别法为（　　）。

A. 红外分光光度法      B. 质谱法

C. 酶谱法      D. HPLC 法

E. GC 法

# 第三章

# 药物的杂质检查技术

❖ **知识目标**

　　1. 掌握杂质限量的概念、限量检查的常用方法、限量的表示方法及有关计算。

　　2. 掌握氯化物、硫酸盐、铁盐、重金属、砷盐、炽灼残渣、干燥失重等一般杂质的检查原理、方法和注意事项。

　　3. 熟悉特殊杂质的检查原理及方法。

　　4. 了解药物中杂质的来源和分类。

❖ **能力目标**

　　1. 能够熟练应用杂质的检查方法进行药物中杂质检查的基本操作，并能正确计算杂质限量。

　　2. 能够依据药品质量标准进行药物中一般杂质检查的基本操作。

❖ **素质目标**

　　培养学习、实践能力。树立严谨认真、一丝不苟的工作作风。

## 【思维导图】

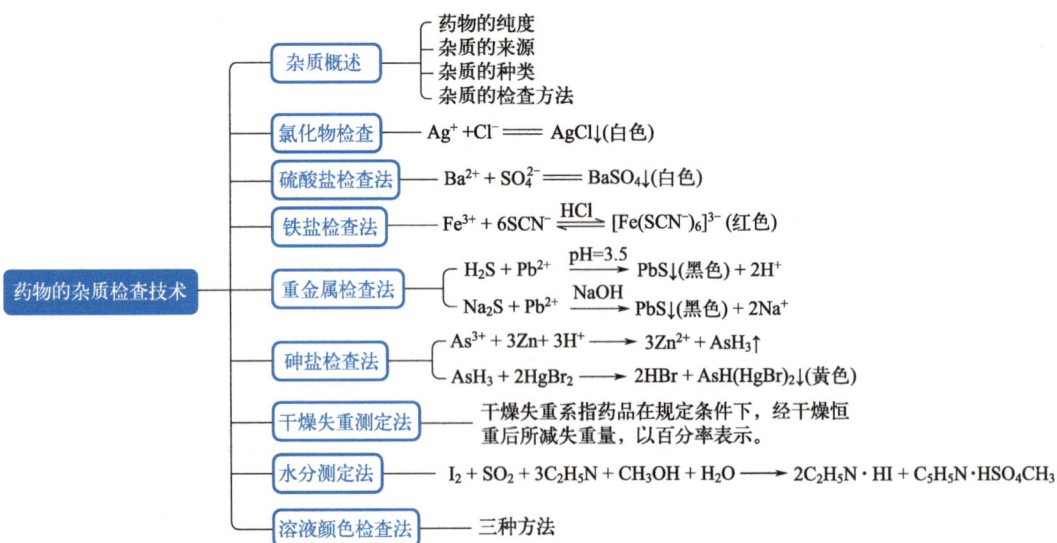

2020 年 4 月，某市药品监督管理局发布通告，对××制药制剂有限公司生产的批号为 190501 的苯唑西林钠胶囊进行检验，发现其水分检查不合格。

问题：1. 如何进行药品水分检查？

2. 按照杂质来源区分，水分检查属于哪一种杂质检查？

# 第一节　杂质概述

## 一、药物的纯度

杂质是指药物中存在的无治疗作用或影响药物的稳定性和疗效，甚至对人体健康有害的物质。影响药物纯度的物质统称为杂质。

药物的纯度，是指药物的纯净程度。在药物的研究、生产、供应和临床使用等方面，必须保证药物的纯度符合规定，才能保证药物的有效和安全。药物中含有杂质是影响纯度的主要因素，如药物中含有超过限量的杂质，就有可能使理化常数发生变化，外观性状产生变异，并影响药物的稳定性；杂质增多也可能使药物含量明显偏低或活性降低，毒副作用显著增加。因此，药物的杂质检查是控制药物纯度的一个非常重要的方面，所以药物的杂质检查也可称为纯度检查。

## 二、杂质的来源

药物中杂质的检查任务是根据可能存在的杂质来确定的，因此，只有了解药物中杂质可能的来源，才能有针对性地制定出杂质检查的任务。药物中存在的杂质主要来源于下面两个方面。

**1. 生产过程中引入的杂质**

药物在生产过程中由于原料不纯、反应不完全、副反应的发生、加入的试剂和溶剂等在精制时未完全除净、生产器皿有杂质等，可能引入未作用完全的原料、试剂、中间体或副产物以及其他杂质。例如以水杨酸为原料合成阿司匹林时，若乙酰化反应不完全可能引入水杨酸；在生产地塞米松磷酸钠过程中使用的大量甲醇和丙酮，可能会残留在成品中；药物在制成制剂的过程中，也可能产生新的杂质，如盐酸普鲁卡因注射剂高温灭菌过程，水解产生对氨基苯甲酸和二乙氨基乙醇，而干燥的盐酸普鲁卡因原料则不会产生这两种杂质，因此《中国药典》（2020 年版）规定盐酸普鲁卡因原料药不必检查对氨基苯甲酸，而注射剂则要检查此杂质。在药物的生产过程中，常需用到试剂、溶剂，这些化合物若不能完全除去，也会引入有关杂质。例如，使用酸性或碱性试剂处理后，可能使产品中带有酸性或碱性杂质；用有机溶剂提取或精制后，在产品中就可能残留有机溶剂。

**2. 贮藏过程中引入的杂质**

药物在贮藏过程中很容易受到环境相关因素影响而引入杂质。例如在温度、湿度、日光、空气等外界条件影响下，或因微生物的作用，药物发生水解、氧化、分解、异构化、晶型转变、聚合、潮解和发霉等变化而产生新的物质。其中，药物因发生水解及氧化反应而产生杂质较为常见，如酯、内酯、环酰胺、卤代烃及苷类等药物在水分的存在下容易水解。如阿司匹林可水解产生水杨酸和醋酸；阿托品可水解产生莨菪醇和消旋莨菪碱等。在酸、碱性条件下或温度高时，水解反应更易发生。具有酚羟基、巯基、亚硝基、醛基以及长链共轭多烯等结构的药物，在空气中易被氧化，引起药物变色、失效，甚至产生毒性的氧化产物。例如，二巯基丙醇易被氧化为二硫化物；用作麻醉剂的乙醚在日光、空气及湿气作用下，易氧化分解为醛及有毒的过氧化物；四环素在酸性条件下，可形成毒性较大的差向四环素；重酒石酸肾上腺素左旋体在温度升高时可消旋化；等等。

## 三、杂质的种类

为了更好地认识杂质，有针对性和目的性地控制药物中的杂质存在的水平，现将杂质按性质和来源分类。

### （一）按性质分类

#### 1. 影响药物稳定性的杂质

一些杂质的直接作用是导致药物不稳定，发生物理或化学改变，如水分的存在常会使含酯、酰胺等结构的药物水解，分解产物常影响到药物的安全性和有效性；金属离子的存在，常发生催化氧化还原反应，如 $Cu^{2+}$ 催化，使维生素 A、E 易被氧化等。

#### 2. 毒性杂质

$Ag^+$、$Hg^{2+}$、$Pb^{2+}$、$Sb^{2+}$、$Sn^{2+}$、$Cd^{2+}$ 等离子的过量存在，常导致人体中毒，影响用药安全，应严格控制其含量。

#### 3. 信号杂质

一些杂质，如氯化物、硫酸盐等少量存在，不会对人体产生危害，但此类杂质的水平可以反映药物的生产工艺和储存状况是否正常，有助于控制和提高生产水平，因此，此类杂质又称信号杂质。

### （二）按来源分类

#### 1. 一般杂质

一般杂质是指在自然界中分布较广，在多种药物的生产和贮藏过程中容易引入的杂质，由于对此类杂质的控制涉及多种药物，故在各版药典中均规定了它们的检查方法。《中国药典》（2020 年版）四部通则规定了氯化物、硫酸盐、硫化物、硒、氟、氰化物、铁盐、重金属、砷盐、铵盐、干燥失重、水分、炽灼残渣、易炭化物、残留溶剂等任务的检查方法。

#### 2. 特殊杂质

特殊杂质是指在个别药物的生产和贮藏过程中引入的杂质。如阿司匹林中的水杨酸、肾上腺素中的酮体、硫酸阿托品中的莨菪碱等。一般来说，某种杂质只存在于特定的药物中，故其检查方法收载于该药物的质量标准，即药典的正文中。

## 四、杂质的检查方法

药典中规定的各种杂质检查任务，系指该药品在按既定工艺进行生产和正常贮藏过程中可能含有或产生并需要控制的杂质。凡药典未规定检查的杂质，一般不需要检查。对危害人体健康、影响药物稳定性的杂质，必须严格控制其限量。

药物杂质检查方法有：对照法、灵敏度法和比较法。

## （一）对照法

对照法系指取一定量待检杂质对照品溶液与待检药品供试品溶液在相同条件下处理后比较结果，以确定杂质的含量是否超过杂质对照液的量。应用此类方法时，要注意供试液的处理和对照液的处理相互平行的原则，即两者在所用试剂、反应条件、反应时间、实验顺序等方面均要相同，以保证结果的可比性。

应用此法可计算杂质限量，计算公式为：

$$杂质限量(\%) = \frac{杂质最大允许量}{供试品量} = \frac{对照液浓度 \times 对照液体积}{供试品量}$$

即

$$L(\%) = \frac{c \times V}{S}$$

式中，$c$ 为对照液浓度；$V$ 为对照液体积；$L$ 为杂质限量；$S$ 为供试品量。

🌼 **实例解析**

**磷酸可待因中吗啡的限量检查**

取磷酸可待因 0.10g，按《中国药典》（2020 年版）检查吗啡限量的比色法配成供试品溶液，用无水吗啡 2mg，加盐酸（9→100）配成 100mL 标准溶液，取此标准溶液 5.0mL，按同一方法制成对照液检查结果，供试品溶液与对照品溶液比较，不得更深，求磷酸可待因中吗啡的限量。

已知：$V = 5.0\text{mL}$；$S = 0.1\text{g}$；$c = 0.02\text{mg/mL} = 2.0 \times 10^{-5}\text{g/mL}$

求：$L = ?$

解：$L(\%) = \dfrac{c \times V}{S} = \dfrac{2 \times 10^{-5} \times 5}{0.1} = 0.1\%$

👥 **课堂互动**

取标准砷溶液 2.0mL（每 1mL 相当于 1μg 的 As）制备的标准砷斑，依法检查溴化钠中的砷盐，规定含砷量不得超过 0.0004%，应取供试品多少克？

## （二）灵敏度法

灵敏度法是在检测的条件下，以待检杂质反应的灵敏度作为该杂质的最大允许量的杂质检查方法。该法不需要对照液，而是以不出现阳性反应为标准。

## （三）比较法

比较法系指供试品一定量依法检查，测得待检杂质的吸光度或旋光度等指标不得超过规定值的杂质检查方法。

### 练习测试 >>>

**A 型题（最佳选择题）** 每题只有一个最佳答案

1. 药物中 $Cl^-$ 与 $SO_4^{2-}$ 按其性质可称为（　　）。

A. 一般杂质　　　　　　B. 特殊杂质　　　　　　C. 信号杂质

D. 有害杂质　　　　　　E. 毒性杂质

2. 在特定的某个药物生产储存过程中引入的杂质是（　　）。

A. 特殊杂质　　　　　　B. 一般杂质　　　　　　C. 有机杂质

D. 无机杂质　　　　　　E. 毒性杂质

3. 检查某药品杂质限量时，称取供试品 $W(g)$，量取标准溶液 $V(mL)$，其浓度为 $c(g/mL)$，则该药品的杂质限量（%）是（　　）。

A. $\dfrac{V \times W}{c}$　　　　　　B. $\dfrac{c \times W}{V}$　　　　　　c. $\dfrac{V \times c}{W}$

D. $\dfrac{W}{c \times V}$　　　　　　E. $\dfrac{V}{c \times W}$

# 第二节　氯化物检查法

氯化物广泛存在于自然界中，在药物的生产过程中，常用到盐酸或制成盐酸盐形式。氯离子对人体无害，但它能反映药物的纯度及生产过程是否正常。因此氯化物常作为信号杂质。

## 一、原理

药物中的微量氯化物在硝酸酸性条件下与硝酸银反应，生成氯化银胶体微粒而显白色浑浊，与一定量的标准氯化钠溶液在相同条件下产生的氯化银浑浊程度比较，判定供试品中氯化物是否符合限量规定。

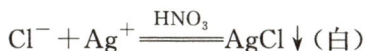

$$Cl^- + Ag^+ \xrightarrow{HNO_3} AgCl\downarrow（白）$$

## 二、方法

除另有规定外，取各品种项下规定量的供试品，加水溶解使成 25mL（溶液如显碱性，可滴加硝酸使成中性），再加稀硝酸 10mL；溶液如不澄清，应滤过；置 50mL 纳氏比色管中，加水使成约 40mL，摇匀，即得供试品溶液。另取各药品项下规定量的标准氯化钠溶液，置 50mL 纳氏比色管中，加稀硝酸 10mL，加水使成 40mL，摇匀，即得对照溶液。于供试品溶液与对照溶液中，分别加入硝酸银试液 1.0mL，用水稀释至 50mL，摇匀，在暗处放置 5 分钟，同置黑色背景上，从比色管上方向下观察，比较，即得。

标准氯化钠溶液的制备：称取氯化钠 0.165g，置 1000mL 量瓶中，加水适量使溶解并稀释至刻度，摇匀，作为贮备液。

临用前，精密量取贮备液 10mL，置 100mL 量瓶中，加水稀释至刻度，摇匀，即得（每 1mL 相当于 10μg 的 $Cl^-$）。

## 三、注意事项

① 硝酸的作用：硝酸可以除去 $CO_3^{2-}$、$PO_4^{3-}$、$SO_3^{2-}$ 等杂质的干扰，同时，硝酸还可以加速氯化银的生成，使之产生较好的乳浊。

② 氯化物的检测浓度范围：在测定条件下，氯化物浓度以 50mL 中含有 0.05～0.08mg（即相当于标准氯化钠溶液 5～8mL）为宜，所显浑浊梯度明显。实验时，应根据限量规定，考虑供试品取样量，使氯化物的量在此范围内。

③ 温度对产生氯化银的浊度的影响：以 30～40℃产生的浊度最大，结果也恒定，但如果标准与供试品在相同条件下操作后比较，仍可在室温进行。

④ 操作中注意平行原则：供试品管和对照液管应同时操作，试剂的加入顺序应一致。摇匀后应在暗处放置 5min，避免阳光直接照射，以防单质银生成。

⑤ 浊度观察比较的方法：若两管的浊度接近，应将供试品管与对照液管同时置黑色台面上，摘下纳氏比色管塞子，自上而下观察浊度，较易判断。必要时，可变换供试品管和对照液管的位置后观察。

⑥ 比色管的使用注意事项：比色管用后应立即冲洗，避免久置。不应用毛刷刷洗，以免划出条痕损伤比色管壁而影响比色。

⑦ 供试液中有不溶物：供试液需滤过时，滤纸中如含有氯化物，可预先用含有硝酸的水溶液洗净后使用。

⑧ 有机氯的检查：选择适宜的方法破坏，使有机氯成为无机氯离子，再依法检查。破坏的方法根据有机氯结合的牢固程度而定，一般对于结合不是很牢固（如与有机结构侧链共价结合），可用碱加热水解法；当氯与环状有机物结合牢固时，可用氧瓶燃烧法破坏。

**课堂互动**

供试品溶液有色时应该如何处理？

## 四、应用

谷氨酸钠中氯化物的检查：取本品 0.10g，依法检查（通则 0801），与标准氯化钠溶液 5.0mL 制成的对照液比较，不得更浓（0.05%）。

### 练习测试 >>>

**A 型题（最佳选择题） 每题只有一个最佳答案**

1. 药物中的 $Cl^-$ 杂质的检查通常在 $HNO_3$ 酸性溶液中与（ ）作用，生成 $AgCl$ 白色浑浊。

A. HBr      B. $NaNO_3$      C. $KNO_3$      D. HCl      E. $AgNO_3$

2. 检查氯化物时，若供试品溶液有颜色干扰观察比较结果，处理的方法是（ ）。

A. 分离法      B. 灼烧法      C. 过滤法      D. 内消色法      E. 萃取法

3. 检查氯化物时，比较白色 $AgCl$ 浑浊度观察方法应采用（ ）。

A. 将比色管置于黑色背景上，自上而下观察，比较

B. 将比色管靠在黑色背景前，平视观察，比较

C. 手举比色管平视比较

D. 将比色管放在白色背景上，平视观察

E. 将比色管放在黑色背景上，观察比较

---

# 第三节　硫酸盐检查法

## 一、原理

药物中微量的硫酸盐在稀盐酸酸性条件下与氯化钡反应，生成硫酸钡微粒显白色浑浊，与一定量标准硫酸钾溶液在相同条件下产生的硫酸钡浑浊程度比较，判定供试品硫酸盐是否符合限量规定。

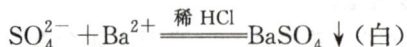

$$SO_4^{2-} + Ba^{2+} \xrightarrow{\text{稀 HCl}} BaSO_4 \downarrow \text{（白）}$$

## 二、方法

除另有规定外，取各品种项下规定量的供试品，加水溶解使成约 40mL（溶液如显碱性，可滴加盐酸使成中性）；溶液如不澄清，应滤过；置 50mL 纳氏比色管中，加稀盐酸 2mL，摇匀，即得供试品溶液。另取该品种项下规定量的标准硫酸钾溶液（每 1mL 相当于 $100\mu g$ 的 $SO_4^{2-}$），置 50mL 纳氏比色管中，加水使成约 40mL，加稀盐酸 2mL，摇匀，即得对照溶液。于供试品溶液与对照溶液中，分别加入 25% 氯化钡溶液 5mL，用水稀释至 50mL，充分

【动画】
硫酸盐的检查

摇匀，放置 10 分钟，同置黑色背景上，从比色管上方向下观察、比较，即得。

## 三、注意事项

① 供试品溶液如需过滤，应预先用盐酸酸化的水洗净滤纸中可能带来的硫酸盐，再滤过供试品溶液，使其澄清。

② 加入 25％氯化钡溶液后，应充分摇匀，以免影响浊度。

③ 25％氯化钡溶液存放时间过久，如有沉淀析出，即不能使用，应予重配。

④ 应将供试品管与对照管同置黑色台面上，自上向下观察浊度，较易判断。必要时，可变换供试品管和对照管的位置后观察。

## 四、应用

苯丙氨酸中硫酸盐检查：取本品 0.70g，依法检查（通则 0802），与标准硫酸钾溶液 1.4mL 制成的对照液比较，不得更深（0.02％）。

### 练习测试 >>>

**A 型题（最佳选择题）　只有一个最佳答案**

药物中 $SO_4^{2-}$ 杂质的检查，所用的试剂是（　　　）。

A. $AgNO_3$　　　B. $NaNO_3$　　　C. $BaCl_2$　　　D. HCl　　　E. HBr

## 第四节　铁盐检查法

## 一、原理

铁盐在盐酸酸性溶液中与硫氰酸铵反应生成红色可溶性的硫氰酸铁配位离子，与一定量的标准铁溶液用同法处理后的颜色进行比较，以判断供试品中铁盐的限量是否符合限量规定。

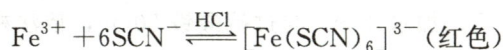

$$Fe^{3+} + 6SCN^- \underset{}{\overset{HCl}{\rightleftharpoons}} [Fe(SCN)_6]^{3-}（红色）$$

### 课堂互动

铁盐检查的目的是什么？

## 二、方法

除另有规定外，取各品种项下规定量的供试品，加水溶解使成 25mL，移置 50mL 纳氏比色管中，加稀盐酸 4mL 与过硫酸铵 50mg，用水稀释使成 35mL 后，加 30％硫氰酸铵溶液 3mL，再加水适量稀释成 50mL，摇匀；如显色，立即与标准铁溶液一定量制成的对照溶液（取该品种项下规定量的标准铁溶液，置 50mL 纳氏比色管中，加水使成 25mL，加稀盐酸 4mL 与过硫酸铵 50mg，用水稀释使成 35mL，加 30％硫氰酸铵溶液 3mL，再加水适量稀释成 50mL，摇匀）比较，即得。

## 三、注意事项

① 标准铁贮备液。配制标准铁贮备液时，加入 2.5mL 硫酸是为了防止铁盐的水解。铁贮备液应存放阴凉处，存放期间如出现浑浊或其他异常情况时，不得再使用。

【动画】
铁盐的检查

② $Fe^{3+}$ 最佳比色浓度梯度范围。本法 $Fe^{3+}$ 适宜的反应浓度范围为 50mL 溶液中含 10～50$\mu$g 的 $Fe^{3+}$，在此范围内色泽梯度明显，易于区别。

③ 反应在盐酸的酸性溶液中进行，既可防止铁盐水解，又能避免醋酸盐、磷酸盐、砷酸盐等弱酸盐的干扰。

④ 铁盐与硫氰酸根离子的作用为可逆反应，加入过量硫氰酸铵试剂，可提高反应灵敏度。

⑤ 加入氧化剂过硫酸铵，可以氧化供试品中 $Fe^{2+}$ 成 $Fe^{3+}$，同时可防止光线导致的硫氰酸铁还原或分解褪色。某些药物如葡萄糖、糊精等在前处理时加入氧化剂硝酸，则不再形成过硫酸铵；但在加入硫氰酸铵前，应加热除去残留的氧化氮，否则，$HNO_2$ 可与 $SCN^-$ 作用，形成红色的亚硝酰硫氰化物，干扰比色。

⑥ 增加反应的酸度或硫氰酸铵的加入量，可以抑制某些酸根阴离子如 $Cl^-$、$PO_4^{3-}$、$SO_4^{2-}$ 等与 $Fe^{3+}$ 的反应，消除它们的干扰。此外，由于硫氰酸铁配位离子在正丁醇等有机溶剂中的溶解度大，所以也可用正丁醇提取后比色。这样既能增加颜色深度，提高显色反应灵敏度，又能排除这些干扰物质的影响。

⑦ 某些有机药物，特别是环状有机药物，在实验条件下不溶解或对检查有干扰，需经炽灼破坏，使铁盐呈三氧化二铁留于残渣，处理后再依法检查。

## 四、应用

阿苯达唑中铁盐检查：取炽灼残渣项下遗留的残渣，加盐酸 2mL，置水浴上蒸干，再加稀盐酸 4mL，微温溶解后，加水 30mL 与过硫酸铵 50mg，依法检查（通则 0807），与标准铁溶液 3.0mL 制成的对照液比较，不得更深（0.003％）。

✏ 练习测试 ▶▶▶

**A 型题（最佳选择题）** 只有一个最佳答案
检查铁盐时，加入氧化剂过硫酸铵的作用是（　　）。

A. 加快生成 $[Fe(SCN)_6]^{3-}$ 的反应速率　　　　B. 防止 $Fe^{2+}$ 转化为 $Fe^{3+}$

C. 将存在的 $Fe^{2+}$ 氧化成 $Fe^{3+}$　　　　D. 防止 $Fe^{3+}$ 的水解

E. 防止 $Fe^{3+}$ 的还原

# 第五节　重金属检查法

重金属系指在实验条件下能与硫代乙酰胺（$CH_3CSNH_2$）或硫化钠作用显色的金属杂质，如银、铅、汞、铜、镉、锡、锑、铋等。重金属离子的存在，对人体有较大危害，如铅离子，可能会催化和参与药物的化学反应，影响药物的稳定性。故有必要严格控制重金属离子在药物中的含量。在药品生产过程中遇到铅的机会较多，铅在体内又易蓄积，故检查时以铅为代表，以铅的限量表示重金属的限量。

## 一、原理

重金属检查主要使用硫代乙酰胺或硫化钠试液作为显色剂。硫代乙酰胺在醋酸盐缓冲液的酸性（pH＝3.5）条件下水解，产生硫化氢，与微量重金属杂质（以 $Pb^{2+}$ 为代表）反应生成黄色至棕黑色的硫化物混悬液。或在氢氧化钠的碱性条件下，硫化钠与微量重金属杂质反应生成黄色到棕黑色的硫化物混悬液。与一定量的标准铅溶液经同法操作后生成的有色混悬液所呈颜色进行比较，不得更深。

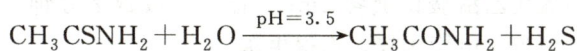

$$CH_3CSNH_2 + H_2O \xrightarrow{pH=3.5} CH_3CONH_2 + H_2S$$

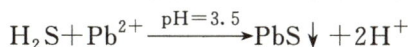

$$H_2S + Pb^{2+} \xrightarrow{pH=3.5} PbS\downarrow + 2H^+$$

或

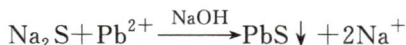

$$Na_2S + Pb^{2+} \xrightarrow{NaOH} PbS\downarrow + 2Na^+$$

### 👥 课堂互动

反应试剂为什么不用 $H_2S$ 代替硫代乙酰胺呢？

## 二、方法

由于药物性质、重金属的杂质限量以及重金属杂质在药物中的存在状态等因素的不同，《中国药典》（2020 年版）规定的重金属检查法包括以下三种。

### （一）第一法

适用于无须有机破坏，在酸性条件下可以溶解的药物中的重金属检查。

除另有规定外，取 25mL 纳氏比色管三支，甲管中加标准铅溶液一定量与醋酸盐缓冲液（pH 3.5）2mL 后，加水或各品种项下规定的溶剂稀释成 25mL，乙管中加入按各品种项下规定的方法制成的供试品溶液 25mL，丙管中加入与乙管相同重量的供试品，加配制供试品溶液的溶剂适量使溶解，再加与甲管相同量的标准铅溶液与醋酸盐缓冲液（pH 3.5）2mL 后，用溶剂稀释成 25mL；若供试品溶液带颜色，可在甲管中滴加少量的稀焦糖溶液或其他无干扰的有色溶液，使之与乙管、丙管一致；再在甲、乙、丙三管中分别加硫代乙酰胺试液各 2mL，摇匀，放置 2 分钟，同置白纸上，自上向下透视，当丙管中显出的颜色不浅于甲管时，乙管中显示的颜色与甲管比较，不得更深。如丙管中显出的颜色浅于甲管，应取样按第二法重新检查。

### （二）第二法

适用于在水中难溶，或能与重金属离子反应生成配位化合物而影响重金属检查的有机药物。

除另有规定外，当需改用第二法检查时，取各品种项下规定量的供试品，按炽灼残渣检查法（通则 0841）进行炽灼处理，然后取遗留的残渣；或直接取炽灼残渣项下遗留的残渣；如供试品为溶液，则取各品种项下规定量的溶液，蒸发至干，再按上述方法处理后取遗留的残渣；加硝酸 0.5mL，蒸干，至氧化氮蒸气除尽后（或取供试品一定量，缓缓炽灼至完全炭化，放冷，加硫酸 0.5～1mL，使恰湿润，用低温加热至硫酸除尽后，加硝酸 0.5mL，蒸干，至氧化氮蒸气除尽后，放冷，在 500～600℃炽灼使完全灰化），放冷，加盐酸 2mL，置水浴上蒸干后加水 15mL，滴加氨试液至对酚酞指示液显微粉红色，再加醋酸盐缓冲液（pH 3.5）2mL，微热溶解后，移置纳氏比色管中，加水稀释成 25mL，作为乙管；另取配制供试品溶液的试剂，置瓷皿中蒸干后，加醋酸盐缓冲液（pH 3.5）2mL 与水 15mL，微热溶解后，移置纳氏比色管中，加标准铅溶液一定量，再用水稀释成 25mL，作为甲管；再在甲、乙两管中分别加硫代乙酰胺试液各 2mL，摇匀，放置 2 分钟，同置白纸上，自上向下透视，乙管中显出的颜色与甲管比较，不得更深。

### （三）第三法

适用于溶于碱性水溶液而难溶于稀酸或在稀酸中即生成沉淀的药物的重金属杂质的检查。

除另有规定外，取供试品适量，加氢氧化钠试液 5mL 与水 20mL 溶解后，置纳氏比色管中，加硫化钠试液 5 滴，摇匀，与一定量的标准铅溶液同样处理后的颜色比较，不得更深。

药物中所含的重金属的检查方法较多，各国药典收载的检查方法也有一定的差异。对于不同的药物，应选择恰当的方法进行检测。

## 三、注意事项

① 用硝酸铅配制标准铅贮备液，并加入一定量的硝酸防止铅盐水解。标准铅溶液须于临用前取适量贮备液稀释而得，浓度为每 1mL 标准铅溶液相当于 $10\mu g$ 的 $Pb^{2+}$。本法适宜目视比色的浓度范围为 25mL 溶液中含 $10～20\mu g$ $Pb^{2+}$，相当于标准铅溶液 1～2mL。

② 第一法中，溶液的 pH 会影响金属离子与硫化氢的呈色反应，而当 pH 为 3.0～3.5 时，硫化铅沉淀较完全。若酸度继续增大，重金属离子与硫化氢呈色变浅，酸度太大时甚至不显色。所以如果供试品用强酸溶解或在处理过程中使用了强酸，则应在加入醋酸盐缓冲液进行比色前加氨水至中性。

供试品中如有微量的高铁盐存在，在弱酸性溶液中可氧化硫化氢而析出单质硫，产生浑浊，干扰检测。可分别于甲、乙、丙三支试管中加入抗坏血酸 0.5～1.0g，使 $Fe^{3+}$ 还原成

$Fe^{2+}$，再依法检查。

③ 在用第二法检查时，炽灼温度控制在 $500\sim600\,^{\circ}C$ 使完全灰化，温度太低灰化不完全，温度太高，重金属挥发损失严重，如铅在 $700\,^{\circ}C$ 经 6 小时炽灼，回收率仅 $32\%$。炽灼残渣加硝酸加热处理从而进一步使有机物破坏完全，一定要蒸干除尽氧化氮，否则亚硝酸会氧化硫代乙酰胺水解产生的硫化氢而析出单质硫，影响比色。

④ 第三法中，硫化钠试液作为显色剂对玻璃有一定的腐蚀性，而且久贮会有絮状物产生，应临用前新鲜配制。

## 四、应用

盐酸伐昔洛韦中重金属检查：取炽灼残渣项下遗留的残渣，依法检查（通则 0821 第二法），含重金属不得超过百万分之二十。

### 练习测试 >>>

**A 型题（最佳选择题） 每题只有一个最佳答案**

1. 重金属检查中，使用硫代乙酰胺试液的作用是（ ）。

A. 稳定剂  B. 显色剂  C. 掩蔽剂  D. pH 调整剂  E. 添加剂

2. 检查重金属时，若供试品有颜色干扰检查，处理的方法应为（ ）。

A. 内消色法

B. 在对照管未加入硫代乙酰胺试液前，先滴加稀焦糖溶液或其他无干扰的有色溶液，调至和供试品溶液颜色一致

C. 炽灼破坏

D. 改变检查方法

E. 有机破坏

3.《中国药典》（2020 年版）收载的重金属检查法有（ ）。

A. 一种  B. 二种  C. 三种  D. 四种  E. 五种

## 第六节 砷盐检查法

砷盐多由药物生产过程所使用的无机试剂以及搪瓷反应容器引入。砷盐为毒性杂质。砷盐和重金属一样，在多种药物中要求检查。《中国药典》（2020 年版）规定采用第一法和第二法检查药物中微量的砷盐。

## 一、原理

### （一）第一法（古蔡氏法）

该法检查药物中微量砷盐的原理是利用金属锌与酸作用生成新生态氢，与药物中微量砷

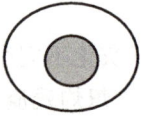

**图 3-1 砷斑**

盐作用生成具有挥发性的砷化氢气体，遇溴化汞试纸，产生黄色至棕色的砷斑，如图 3-1，与相同条件下一定量标准砷溶液所生成的砷斑比较，以判定药物中砷盐的含量。其反应方程式如下：

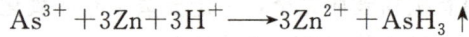

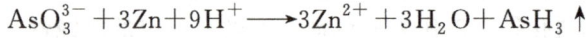

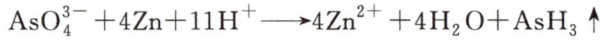

$$As^{3+}+3Zn+3H^+ \longrightarrow 3Zn^{2+}+AsH_3 \uparrow$$

$$AsO_3^{3-}+3Zn+9H^+ \longrightarrow 3Zn^{2+}+3H_2O+AsH_3 \uparrow$$

$$AsO_4^{3-}+4Zn+11H^+ \longrightarrow 4Zn^{2+}+4H_2O+AsH_3 \uparrow$$

砷化氢与溴化汞试纸作用：

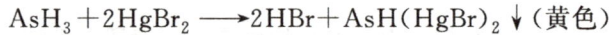

$$AsH_3+2HgBr_2 \longrightarrow 2HBr+AsH(HgBr)_2 \downarrow （黄色）$$

### （二）第二法（二乙基二硫代氨基甲酸银法）

本法的检查原理是先按照第一法利用金属锌与酸反应生成新生态氢，与微量砷盐作用生成具挥发性的砷化氢气体后，再与二乙基二硫代氨基甲酸银试液（Ag-DDC）作用，二乙基二硫代氨基甲酸银中的银被砷化氢还原，生成红色的胶态银，与同一条件下一定量的标准砷溶液所制成的对照液进行目视比色或在 510nm 波长处测定吸光度，以判定所含砷盐的限度或测定含量。

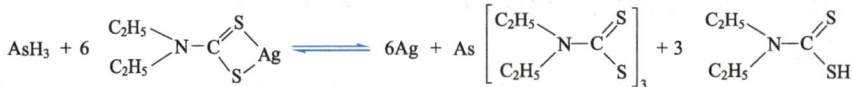

## 二、方法

### 1. 古蔡氏法

装置见图 3-2。

测试时，于导气管 C 中装入醋酸铅棉花 60mg（装管高度为 60～80mm），再于旋塞 D 的顶端平面上放一片溴化汞试纸（试纸大小以能覆盖孔径而不露出平面外为宜），盖上旋塞盖 E 并旋紧，即得。

标准砷斑的制备：精密量取标准砷溶液 2mL，置检砷瓶（A 瓶）中，加盐酸 5mL 与水 21mL，再加碘化钾试液 5mL 与酸性氯化亚锡试液 5 滴，在室温放置 10 分钟后，加锌粒 2g，立即将装妥的导气管 C 密塞于 A 瓶上，并将 A 瓶置 25～40℃的水浴中，反应 45 分钟，取出溴化汞试纸，即得。

供试品检查：取按各药品品种项下规定方法制成的供试液，置 A 瓶中，照标准砷斑的制备，自"再加碘化钾试液 5mL"起，依法操作，将生成的砷斑与标准砷斑比较，颜色不得更深。

### 2. 二乙基二硫代氨基甲酸银法（Ag-DDC 法）

装置见图 3-3。

单位：mm

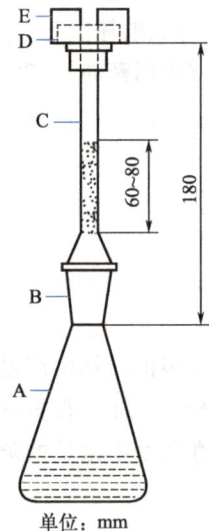

**图 3-2 古蔡氏法检砷装置**

A—标准磨口锥形瓶；B—中空的标准磨口塞；C—导气管；D、E—具孔的有机玻璃旋塞

取照各品种项下规定方法制成的供试品溶液，置 A 瓶中，照标准砷对照液的制备，自"再加碘化钾试液 5mL"起，依法操作。将所得溶液与标准砷对照液同置白色背景上，从 D 管上方向下观察、比较，所得溶液的颜色不得比标准砷对照液更深。必要时，可将所得溶液转移至 1cm 吸收池中，照紫外-可见分光光度法（通则 0401）在 510nm 波长处以二乙基二硫代氨基甲酸银试液作空白，测定吸光度，与标准砷对照液按同法测得的吸光度比较，即得。

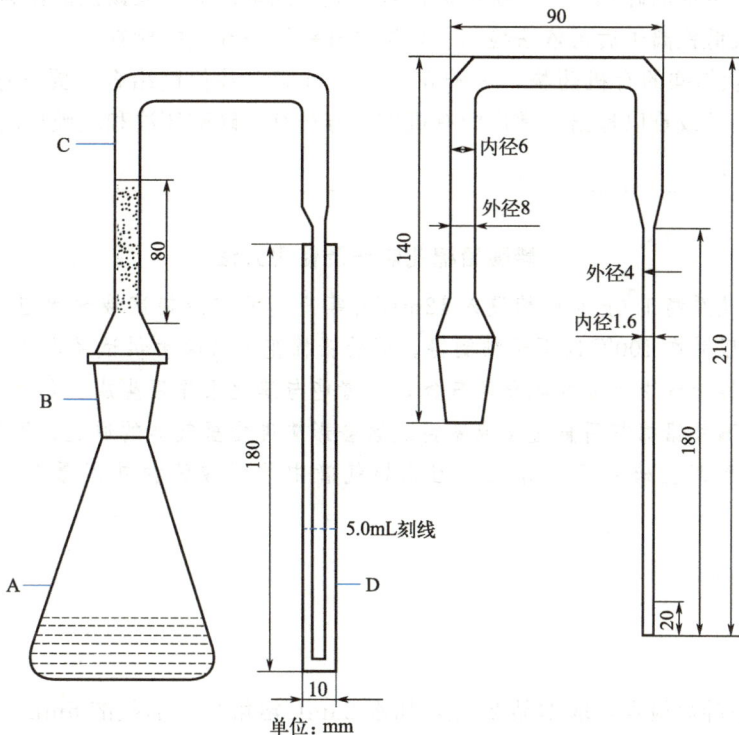

【动画】
砷盐的检查

**图 3-3　二乙基二硫代氨基甲酸银法检砷装置**
A—标准磨口锥形瓶；B—中空的标准磨口塞；C—导气管；D—平底玻璃管

## 三、注意事项

① 碘化钾及氯化亚锡的主要作用之一是将五价砷还原成为三价砷。因为五价砷在酸性溶液中被金属锌还原为砷化氢的速度比三价砷慢，在反应液中加入碘化钾及氯化亚锡，可以使供试品中可能存在的 $As^{5+}$ 还原成 $As^{3+}$，然后再与金属锌反应，从而加快了反应速率。同时，碘化钾被五价砷氧化生成的碘又可被氯化亚锡还原为碘离子，而新生成的碘离子又可与反应中产生的锌离子形成稳定的配离子，有利于砷化氢源源不断地生成。

氯化亚锡与碘化钾的另一个作用是能抑制锑化氢的生成，因为锑化氢也能与溴化汞试纸反应生成锑斑。在实验条件下，100μg 锑存在也不致干扰测定。氯化亚锡还能催化锌与盐酸反应，即单纯的锌与盐酸作用较慢，而当加入氯化亚锡时，锌可以置换出锡沉积在锌的表面，形成锌锡齐，从而加快了锌与盐酸的反应速率，使氢气连续而均匀地产生。

② 供试品和锌粒中可能含有少量的硫化物，在酸性溶液中产生硫化氢气体，与溴化汞

作用生成硫化汞色斑，干扰试验，故须在检砷器的导管中装入醋酸铅棉花以吸收硫化氢，除去干扰。

③ 砷斑不够稳定，在反应中应保持干燥及避光，并立即与标准砷斑比较。

④ 供试品若为亚硫酸盐、硫代硫酸盐等或为含锑、磷的药物，因在酸性下可生成二氧化硫或反应生成锑化氢、磷化氢等而有干扰，故应先处理后再检查，或改用其他方法检查。

⑤ 供试品若为铁盐，能与碘化钾、氯化亚锡等还原剂反应而消耗还原剂，影响测定条件，并能氧化新生成的砷化氢，干扰砷斑检查，应先加酸性氯化亚锡试液作为还原剂，与高铁离子反应生成低铁离子后再依法检测。如枸橼酸铁铵中砷盐的检查。

⑥ 多数环状结构的有机药物，因砷在分子中可能以共价键结合，要先进行有机破坏，否则检出结果偏低或难以检出。常用的有机破坏方法有：碱破坏法和酸破坏法。

📖 拓展链接

### 醋酸铅棉花制作及使用方法

醋酸铅棉花系指 1.0g 脱脂棉浸入 12mL 由等比例的醋酸铅试液和水组成的混合溶液中，经湿透挤压并在 100℃ 以下干燥制得。醋酸铅棉花用来除去供试品及锌粒中可能存在的硫化物在酸性溶液中生成的硫化氢气体，后者能与溴化汞作用生成硫化汞的色斑，影响测定结果。但醋酸铅棉花用量过多或塞得过紧会影响砷化氢气体的通过，用量过少或添塞稀疏，无法起到阻挡硫化氢的作用，因此导气管中的醋酸铅棉花用量与填装应按药典规定。

## 四、应用

枸橼酸钠中砷盐检查：取本品 2.0g，加水 23mL 溶解后，加盐酸 5mL，依法检查（通则 0822 第一法），应符合规定（0.0001％）。

✎ 练习测试 >>>

**A 型题（最佳选择题） 每题只有一个最佳答案**

1. 砷盐的检查第二法又称为（ ）。

A. 一乙基二硫代氨基乙酸银法      B. 二乙基二硫代氨基甲酸银法

C. 二甲基二硫代氨基甲酸银法      D. 二乙基二硫代氨基丙酸银法

E. 一乙基二硫代氨基丙酸银法

2. 古蔡氏法检查砷盐的装置中，导管中装入醋酸铅棉花的作用是（ ）。

A. 消除硫化物生成硫化氢的干扰      B. 过滤砷化氢气体

C. 防止反应液上升      D. 纯化反应产物

E. 消除溴化物生成溴化氢的干扰

3. 古蔡氏法检查砷盐时，和溴化汞试纸生成砷斑的化合物是（ ）。

A. $HgBr_2$     B. $SnCl_2$     C. KI     D. $AsH_3$     E. HCl

# 第七节　干燥失重测定法

## 一、原理

干燥失重系指药品在规定条件下，经干燥恒重后所减失重量，以百分率表示。减失的重量主要是水、结晶水及其他挥发性物质（如乙醇等）。由减失的重量和取样量计算供试品的干燥失重。

## 二、方法

取供试品，混合均匀（如为较大的结晶，应先迅速捣碎使成 2mm 以下的小粒），取约 1g 或各品种项下规定的重量，置与供试品相同条件下干燥至恒重的扁形称量瓶中，精密称定，除另有规定外，在 105℃ 干燥至恒重。由减失的重量和取样量计算供试品的干燥失重。

## 三、注意事项

① 供试品干燥时，应平铺在扁形称量瓶中，厚度不可超过 5mm，如为疏松物质，厚度不可超过 10mm。放入烘箱或干燥器进行干燥时，应将瓶盖取下，置称量瓶旁，或将瓶盖半开进行干燥；取出时，须将称量瓶盖好。置烘箱内干燥的供试品，应在干燥后取出置干燥器中放冷，然后称定重量。

② 供试品如未达规定的干燥温度即融化时，除另有规定外，应先将供试品在低于熔化温度 5~10℃ 的温度下干燥至大部分水分除去后，再按规定条件干燥。生物制品应先将供试品于较低的温度下干燥至大部分水分除去后，再按规定条件干燥。

③ 当用减压干燥器（通常为室温）或恒温减压干燥器（温度应按各品种项下的规定设置。生物制品除另有规定外，温度为 60℃）时，除另有规定外，压力应在 2.67kPa（20mmHg）以下。干燥器中常用的干燥剂为五氧化二磷、无水氯化钙或硅胶；恒温减压干燥器中常用的干燥剂为五氧化二磷。应及时更换干燥剂，使其保持在有效状态。

## 四、应用

劳拉西泮干燥失重检查：取本品，在 105℃ 减压干燥至恒重，减失重量不得超过 0.5%（通则 0831）。

## 练习测试 >>>

**一、A 型题（最佳选择题）　每题只有一个最佳答案**

对热稳定的药物干燥失重采用（　　）。

A. 常温常压恒温干燥法　　　B. 干燥剂干燥法　　　C. 减压恒温干燥法

D. 红外快速干燥法　　　　　E. 低温真空干燥法

## 二、X 型题 （多项选择题） 每题有两个或两个以上的备选答案

1. 干燥失重检查的方法有 （ ）。

A. 常压恒温干燥法　　　　B. 干燥剂干燥法　　　　C. 减压干燥法

D. 炽灼残渣法　　　　　　E. 低温真空干燥法

2. 干燥失重测定中应注意 （ ）。

A. 供试品平铺于称量瓶中的厚度一般不超过 5mm

B. 干燥温度一般为 105℃

C. 可用干燥剂进行干燥

D. 主要测定其中的水分和挥发性物质

E. 干燥器中常用的干燥剂均可重复利用，经济实惠

# 第八节　水分测定法

药物中水分包括结晶水和吸附水，可使药物发生水解、霉变等，《中国药典》（2020 年版）收载了费休氏法、甲苯法、烘干法、减压干燥法、气相色谱法共五种方法测定药物中的水分。本节只介绍费休氏法，该法也叫卡尔费休水分滴定法。其特点是操作简便，专属性强、准确度高，适用于受热易破坏的药物。

## 一、原理

费休氏水分测定，是非水溶液中的氧化还原滴定，采用的标准滴定液称费休氏试液，是由碘、二氧化硫、吡啶和甲醇按一定比例组成。测定原理是利用碘氧化二氧化硫为三氧化硫时，需要一定量的水分参加反应。

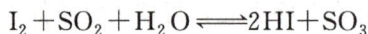

$$I_2 + SO_2 + H_2O \Longrightarrow 2HI + SO_3$$

上述反应是可逆的，为了使反应向右进行完全，加入无水吡啶能定量地吸收 HI 和 $SO_3$，生成氢碘酸吡啶 （$C_2H_5N \cdot HI$） 和硫酸酐吡啶 （$C_2H_5N \cdot SO_3$）。

但生成的硫酸酐吡啶不够稳定，加入无水甲醇可使其转变成稳定的甲基硫酸氢吡啶 （$C_5H_5N \cdot HSO_4CH_3$）

$$C_5H_5N \cdot SO_3 + CH_3OH \longrightarrow C_5H_5N \cdot HSO_4CH_3$$

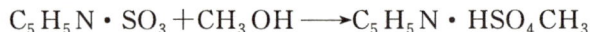

滴定的总反应为：

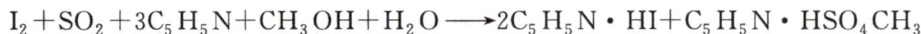

$$I_2 + SO_2 + 3C_5H_5N + CH_3OH + H_2O \longrightarrow 2C_5H_5N \cdot HI + C_5H_5N \cdot HSO_4CH_3$$

滴定反应指示滴定终点的方法有两种：

① 自身指示剂法。即利用碘的颜色指示终点，终点前溶液呈浅黄色，终点时为红棕色（微过量的费休氏试液中的碘的颜色）。

② 永停滴定法。按永停滴定法操作，终点时电流计指针突然偏转，并持续数分钟不退回。该法灵敏、准确，尤其适用于有颜色溶液的测定。

## 二、方法

《中国药典》（2020 年版）采用水分测定仪直接标定费休氏试液，或取干燥的具塞锥形

瓶，精密加入纯化水 10～30mg，除另有规定外，加入无水甲醇适量，在避免空气中水分侵入的条件下，用费休氏试液滴至溶液由浅黄变为红棕色，或用永停滴定法指示终点；另做空白试验，按下式计算费休氏试液的滴定度：

$$F=\frac{W}{A-B}$$

式中，$F$ 为滴定度（每 1mL 费休氏试液相当于水的质量），mg；$W$ 为纯化水的重量，mg；$A$ 为滴定所消耗费休氏试液体积，mL；$B$ 为空白所消耗费休氏试液体积，mL。

供试品的测定：精密称取供试品适量（消耗费休氏试液 1～5mL），置干燥具塞锥形瓶中，加溶剂适量，在不断振摇（或搅拌）下用费休氏试液滴定至溶液由浅黄色变为红棕色；另做空白试验，按下式计算：

$$供试品中水分含量（\%）=\frac{(A-B)\times F}{W}$$

式中，$A$ 为供试品所消耗费休氏试液的体积，mL；$B$ 为空白所消耗费休氏试液体积，mL；$W$ 为供试品的质量，mg。

### 三、注意事项

① 测定供试品中水分时可根据费休氏试液的 $F$ 值及供试品的含水限量来确定供试品的取样量，供试品的取样量一般以消耗费休氏试液 1～5mL 为宜，费休氏试液的 $F$ 值在 4.0mg/mL 左右为宜，$F$ 值降低至 3.0mg/mL 以下时，滴定终点不敏锐，不宜再用。整个操作应迅速，且不宜在阴雨或空气湿度太大时进行。

② 费休氏法不适用于测定氧化剂、还原剂以及能与试液生成水的药物。一些羰基化合物如活泼的醛酮可与试剂中的甲醇作用，生成缩醛和水，也会干扰测定。

🌸 **实例解析**

**氨苄西林钠水分测定**

精密称取本品 0.7823g，置于干燥具塞玻瓶中，加无水甲醇 5mL 充分振摇后，用费休氏试液滴至溶液由浅黄色变为红棕色，消耗费休氏试液 2.36mL；另取无水甲醇 5mL，同法测定，消耗费休氏试液 0.14mL，求氨苄西林钠的含水量（已知每 1mL 费休氏试液相当于 3.65mg 的水）。

解析：

$$供试品中水分含量（\%）=\frac{(A-B)\times F}{W}=\frac{(2.36-0.14)\times 3.65}{0.7823\times 1000}=1.04\%$$

### 四、应用

阿奇霉素中水分检查：取本品适量，照水分测定法（通则 0832）测定，含水分不得过 5.0%。

**X 型题（多项选择题） 有两个或两个以上的备选答案**

组成费休氏试液的试剂有（    ）。
A. 碘           B. 水           C. 二氧化硫           D. 吡啶           E. 甲醇

# 第九节 溶液颜色检查法

## 一、原理

本法系将药物溶液的颜色与规定的标准比色液比较，或在规定的波长处测定其吸光度。

《中国药典》（2020 年版）收载了三种检查方法，分别是第一法、第二法及第三法（色差计法）。

## 二、方法

### 1. 第一法

除另有规定外，取各品种项下规定量的供试品，加水溶解，置于 25mL 的纳氏比色管中，加水稀释至 10mL。另取规定色调和色号的标准比色液 10mL，置于另一 25mL 纳氏比色管中，两管同置白色背景上，自上向下透视，或同置白色背景前，平视观察，供试品管呈现的颜色与对照管比较，不得更深。如供试品管呈现的颜色与对照管的颜色深浅非常接近或色调不完全一致，使目视观察无法辨别两者的深浅时，应改用第三法（色差计法）测定，并将其测定结果作为判定依据。

各种色调标准贮备液的配制，按表 3-1 精密量取比色用氯化钴液、比色用重铬酸钾液、比色用硫酸铜液与水，混合摇匀，即得。

表 3-1　各种色调标准贮备液的配制

| 色调 | 比色用氯化钴液/mL | 比色用重铬酸钾液/mL | 比色用硫酸铜液/mL | 水/mL |
| --- | --- | --- | --- | --- |
| 绿黄色 | — | 27 | 15 | 58 |
| 黄绿色 | 1.2 | 22.8 | 7.2 | 68.8 |
| 黄色 | 4.0 | 23.3 | 0 | 72.7 |
| 橙黄色 | 10.6 | 19.0 | 4.0 | 66.4 |
| 橙红色 | 12.0 | 20.0 | 0 | 68.0 |
| 棕红色 | 22.5 | 12.5 | 20.0 | 45.0 |

各种色调色号标准比色液的配制按表 3-2 精密量取各色调标准贮备液与水，混合摇匀，即得。

表 3-2　各种色调色号标准比色液的配制

| 色号 | 0.5 | 1 | 2 | 3 | 4 | 5 | 6 | 7 | 8 | 9 | 10 |
|---|---|---|---|---|---|---|---|---|---|---|---|
| 贮备液/mL | 0.25 | 0.5 | 1.0 | 1.5 | 2.0 | 2.5 | 3.0 | 4.5 | 6.0 | 7.5 | 10.0 |
| 加水量/mL | 9.75 | 9.5 | 9.0 | 8.5 | 8.0 | 7.5 | 7.0 | 5.5 | 4.0 | 2.5 | 0 |

**2. 第二法**

除另有规定外，取各供试品项下规定量的供试品，加水溶解并使成 10mL，必要时滤过，滤液照紫外-可见分光光度法（通则 0401）于规定波长处测定，吸光度不得超过规定值。

**3. 第三法（色差计法）**

本法是使用具备透射测量功能的测色色差计直接测定溶液的透射三刺激值，对其颜色进行定量表述和分析的方法。当目视比色法较难判定供试品与标准比色液之间的差异时，应采用本法进行测定与判断。

供试品溶液与标准比色液之间的颜色差异，可以通过分别比较它们与水之间的色差值来测定，也可以通过直接比较它们之间的色差值来测定。

## 三、注意事项

① 所用纳氏比色管均应洁净、干燥，洗涤时不能用刷子，应用铬酸洗液浸泡，然后冲洗，避免表面粗糙。

② 如果供试管中的颜色与对照管中溶液颜色相近，应将比色管互换位置后再进行观察。

③ 检查时光线应明亮。

## 四、应用

乳果糖口服溶液的颜色检查：取本品，照紫外-可见分光光度法（通则 0401），以水为空白，在 420nm 的波长处测定吸光度，不得过 0.5。

### ➡ 思想加油站

#### "两个必不敢"和"戒欺"的故事

同仁堂：炮制虽繁必不敢省人工，品味虽贵必不敢减物力。始见于 1706 年同仁堂药店创始人乐凤鸣编写的《同仁堂药目叙》，是同仁堂人恪守至今的古训。"两个必不敢"体现的是以诚信精神为基础的企业质量观。

庆余堂：凡百贸易均着不得欺字，药业关系性命，尤为万不可欺。1874 年创始人胡雪岩提出的"戒欺"理念，涵盖企业发展方方面面，寄托了胡庆人的职业道德和对药品质量的执着追求。

### ✎ 练习测试 >>>

**A 型题（最佳选择题） 只有一个最佳答案**

检查药物中的有色杂质，应用（　　）。

A. 紫外-可见分光光度法　　　B. 残留溶剂检查法　　　C. 易炭化物检查

D. 炽灼残渣检查　　　　　　　E. 溶液澄清度检查

# 第四章

# 药物生物检测技术

❖ **知识目标**

    1. 掌握无菌检查法的原理、操作方法及常规技术要求。

    2. 熟悉微生物限度检查法的原理、操作方法及常规技术要求。

    3. 了解热原检查法和细菌内毒素检查。

❖ **能力目标**

    1. 能够根据药典要求对无菌检查法进行操作及结果判定。

    2. 能够根据药典要求对微生物限度检查法进行操作及结果判定。

❖ **素质目标**

    树立安全用药意识。弘扬追求完美、勇于创新的工匠精神。

## 【思维导图】

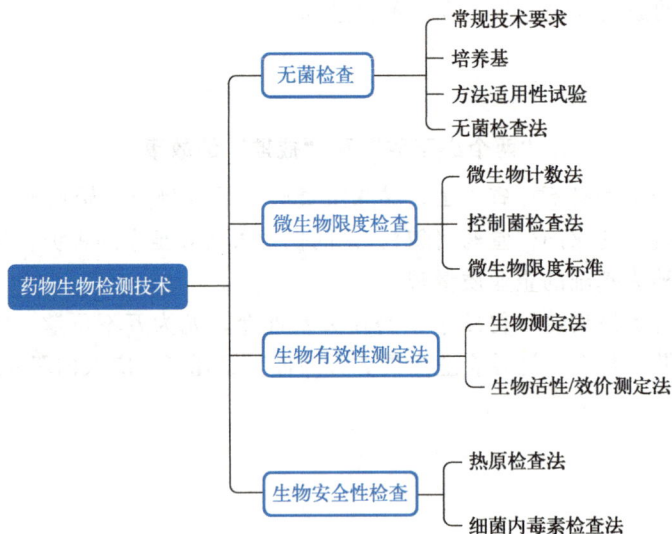

2017 年 9 月，经药品检验所对标示为××××生物制药有限公司生产的批号为 161001、161003、161004、161103、161201 的清喉咽合剂进行检验，发现以上批次药品的微生物限度检查不合格。

问题：1. 微生物限度检查属于哪类分析方法？

2. 如何完成药物的微生物限度检查？

活菌进入人体内会导致剧烈的反应，引起并发症，甚至危及生命。在药品制备或加工过程中，受药物性质的限制，有时不能进行可靠的高压、热压灭菌处理，而采取间歇灭菌、除菌过滤以及无菌操作法等技术，因此必须对制剂中的微生物存在情况进行严格的检定。药典规定，法定无菌制剂需做无菌检查，非无菌产品则需进行微生物限度检查及控制菌检查。

# 第一节　无菌检查

药典规定凡是直接进入人体血液循环系统、皮下组织、肌肉或者作用于烧（烫）伤、溃疡等部位的药品或要求无菌的材料，必须进行无菌检查。需进行无菌检查的制剂包括各种注射剂、眼用及外伤用制剂、植入剂、可吸收的止血剂等。

无菌检查法系用于检查药典要求无菌的药品、生物制品、医疗器具、原料、辅料及其他品种是否无菌的一种方法，可用于判断供试品是否被微生物污染。若供试品符合无菌检查法的规定，仅表明了供试品在该检验条件下未发现微生物污染。

常用的无菌检查方法是将药品或材料，在严格的无菌操作条件下，接种于适合各种微生物生长的不同培养基中，置于不同的适宜温度下培养一定的时间，逐日观察微生物的生长情况，并结合阳性和阴性对照试验的结果，判断供试品是否染菌。

## 一、常规技术要求

① 应在环境洁净度 10000 级以下的局部洁净度 100 级单向流空气区域内或隔离系统中进行检查。

② 全过程应严格遵守无菌操作，防止微生物污染。

③ 单向流空气区、工作台面及环境应定期按医药工业洁净室（区）悬浮粒子、浮游菌和沉降菌的测试方法的现行国家标准进行洁净度验证。

## 二、培养基

无菌检查需按照药典规定选择适合需氧菌、厌氧菌或真菌生长的培养基，按规定处方（亦可使用商品脱水培养基）制备及灭菌，配制好的培养基应置于无菌密闭容器中，于 2～25℃ 避光保存，试验前需做适用性检查。

【动画】
高压蒸汽灭菌

### （一）培养基的种类

《中国药典》（2020年版）无菌检查法规定的培养基有8种：硫乙醇酸盐流体培养基、胰酪大豆胨液体培养基、中和或灭活用培养基、0.5%葡萄糖肉汤培养基（用于硫酸链霉素等抗生素的无菌检查）、胰酪大豆胨琼脂培养基、沙氏葡萄糖液体培养基、沙氏葡萄糖琼脂培养基、马铃薯葡萄糖琼脂培养基（PDA）。硫乙醇酸盐流体培养基主要用于厌氧菌的培养，也可用于需氧菌的培养；胰酪大豆胨液体培养基用于真菌和需氧菌的培养。

### （二）培养基的适用性检查

无菌检查用的硫乙醇酸盐流体培养基和胰酪大豆胨液体培养基等应符合培养基的无菌性检查及灵敏度检查的要求。本检查可在供试品的无菌检查前或与供试品的无菌检查同时进行。

（1）无菌性检查　每批培养基随机取不少于5支（瓶），置各培养基规定的温度培养14天，应无菌生长。

（2）灵敏度检查　用以证明在做药物的无菌检查时，所加的菌种能够在培养基中生长良好。

适用性检查的菌种有金黄色葡萄球菌、铜绿假单胞菌、枯草芽孢杆菌、生孢梭菌、白色念珠菌和黑曲霉。

【动画】
培养基的配制

【动画】
倒培养皿(平板)

## 三、方法适用性试验

在进行产品无菌检查时，应进行方法适用性试验，以确认所采用的方法适合于该产品的无菌检查，即需要先排除供试品是否具有抑细菌和抑真菌作用，避免假阴性结果。方法适用性试验按"供试品的无菌检查"的规定及要求进行操作，对每一试验菌应逐一进行方法确认。操作方法包括薄膜过滤法和直接接种法。方法适用性试验也可与供试品的无菌检查同时进行。

## 四、无菌检查法

**1. 检验数量及检验量**

检验数量是指一次试验所用供试品最小包装容器的数量。检验量是指供试品每个最小包装接种至每份培养基的最小量。《中国药典》（2020年版）列出"批出厂产品及生物制品的原液和半成品最少检验数量表""上市抽验样品的最少检验数量表"和"供试品的最少检验量表"，可按表中的规定取量检验。

【动画】
实验仪器准备

**2. 对照试验**

供试品在做无菌检查的同时还需做对照试验，包括阳性对照和阴性对照。

（1）阳性对照　应根据供试品特性选择阳性对照菌。无抑菌作用和抗革兰氏阳性菌为主的供试品，以金黄色葡萄球菌为对照菌；抗革兰氏阴性菌为主的供试品，以大肠埃希菌为对照菌；抗厌氧菌的供试品，以生孢梭菌为对照菌；抗真菌的供试品，以白色念珠菌为对照菌。阳性对照管培养72小时内应生长良好。阳性对照试验用于确认试验结果是否为假阴性，也就是确证检验系统是否正常及检验过程的操作是否正确，以证明微生物确实可在应用的试

验条件下生长。

（2）阴性对照 取试验所用的相应溶剂和稀释液，同法操作，作为阴性对照。阴性对照试验用于确认试验结果是否为假阳性。也就是确认无菌试验的环境、无菌操作及试验相关材料（溶剂、表面活性剂、灭活剂、中和剂、稀释液等）的无菌性，且对微生物生长及存活无影响。阴性对照不得有菌生长。

**3. 检查方法**

无菌检查法包括薄膜过滤法和直接接种法。只要供试品性状允许，应采用薄膜过滤法。检验方法和检验条件应与适用性试验的方法相同。

（1）薄膜过滤法 适用性广，准确性强，适合于任何类型的药品，尤其适用于具有抑菌作用的供试品。该法通过滤膜过滤，将供试品中可能存在的微生物富集于滤膜上，再冲洗掉滤膜上的抑菌成分后，在薄膜过滤器滤筒内加入培养基，在所需温度下培养，观察是否有菌生长。

优先采用封闭式薄膜过滤器，也可使用一般的薄膜过滤器。滤膜孔径应不大于 $0.45\mu m$，直径约 50mm。不同类型的供试品，过滤操作的方法有所不同。《中国药典》（2020 年版）分别介绍了水溶性液体供试品、水溶性固体和半固体供试品、非水溶性供试品、可溶于十四烷酸异丙酯的膏剂和黏性油剂供试品、无菌气（喷）雾剂供试品、装有药物的注射器供试品、具有导管的医疗器具（输血、输液袋等）供试品的薄膜过滤操作方法。

（2）直接接种法 操作简便，适用于无法用薄膜过滤法进行无菌检查的供试品。该法系将规定量的供试品，分别等量接种于含硫乙醇酸盐流体培养基和胰酪大豆胨液体培养基中，按照规定温度培养 14 天，观察是否有微生物生长。

不同类型的供试品，样品的处理和接种方式也有所区别，《中国药典》（2020 年版）分别介绍了混悬液等非澄清水溶液供试品、固体供试品、非水溶性供试品、敷料供试品、肠线及缝合线等供试品、灭菌医用器具供试品、放射性药品的取样量处理及接种方法。

培养及观察：将接种供试品后的培养基容器在规定的温度下培养 14 天，逐日观察并记录是否有菌生长。如在加入供试品后或在培养过程中，培养基出现浑浊，培养 14 天后，不能从外观上判断有无微生物生长，可取该培养液不少于 1mL 转种至同种新鲜培养基中，培养不少于 4 天，观察接种的同种新鲜培养基是否再出现浑浊；或取培养液涂片，染色，镜检，判断是否有菌。

【动画】
试管斜面接种法

**4. 无菌检查结果判断**

若供试品管均澄清，或虽显浑浊但经确证无菌生长，判供试品符合规定；若供试品管中任何一管显浑浊并确证有菌生长，判供试品不符合规定，除非能充分证明试验结果无效，即生长的微生物非供试品所含。只有符合下列至少一个条件时方可认为试验无效：

① 无菌检查试验所用的设备及环境的微生物监控结果不符合无菌检查法的要求。

② 回顾无菌试验过程，发现可能有引起微生物污染的因素。

③ 在阴性对照中观察到微生物生长。

④ 供试品管中生长的微生物经鉴定后，确证是因无菌试验中所使用的物品和（或）无菌操作技术不当引起的。

【动画】
涂片固定干燥

试验若经评估确认无效后，应重试。重试时，重新取同量供试品，依法检查，若无菌生长，判供试品符合规定；若有菌生长，判供试品不符合规定。

### 练习测试 >>>

**A 型题（最佳选择题）　每题只有一个最佳答案**

1. 药品监督管理部门对药典要求无菌的药品、生物制品、医疗器具、原料、辅料及其他品种产品进行质量监督，判断供试品是否被微生物污染的检查项目是（　　）。

   A. 无菌检查　　　　　　　B. 微生物限度检查法　　　C. 控制菌检查

   D. 内毒素检查　　　　　　E. 灵敏度检查

2. 药品生物检测常用技术方法收载于《中国药典》（2020 年版）第（　　）部。

   A. 一　　　　　B. 二　　　　　C. 三　　　　　D. 四　　　　　E. 五

## 第二节　微生物限度检查

药品中的微生物数量，对判断药品被污染的程度有重要作用。细菌数越多，表明药品受到致病菌污染的可能性越大，安全性越差。多数中西药剂型属非密封品，不能做到绝对无菌，因此微生物限度成为非规定灭菌制剂保证药品质量的重要检查内容，也是综合评价药品生产各环节卫生状况的一个依据。

《中国药典》（2020 年版）四部（通则 1100）生物检查法项下收载有微生物限度检查法，以检查非规定灭菌制剂及其原料、辅料受到微生物污染程度。照非无菌产品微生物限度检查：微生物计数法（通则 1105）、控制菌检查法（通则 1106）及非无菌药品微生物限度标准（通则 1107），应符合规定。

《中国药典》（2020 年版）四部制剂通则中，除注射剂外，其他制剂均需做微生物限度检查，包括片剂、胶囊剂、颗粒剂、鼻用制剂、栓剂、丸剂、软膏剂、乳膏剂、糊剂、吸入制剂、喷雾剂、气雾剂、凝胶剂、散剂、糖浆剂、搽剂、涂剂、涂膜剂、酊剂、贴剂、贴膏剂、口服溶液剂、口服混悬剂、口服乳剂、植入剂、耳用制剂、洗剂、冲洗剂、灌肠剂、合剂、锭剂、煎膏剂（膏滋）、胶剂、酒剂、膏药、露剂、茶剂、流浸膏剂与浸膏剂。

### 一、微生物计数法

微生物计数法系用于能在有氧条件下生长的嗜温细菌和真菌的计数，用于检查非无菌制剂及其原、辅料等是否符合相应的微生物限度标准。

#### （一）计数方法

计数方法包括平皿法、薄膜过滤法和最可能数法（MPN 法）。MPN 法用于微生物计数时精确度较差，但对于某些微生物污染量很小的供试品，MPN 法可能是更适合的方法。供试品检查时，应根据供试品理化特性和微生物限度标准等因素选择计数方法，检测的样品量应能保证所获得的试验结果能够判断供试品是否符合规定。所选方法的适用性须经确认。

### （二）计数培养基适用性检查和供试品计数方法适用性试验

供试品微生物计数中所使用的培养基应进行适用性检查。供试品的微生物计数方法应进行方法适用性试验，以确认所采用的方法适合于该产品的微生物计数。为确认试验条件是否符合要求，应进行阴性对照试验，阴性对照试验应无菌生长。如阴性对照有菌生长，应进行偏差调查。

（1）试验用菌株　包括金黄色葡萄球菌、铜绿假单胞菌、枯草芽孢杆菌、白色念珠菌、黑曲霉。

（2）培养基适用性检查　微生物计数用的成品培养基、由脱水培养基或按处方配制的培养基均应进行培养基适用性检查。用于需氧菌总数计数时，采用胰酪大豆胨琼脂培养基或胰酪大豆胨液体培养基。白色念珠菌、黑曲霉用于霉菌和酵母菌总数计数时，采用沙氏葡萄糖琼脂培养基。

试验时，将不大于100cfu的菌液接种于规定的胰酪大豆胨液体培养基管或胰酪大豆胨琼脂培养基平板或沙氏葡萄糖琼脂培养基平板，在各菌株的规定条件下培养，每一试验菌株平行制备2管或2个平板。同时，用相应的对照培养基替代被检培养基进行上述试验。被检固体培养基上的菌落平均数与对照培养基上的菌落平均数的比值应在0.5～2范围内，且菌落形态大小应与对照培养基上的菌落一致；被检液体培养基管与对照培养基管比较，试验菌应生长良好。

（3）计数方法适用性试验　根据供试品的理化特性与生物学特性，采取适宜的方法制备供试液。《中国药典》（2020年版）提供了水溶性供试品、水不溶性非油脂类供试品、油脂类供试品、需用特殊方法制备供试液的供试品（膜剂供试品、肠溶及结肠溶制剂供试品、气雾剂、贴剂和贴膏剂供试品）的供试液制备方法。试验时应采用适宜的中和剂或灭活方法，去除或灭活供试品中常见干扰物的抑菌活性。

试验方法按照"微生物回收"规定的方法（平皿法、薄膜过滤法或MPN法）进行微生物计数。

### （三）供试品检查

（1）检验量　即一次试验所用的供试品量（g、mL或cm$^2$）。一般应随机抽取不少于2个最小包装的供试品，混合，取规定量供试品进行检验。除另有规定外，一般供试品的检验量为10g或10mL；膜剂、贴剂和贴膏剂为100cm$^2$；贵重药品、微量包装药品的检验量可以酌减。检验时，应从2个以上最小包装单位中抽取供试品，大蜜丸还不得少于4丸，膜剂、贴剂和贴膏剂还不得少于4片。

（2）阴性对照试验　以稀释液代替供试液进行阴性对照试验，阴性对照试验应无菌生长，如果阴性对照有菌生长，应进行偏差调查。

（3）供试品的检查　按计数方法适用性试验确认的计数方法进行供试品中需氧菌总数、霉菌和酵母总数的测定。胰酪大豆胨琼脂培养基或胰酪大豆胨液体培养基用于测定需氧菌总数；沙氏葡萄糖琼脂培养基用于测定霉菌和酵母菌总数。包括平皿法、薄膜过滤法和MPN法。

现详细介绍平皿法：

平皿法包括倾注法和涂布法。除另有规定外，取规定量供试品，按方法适用性试验确认的方法进行供试液制备和菌数测定，每稀释级每种培养基至少制备 2 个平板。

培养和计数：除另有规定外，胰酪大豆胨琼脂培养基平板在 30～35℃培养 3～5 天，沙氏葡萄糖琼脂培养基平板在 20～25℃培养 5～7 天，观察菌落生长情况，点计平板上生长的所有菌落数，计数并报告。菌落蔓延生长成片的平板不宜计数。点计菌落数后，计算各稀释级供试液的平均菌落数，按菌数报告规则报告菌数。若同稀释级两个平板的菌落数平均值不小于 15，则两个平板的菌落数不能相差 1 倍或以上。

菌数报告规则：需氧菌总数测定宜选取平均菌落数小于 300cfu 的稀释级，霉菌和酵母菌总数测定宜选取平均菌落数小于 100cfu 的稀释级，作为菌数报告的依据。取最高的平均菌落数，计算 1g、1mL 或 $10cm^2$ 供试品中所含的微生物数，取两位有效数字报告。如各稀释级的平板均无菌落生长，或仅最低稀释级的平板有菌落生长，但平均菌落数小于 1 时，以<1 乘以最低稀释倍数的值报告菌数。

### （四）微生物限度标准

各品种项下规定的微生物限度标准解释如下：

10cfu：可接受的最大菌数为 20；$10^2$cfu：可接受的最大菌数为 200；$10^3$cfu：可接受的最大菌数为 2000，以此类推。

若供试品的需氧菌总数、霉菌和酵母菌总数的检查结果均符合该品种项下的规定，判供试品符合规定；若其中任何一项不符合该品种项下的规定，判供试品不符合规定。

## 二、控制菌检查法

控制菌检查法系用于在规定的试验条件下，检查供试品中是否存在特定的微生物，可检查非无菌制剂及其原、辅料等是否符合相应的微生物限度标准。《中国药典》（2020 年版）控制菌检查项目包括耐胆盐革兰阴性菌、大肠埃希菌、沙门菌、铜绿假单胞菌、金黄色葡萄球菌、梭菌及白色念珠菌。

### （一）培养基适用性检查

控制菌检查用的商品化的预制培养基、由脱水培养基或按处方配制的培养基均应进行培养基的适用性检查。控制菌检查用培养基的适用性检查项目包括促生长能力、抑制能力及指示特性的检查。促生长能力检查用以保证在相应控制菌检查规定的培养温度及最短培养时间内，试验菌生长良好（液体培养基）、菌落大小、形态特征与对照菌一致（固体培养基）；抑制能力检查用以保证其他试验菌无法生长；指示特性的检查用以保证培养基上试验菌的生长情况（液体培养基）、菌落大小、形态特征（固体培养基）、指示剂反应情况等与对照培养基一致。

适用性试验：按控制菌检查法取规定量供试液及不大于 100cfu 的试验菌接入规定的培养基中；采用薄膜过滤法时，取规定量供试液，过滤，冲洗，在最后一次冲洗液中加入试验菌，过滤后，注入规定的培养基或取出滤膜接入规定的培养基中。依相应的控制菌检查方法，在规定的温度和最短时间下培养，应能检出所加试验菌相应的反应特征。

结果判断：上述试验若检出试验菌，按此供试液制备法和控制菌检查方法进行供试品检查；若未检出试验菌，应消除供试品的抑菌活性，并重新进行方法适用性试验。

## (二) 供试品检查

供试品的控制菌检查应按经方法适用性试验确认的方法进行。

阳性对照试验：阳性对照试验方法同供试品的控制菌检查，对照菌的加量应不大于100cfu。阳性对照试验应检出相应的控制菌。

阴性对照试验：以稀释剂代替供试液照相应控制菌检查法检查，阴性对照试验应无菌生长。如果阴性对照有菌生长，应进行偏差调查。

### 1. 耐胆盐革兰阴性菌

耐胆盐革兰阴性菌指在胆汁酸中可以存活并繁殖的革兰阴性菌，其囊括的细菌种类和范围包括肠杆菌科、假单胞菌属和气单胞菌属等。试验选择大肠埃希菌、铜绿假单胞菌分别作为大肠菌群、假单胞菌属的代表试验菌株。

定性试验：除另有规定外，取相当于 1g 或 1mL 供试品的预培养物接种至适宜体积（经方法适用性试验确定）肠道菌增菌液体培养基中，30～35℃培养 24～48 小时后，划线接种于紫红胆盐葡萄糖琼脂培养基平板上，30～35℃培养 18～24 小时。如果平板上无菌落生长，判供试品未检出耐胆盐革兰阴性菌。

定量试验：取相当于 0.1g、0.01g 和 0.001g（或 0.1mL、0.01mL 和 0.001mL）供试品的预培养物或其稀释液分别接种至适宜体积（经方法适用性试验确定）肠道菌增菌液体培养基中，30～35℃培养 24～48 小时。上述每一培养物分别划线接种于紫红胆盐葡萄糖琼脂培养基平板上，30～35℃培养 18～24 小时。若紫红胆盐葡萄糖琼脂培养基平板上有菌落生长，则对应培养管为阳性，否则为阴性。根据各培养管检查结果，从表 4-1 中查 1g 或 1mL 供试品中含有耐胆盐革兰阴性菌的可能菌数。

表 4-1 耐胆盐革兰阴性菌的可能菌数（$N$）

| 各供试品量的检查结果 | | | 每 1g（或 1mL）供试品中可能的菌数/cfu |
|---|---|---|---|
| 0.1g 或 0.1mL | 0.01g 或 0.01mL | 0.001g 或 0.001mL | |
| + | + | + | $N > 10^3$ |
| + | + | − | $10^2 < N < 10^3$ |
| + | − | − | $10 < N < 10^2$ |
| − | − | − | $N < 10$ |

注：1. ＋代表紫红胆盐葡萄糖琼脂平板上有菌落生长；−代表紫红胆盐葡萄糖琼脂平板上无菌落生长。

2. 若供试品量减少至 1/10（如 0.01g 或 0.01mL，0.001g 或 0.001mL，0.0001g 或 0.0001mL），则每 1g（或 1mL）供试品中可能的菌数（$N$）应相应增加 10 倍。

### 课堂互动

某药品按《中国药典》（2020 年版）四部（通则 1106）进行耐胆盐革兰阴性菌定量试验：0.1g 供试品接种培养基显阳性，0.01g 及 0.001g 供试品接种培养基显阴性。试分析该供试品 1g 可能的菌数。

### 2. 大肠埃希菌

大肠埃希菌属肠杆菌科埃希菌属，是人和温血动物肠道内的栖居菌，随粪便排出体外，是粪便污染指示菌。致病性大肠埃希菌，可引起婴幼儿、成人暴发性腹泻，化脓或败血症，口服药品必须检查大肠埃希菌。

结果判断：若麦康凯琼脂培养基平板上有菌落生长，应进行分离、纯化及适宜的鉴定试验，确证是否为大肠埃希菌；若麦康凯琼脂培养基平板上没有菌落生长，或虽有菌落生长但鉴定结果为阴性，判供试品未检出大肠埃希菌。

**3. 沙门菌**

沙门菌属肠杆菌科沙门菌属，是人畜共患的肠道病原菌，可引起伤寒、肠炎和食物中毒。《中国药典》（2020年版）规定：含脏器提取物的固体制剂、液体及半固体制剂、化学药品制剂和生物制品制剂若含有未经提取的动植物来源的成分及矿物质，不得检出沙门菌（10g或10mL）。

结果判断：若木糖赖氨酸脱氧胆酸盐琼脂培养基平板上有疑似菌落生长，且三糖铁琼脂培养基的斜面为红色、底层为黄色，或斜面为黄色、底层为黄色或黑色，应进一步进行适宜的鉴定试验，确证是否为沙门菌。如果平板上没有菌落生长，或虽有菌落生长但鉴定结果为阴性，或三糖铁琼脂培养基的斜面未见红色、底层未见黄色（或斜面黄色、底层未见黄色或黑色），判供试品未检出沙门菌。

**4. 铜绿假单胞菌**

铜绿假单胞菌是常见的化脓性感染菌，在烧伤、烫伤、眼科及其他外科疾病中常引起继发感染，且对许多抗菌药物具有天然的耐药性。《中国药典》（2020年版）规定：口腔黏膜给药制剂、齿龈给药制剂、鼻用制剂、耳用制剂、皮肤给药制剂、呼吸道吸入给药制剂、阴道及尿道给药制剂、直肠给药制剂及其他局部给药制剂，均不得检出铜绿假单胞菌。

结果判断：若溴化十六烷基三甲铵琼脂培养基平板上有菌落生长，且氧化酶试验阳性，应进一步进行适宜的鉴定试验，确证是否为铜绿假单胞菌。如果平板上没有菌落生长，或虽有菌落生长但鉴定结果为阴性，或氧化酶试验阴性，判供试品未检出铜绿假单胞菌。

**5. 金黄色葡萄球菌**

金黄色葡萄球菌是引起化脓性感染重要的病原菌，分布广泛，可产生多种毒素及酶，引起局部及全身化脓性炎症，严重时可导致败血症和脓毒血症。《中国药典》（2020年版）规定：口腔黏膜给药制剂、齿龈给药制剂、鼻用制剂、耳用制剂、皮肤给药制剂、呼吸道吸入给药制剂、阴道及尿道给药制剂、直肠给药制剂及其他局部给药制剂，均不得检出金黄色葡萄球菌。

结果判断：若甘露醇氯化钠琼脂培养基平板上有黄色菌落或外周有黄色环的白色菌落生长，应进行分离、纯化及适宜的鉴定试验，确证是否为金黄色葡萄球菌；若平板上没有与上述形态特征相符或疑似的菌落生长，或虽有相符或疑似的菌落生长但鉴定结果为阴性，判供试品未检出金黄色葡萄球菌。

**6. 梭菌**

梭菌的主要病原菌有产气荚膜梭菌、破伤风梭菌、肉毒梭菌、艰难梭菌和气性坏疽病原菌群，可产生强烈的外毒素和侵袭性酶类使人和动物致病。对某些用于阴道、尿道的中药制剂，必须控制梭菌。

结果判断：若哥伦比亚琼脂培养基平板上有厌氧杆菌生长（有或无芽孢），且过氧化氢酶反应呈阴性，应进一步进行适宜的鉴定试验，确证是否为梭菌；如果哥伦比亚琼脂培养基平板上没有厌氧杆菌生长，或虽有相符或疑似的菌落生长但鉴定结果为阴性，或过氧化氢酶反应呈阳性，判供试品未检出梭菌。

**7. 白色念珠菌**

白色念珠菌是内源性真菌，是医学全身性真菌感染病的重要病原之一。通常存在于正常人口腔、上呼吸道、肠道及阴道，一般在正常机体中数量少，不引起疾病，当机体免疫功能或一般防御力下降或正常菌群相互制约作用失调，则大量繁殖并改变生长形式（芽生菌丝相）侵入细胞引起疾病。白色念珠菌可侵犯人体许多部位，引起皮肤念珠菌病、黏膜念珠菌病、内脏及中枢神经念珠菌病等。《中国药典》（2020 年版）规定：阴道、尿道给药制剂不得检出白色念珠菌。

结果判断：若沙氏葡萄糖琼脂培养基平板上有疑似菌落生长，且疑似菌在念珠菌显色培养基平板上生长的菌落呈阳性反应，应进一步进行适宜的鉴定试验，确证是否为白色念珠菌；若沙氏葡萄糖琼脂平板上没有菌落生长，或虽有菌落生长但鉴定结果为阴性，或疑似菌在念珠菌显色培养基平板上生长的菌落呈阴性反应，判供试品未检出白色念珠菌。

## 三、微生物限度标准

非无菌药品的微生物限度标准是基于药品的给药途径和对患者健康潜在的危害以及药品的特殊性而制定的。药品生产、贮存、销售过程中的检验，药用原料、辅料及中药提取物的检验，新药标准制定，进口药品标准复核，考察药品质量及仲裁等，除另有规定外，其微生物限度均以该标准为依据。

▶) **思想加油站**

**药品安全"保驾护航"巾帼卫士——杨利红**

杨利红，兼任国家药典委员会委员，国务院政府特殊津贴获得者。

杨利红自担任黑龙江省药检所抗生素/微生物室主任起，潜心钻研，逐步将黑龙江省药品微生物检验团队做大做强。2005 年微生物方法学被纳入《中国药典》。杨利红承担全省千余个品种的药品微生物检验方法起草工作，优选、制定 SOP；其主编的《黑龙江省药品微生物检验方法汇编》是全国第一本药品微生物检验专业书籍，对我国药品微生物检验具有里程碑式的意义。

✎ **练习测试** ⟩⟩⟩

**X 型题（多项选择题） 每题有两个或两个以上的备选答案**

1. 《中国药典》（2020 年版）控制菌检查项目包括（ ）。
A. 耐胆碱革兰阴性菌　　　　B. 金黄色葡萄球菌　　　　C. 沙门菌
D. 铜绿假单胞菌　　　　　　E. 梭菌及白色念珠菌

# 第三节　生物有效性测定法

生物药物是临床预防、诊断和治疗疾病的常用药物品种，包括生化药物和生物制品。生化药物，是从动物、植物及微生物中提取的或用生物-化学半合成、化学合成、微生物合成及现代生物技术制得的生命基本物质及其衍生物、降解物，以及大分子的结构修饰物等，如氨基酸、多糖、脂质、核苷酸类等。生物制品是以微生物、细胞、动物或人源组织和体液等为起始原材料，用生物学技术制成，用于预防、治疗和诊断人类疾病的制剂，如疫苗、血液制品、生物技术药物、微生态制剂、免疫调节剂、诊断制品等。

生物药物的有效性是指单位剂量的生物药物应能产生的特定的生物效应。生物药物制备工艺的特殊性，药物分子空间结构的复杂性，酸碱度、温度等贮藏条件的影响均会导致生物活性的差异和变化，因此生物药物的有效性评价，不能简单地用理化技术检验，而需采用能够测定药品生物学活性的生物技术方法。常用的有效性测定技术主要包括生物测定法、生物活性/效价测定法，可用于确证药品的真伪和效价。

## 一、生物测定法

《中国药典》（2020年版）四部（通则3400）生物测定法共收载了29种技术。其中免疫印迹法、免疫斑点法、免疫双扩散法、免疫电泳法可用于抗原特异性确证；肽图检查法可用于检查蛋白质一级结构的完整性和准确性；抗补体活性测定法、激肽释放酶原激活剂测定法、类A血型物质测定法、肝素含量测定法、人红细胞抗体测定法、人血小板抗体测定法可用于供试品的含量/效价测定；无细胞百日咳疫苗鉴别试验，抗毒素、抗血清制品鉴别试验，人凝血酶活性检查法，活化的凝血因子活性检查法，抗A、抗B血凝素测定法可用于供试品的活性确证。

## 二、生物活性/效价测定法

生物学活性/效价测定采用体外或体内方法或生物化学（包括免疫化学试验）方法评估药品是否具有实现确定的生物学效应的特定能力或潜力，以鉴别药物或进行药品的效价测定（以单位或国际单位表示）。《中国药典》（2020年版）四部通则收载的常用技术有生物活性测定法（通则1200）和生物活性/效价测定法（通则3500）。

《中国药典》（2020年版）四部（通则1200）生物活性测定法共收载了包括抗生素微生物检定法、青霉素酶及其活力测定法、升压素生物测定法等17种常用生化药物的效价/活力或效价活力测定技术，均为评价药物活力或效价的方法。下面重点介绍一下抗生素微生物检定法。

抗生素类药物的含量测定方法有理化方法和微生物检定法两种。抗生素微生物检定法是在适宜条件下，根据量反应平行线原理设计，通过检测抗生素对微生物的抑制作用，计算抗生素活性（效价）的方法。

抗生素微生物检定法以抗生素的抗菌活性为指标，测定原理与临床应用一致，直接反映抗生素的医疗价值，试验灵敏度较高，供试品用量较小，对产品纯度限度要求较宽。目前大多数全生物合成的抗生素类药物仍旧沿用此法检测效价，该法亦为新发现的抗生素类药物效价测定的首选方法。

抗生素微生物检定法检定原理为：因标准品和供试品为同种抗生素，在相同试验条件下，标准品溶液和供试品溶液对试验菌所得的量反应曲线，在一定剂量范围内互相平行，此为量反应平行线原理。利用此原理，检定方法可设计为一剂量法（标准曲线法）、二剂量法、三剂量法等。

《中国药典》（2020年版）收载的抗生素微生物检定法包括两种，即管碟法和浊度法。

### 1. 管碟法

管碟法是利用抗生素在琼脂培养基内的扩散作用，比较标准品与供试品两者对接种的试验菌产生抑菌圈的大小，以测定供试品效价的一种方法。该法是国际上抗生素药典方法。《中国药典》（2020年版）管碟法法定方法为二剂量法和三剂量法。通过测量和比较已知效价的标准品溶液与未知效价的供试品溶液对接种的试验菌产生抑菌圈的直径（或面积），按照生物检定统计法计算供试品效价。

其常用试验菌有枯草芽孢杆菌、短小芽孢杆菌、金黄色葡萄球菌、藤黄微球菌、大肠埃希菌、啤酒酵母菌、肺炎克雷伯菌、支气管炎博德特菌。标准菌种由中国食品药品检定研究院提供，均为冷冻干燥菌种，试验前需制备成菌悬液备用。不同类别的抗生素需按照《中国药典》（2020年版）中"抗生素微生物检定试验设计表"选择相应的试验菌。

### 2. 浊度法

浊度法系利用抗生素在液体培养基中对试验菌生长的抑制作用，通过测定培养后细菌浊度值的大小，比较标准品与供试品对试验菌生长抑制的程度，以测定供试品效价的一种方法。

管碟法易受不锈钢小管放置位置、溶液滴装速度、液面高低、菌层厚度等因素影响，造成结果差异或试验失败，而浊度法在液体中进行，影响因素少，结果比较准确。

细菌生长过程中，液体培养基中的细菌浊度，与细菌数、细菌群体及细菌细胞容积的增加间存在着相关性，在一定范围内符合比尔定律。抗生素对试验菌生长的抑制作用，可直接影响液体培养基中细菌浊度值的大小。通过测量加入不同浓度标准品溶液与供试品溶液的含试验菌液体培养基的浊度值（吸光度），可计算供试品效价。

浊度法的试验菌有金黄色葡萄球菌、大肠埃希菌、白色念珠菌。

---

👥 **课堂互动**

狂犬病疫苗是如何保证质量的呢？

---

✏️ **练习测试 >>>**

**A 型题（最佳选择题）** 每题只有一个最佳答案

1. 抗生素微生物检定法属于（　　）。

A. 生物检查法　　　　B. 微生物限度检查法　　　C. 生物活性测定法

D. 微生物检查法　　　E. 生物测定法

2.《中国药典》（2020年版）抗生素微生物检定法包括管碟法和（　　）。
A. 微生物计数法　　　　　　B. 光度法　　　　　　C. 浊度法
D. 薄膜过滤法　　　　　　　E. 免疫电泳法

# 第四节　生物安全性检查

生物来源的药品，常含有危害患者身体健康甚至影响生命安全的特殊杂质（如抗生素中的热原、细菌内毒素等），这些杂质的结构和作用机制不清。为保证用药的安全有效，这些药物除进行必要的理化、微生物检验外，还需进行安全性检查，目前安全性检查的常规检验项目有：异常毒性、热原、细菌内毒素、升压和降压物质、组胺类物质、过敏反应、溶血及凝聚。方法收载于《中国药典》（2020年版）（通则1100）生物检查法项下。现介绍常用的检查项。

## 一、热原检查法

热原检查法系将一定剂量的供试品，静脉注入家兔体内，在规定时间内，观察家兔体温升高的情况，以判定供试品中所含热原的限度是否符合规定。

热原系指药品中含有的能引起恒温动物体温异常升高的物质，包括细菌性热原、化学热原和内因性热原，多指细菌内毒素的脂多糖。热原普遍存在于天然水、自来水及其他不洁净的水中，一些生物制品、生化制品及适宜细菌生长的药品也容易污染热原。严格地讲，不是每一种热原都具有脂多糖的结构，因此热原的检查较细菌内毒素更有实际意义。

热原检查时选取健康合格的家兔3只，测定正常体温后，自耳静脉注入供试品溶液，然后每隔30分钟测量体温1次，共测6次，以6次体温中最高的一次减去正常体温为家兔体温的升高温度（℃）。要求初试的3只家兔中，体温升高均低于0.6℃，并且3只家兔的体温升高总和低于1.3℃。否则应另取5只家兔复试，方法同上。

测量家兔体温应使用精密度为±0.1℃的测温装置，测温探头或肛温计插入肛门的深度和时间各兔应相同，深度一般约6cm，时间不得少于1.5分钟。

### 课堂互动

借助《中国药典》（2020年版），查询缩宫素注射液的杂质检查项，同时思考：在检查项中，细菌内毒素是什么？我们为什么要对细菌内毒素进行检查呢？

## 二、细菌内毒素检查法

细菌内毒素检查法系利用鲎试剂来检测或量化由革兰阴性菌产生的细菌内毒素，以判断供试品中细菌内毒素的限量是否符合规定的一种方法。

细菌内毒素是革兰阴性菌细胞壁的构成成分，可激活中性粒细胞，造成内源性热原释放，作用于体温调节中枢引起机体发热。细菌内毒素是药品热原检查不合格的主要原因，在

GMP 条件下，药品生产的质量控制一般认为无毒素即无热原，控制细菌内毒素就是控制热原。细菌内毒素检查法因其方法灵敏、准确、快速和经济的优点，越来越多地被用于控制注射剂质量，成为静脉、鞘内给药药物以及放射性药物等质量检查的一个重要方面。

《中国药典》（2020 年版）收载的细菌内毒素检查包括两种方法，即凝胶法和光度测定法。凝胶法系通过鲎试剂与内毒素产生凝集反应的原理来检测或半定量内毒素的方法，分为限量试验和半定量试验。光度测定法分为浊度法和显色基质法。浊度法系利用检测鲎试剂与内毒素反应过程中的浊度变化而测定内毒素含量的方法，根据检测原理，可分为终点浊度法和动态浊度法；显色基质法系利用检测鲎试剂与内毒素反应过程中产生的凝固酶使特定底物释放出呈色团的多少而测定内毒素含量的方法，根据检测原理，分为终点显色法和动态显色法。可使用任何一种方法进行试验，当测定结果有争议时，一般以凝胶法结果为准。

### 拓展链接

#### 鲎与鲎试剂

鲎属于节肢动物，其血液中含有铜离子，它的血液是蓝色的，从中提取变形细胞溶解物经低温冷冻干燥而成的生物试剂称为鲎试剂。鲎试剂中含有高分子量凝固酶原和凝固蛋白原，细菌内毒素可将凝固酶原激活转化为活性的凝固酶，凝固酶将凝固蛋白原酶解为凝固蛋白，凝固蛋白又通过交联酶作用互相聚合，产生凝集反应，形成凝胶。

鲎试剂法简单、快速、灵敏、准确，是很多国家药典法定的内毒素检查法。

### 练习测试 >>>

**一、A 型题（最佳选择题）只有一个最佳答案**

鲎试剂是一种安全性检查项目的试剂，该项检查项目是（　　）。

A. 异常毒性　　　　　　B. 热原　　　　　　C. 细菌内毒素

D. 升压物质　　　　　　E. 降压物质

**二、X 型题（多项选择题）有两个或两个以上的备选答案**

药品安全性检查的常规检查项目有（　　）。

A. 异常毒性　　　　　　B. 热原　　　　　　C. 细菌内毒素

D. 升压与降压物质　　　E. 过敏反应

# 第五章

# 药物制剂分析

❖ **知识目标**

1. 掌握片剂、注射剂等主要剂型的分析步骤和任务，以及操作方法、含量计算和结果判定标准。

2. 熟悉片剂与注射剂中常用附加剂的干扰和排除；制剂质量检查项目的常用仪器用具。

3. 熟悉中药制剂分析的特点，化学分析法在中药制剂分析中的应用。

4. 了解中药制剂的分类，中药制剂分析的一般程序。

5. 了解胶囊剂的常规检查任务及方法。

❖ **能力目标**

能够依据《中国药典》完成片剂、注射剂和胶囊剂等主要剂型的药物质量分析。

❖ **素质目标**

培养调查研究、理论联系实际的能力。培养实事求是、认真负责的职业素养。

## 【思维导图】

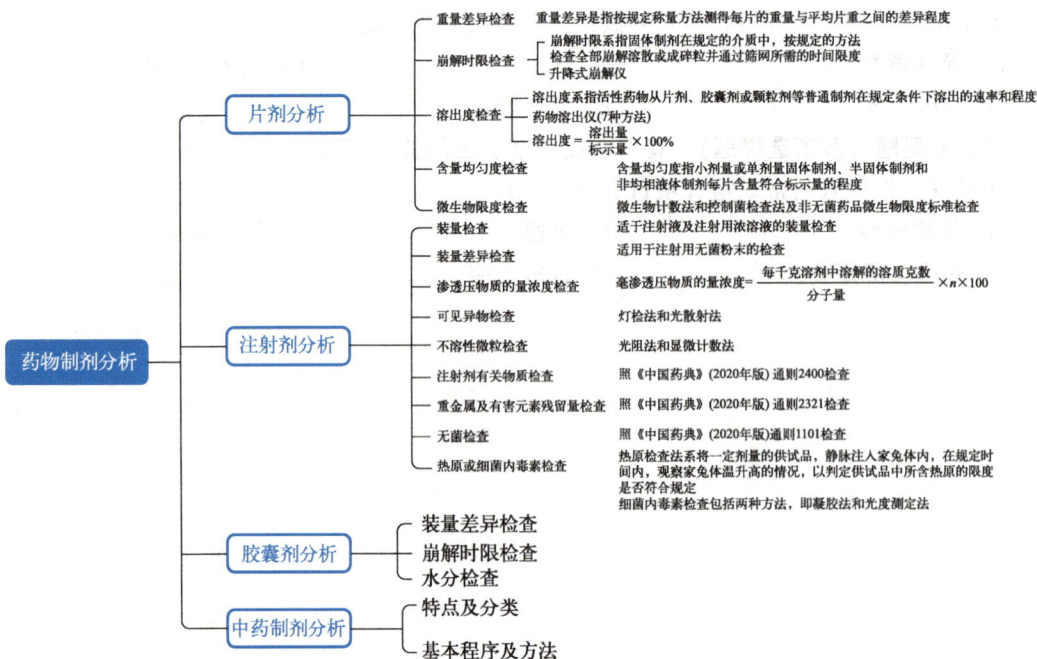

　　2017年7月，为加强药品监管，保障公众用药安全，黑龙江食品药品监督管理局组织全省各级食品药品监管部门开展药品抽检。齐齐哈尔市食品药品检验检测中心在齐齐哈尔市某药店对某药厂生产的批号为1607021的消炎利胆片进行抽检发现其崩解时限不合格。

　　问题：1. 片剂的崩解时限检查如何分析？

　　　　　2. 片剂检查项目还有哪些？

　　临床使用的药物通常是由符合药物规格要求的各种原料，按照一定的生产工艺制备而成的制剂。其目的是更好地发挥药物的疗效，降低药物的毒性或副作用，便于使用、贮存和运输。药物制剂的分析和原料药的分析一样，也主要包括鉴别、检查和含量测定。但由于药物制剂的稳定性、制剂规格大小以及药物除含主药外，通常还含有附加剂（如稀释剂、抗氧剂、稳定剂、助溶剂）等，使药物制剂的分析与原料药的分析在分析内容、方法、标准要求等方面有所不同。如药物制剂的检查除检查杂质外，还要按《中国药典》（2020年版）四部"制剂通则"的每一种剂型项下进行检查。又如附加剂的存在有可能影响药物的鉴别和含量测定，可以采取与原料药不同的方法，或消除附加剂的干扰后，再按原料药的方法分析。总之，药物制剂的分析与原料药相比更复杂。《中国药典》（2020年版）收载的药物剂型有42种。本章重点讨论片剂、注射剂、胶囊剂、中药制剂的分析。

# 第一节　片剂分析

　　片剂系指原料药物或与适宜的辅料制成的圆形或异形的片状固体制剂。可供内服、外用，是目前临床应用最广泛的剂型之一。《中国药典》（2020年版）收载的片剂以口服普通片为主，另有含片、舌下片、口腔贴片、咀嚼片、分散片、可溶片、泡腾片、阴道片、缓释片、控释片、肠溶片与口崩片等。

## 一、分析步骤

　　片剂分析的基本步骤：首先要对片剂进行色泽、嗅、味等外观性状的检查，然后进行鉴别、检查（包括与制剂相关的检查和降解产物检查等）和含量测定。

## 二、常规检查

　　《中国药典》（2020年版）制剂通则的片剂项下规定：片剂的常规检查任务为"重量差异""崩解时限""微生物限度"的检查；对于某些片剂，有时还需做"溶出度""含量均匀度"和"释放度"的检查。

### （一）重量差异检查

　　重量差异是指按规定称量方法测得每片的重量与平均片重之间的差异程度。《中国药典》

（2020 年版）规定片剂重量差异限度见表 5-1。

**表 5-1　片剂重量差异限度**

| 平均片重或标示片重 | 重量差异限度 |
| --- | --- |
| 0.30g 以下 | ±7.5% |
| 0.30g 及 0.30g 以上 | ±5% |

在生产中颗粒的均匀度、流动性及设备等都可引起片重的差异。片重的差异可引起各片间主药含量的差异，因此对于一般的片剂，检查重量差异可以判断片剂的均匀性，对于含量较小的片剂，则通过含量均匀度检查法来控制。

**1. 检查方法**

取供试品 20 片，精密称定总重量，求出平均片重后，再分别精密称定每片的重量，每片重量与平均片重比较（凡无含量测定的片剂或有标示片重的中药片剂，每片重量应与标示片重比较），按表 5-1 的规定，超出重量差异限度的不得多于 2 片，并不得有 1 片超出限度的 1 倍。

**2. 注意事项**

① 糖衣片的片芯应检查重量差异并符合规定，包糖衣后不再检查重量差异。

② 薄膜衣应在包薄膜衣后检查重量差异并符合规定。

③ 凡规定检查含量均匀度的片剂，一般不再进行重量差异的检查。

**课堂互动**

某同学精密称取 20 片某药，总重量为 6.7894g，该同学应该如何检查重量差异？

**（二）崩解时限检查**

崩解系是指口服固体制剂在规定条件下全部崩解溶散或成碎粒，除不溶性包衣材料或破碎的胶囊壳外，应全部通过筛网（筛孔内径 2.0mm）。如有少量不能通过筛网，但已软化或轻质上浮且无硬心者，可作符合规定论。

崩解时限系指固体制剂在规定的介质中，按规定的方法检查全部崩解溶散或成碎粒并通过筛网（不溶性包衣材料或破碎的胶囊壳除外）所需的时间限度。片剂口服后，需经崩散、溶解，才能为机体吸收而达到治疗目的。

**1. 仪器装置**

采用升降式崩解仪，主要结构为一能升降的金属支架与下端镶有筛网的吊篮，并附有挡板。见图 5-1、图 5-2。

**2. 检查法**

将升降式崩解仪水浴槽中注入水，接通电源，并按下升温开关，开始升温。取纯化水装入 1000mL 烧杯中，至已标记的液面的位置，以纯化水为介质，将盛有介质的烧杯放入水浴槽的孔中，通过水浴加热，使烧杯内的水温维持在 37℃±1℃。

将吊篮通过上端的不锈钢轴悬挂于支架上，浸入 1000mL 烧杯中，并调节吊篮位置使其下降至低点时筛网距烧杯底部 25mm，烧杯内盛有温度为 37℃±1℃的水，调节水位高度使

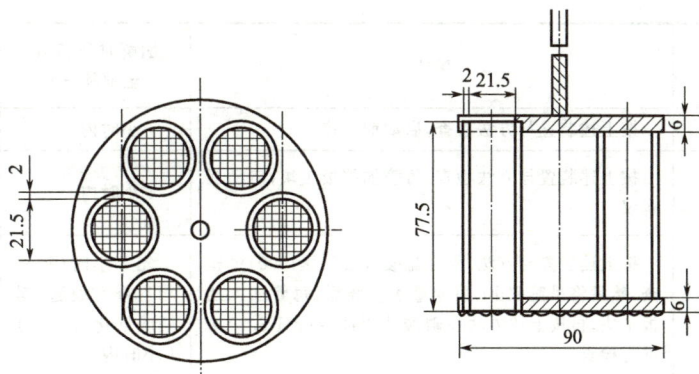

图 5-1　升降式崩解仪示意图（单位：mm）

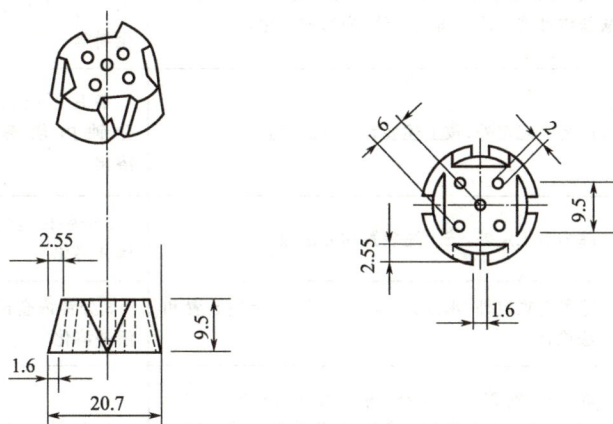

图 5-2　升降式崩解仪挡板结构（单位：mm）

吊篮上升至高点时筛网在水面下 15mm 处，吊篮顶部不可浸没于溶液中。升降的金属支架上下移动距离为 55mm±2mm，往返频率为 30～32 次/min。

除另有规定外，取供试品 6 片，分别置上述吊篮的玻璃管中，启动崩解仪进行检查，各片均应在 15 分钟内全部崩解。如有 1 片不能完全崩解，应另取 6 片复试，均应符合规定。其他片剂的检查要求见表 5-2。

表 5-2　各种片剂类型崩解时限操作条件及要求

| 片剂类型 | 操作 | 崩解时间(6 片全部崩解) | 备注 |
|---|---|---|---|
| 中药全粉片 | 按上述装置与方法检查，每管加挡板 1 块，启动崩解仪 | 30 分钟内 | 如果供试品黏附挡板，应另取 6 片，不加挡板按上述方法检查，应符合规定。如有 1 片不能完全崩解，应另取 6 片复试，均应符合规定 |
| 中药浸膏、半浸膏片 | | 1 小时内 | |
| 化药薄膜衣片 | 按上述装置与方法检查，可改在盐酸溶液(9→1000)中进行检查，启动崩解仪 | 30 分钟内 | |
| 中药薄膜衣片 | 按上述装置与方法检查，每管加挡板 1 块，可改在盐酸溶液(9→1000)中进行检查，启动崩解仪 | 1 小时内 | |

| 片剂类型 | 操作 | 崩解时间(6片全部崩解) | 备注 |
|---|---|---|---|
| 化药糖衣片 | 按上述装置与方法检查,启动崩解仪 | 1小时内 | 如果供试品黏附挡板,应各取6片,不加挡板按上述方法检查,应符合规定。如有1片不能完全崩解,应另取6片复试,均应符合规定 |
| 中药糖衣片 | 按上述装置与方法检查,每管加挡板1块,启动崩解仪 | 1小时内 | |
| 肠溶片 | 按上述装置与方法,先在盐酸溶液(9→1000)中检查,然后将吊篮取出,用少量水洗涤后,每管加入挡板1块,再按上述方法在磷酸盐缓冲液(pH 6.8)中进行检查 | 先2小时(每片均不得有裂缝、崩解或软化现象)再1小时内 | |
| 结肠定位肠溶片 | 除另有规定外,按上述装置照各品种项下规定检查,各片在盐酸溶液(9→1000)及pH 6.8以下的磷酸盐缓冲液中均不得有裂缝、崩解或软化现象 | 在pH 7.5~8.0的磷酸盐缓冲液中1小时内应完全崩解 | 如有1片不能完全崩解,应另取6片复试,均应符合规定 |
| 含片 | 除另有规定外,按上述装置和方法检查 | 各片不应在10分钟内崩解或溶化 | 如有1片不能完全崩解或溶化,应另取6片复试,均应符合规定 |
| 舌下片 | 除另有规定外,按上述装置和方法检查 | 5分钟内全部崩解并溶化 | |
| 可溶片 | 除另有规定外,水温为20℃±5℃,按上述装置和方法检查 | 3分钟内全部崩解并溶化 | |
| 泡腾片 | 取1片,置250mL烧杯(内有200mL温度20℃±5℃的水)中,即有许多气泡放出,当片剂周围的气体停止逸出时,片剂应溶解或分散在水中,无聚集的颗粒剩留。除另有规定外,同法检查6片 | 5分钟内全部崩解 | |

### 3. 注意事项

① 在规定时限内,如有少量轻质上漂或黏附于不锈钢管内壁或筛网,但无硬心者,可作符合规定论。

② 除另有规定外,凡规定检查溶出度、释放度或分散均匀性的片剂,不再进行崩解时限检查。

③ 咀嚼片不进行崩解时限检查。

📖 **拓展链接**

#### 阴道片崩解时限检查法

阴道片照融变时限检查法（通则0922）检查，应符合规定。具体内容如下：

检查法　调节水液面至上层金属圆盘的孔恰为均匀的一层水覆盖。取供试品3片，分别置于上面的金属圆盘上，装置上盖一玻璃板，以保证空气潮湿。装置示意图见图5-3。

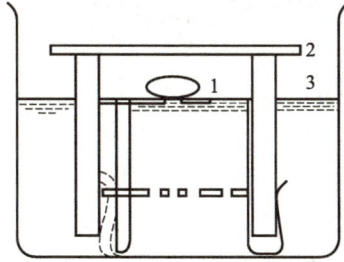

**图 5-3 阴道片检查仪器装置**

1—阴道片；2—玻璃板；3—水面

**结果判定** 除另有规定外，阴道片 3 片，均应在 30 分钟内全部溶化或崩解溶散并通过开孔金属圆盘，或仅残留无硬心的软性团块。如有 1 片不符合规定，应另取 3 片复试，均应符合规定。

### （三）溶出度检查

片剂口服后，在胃肠道内需经过崩解、溶散、吸收等过程，才能发挥药效。崩解是药物溶出的前提，因此检查溶出度的制剂不再检查崩解时限。

溶出度系指活性药物从片剂、胶囊剂或颗粒剂等普通制剂在规定条件下溶出的速率和程度，在缓释制剂、控释制剂、肠溶制剂及透皮贴剂等制剂中也称释放度。是评价片剂质量控制的重要指标之一。

**1. 测定法（普通制剂）**

《中国药典》（2020 年版）收载的溶出度测定采用药物溶出仪，测定法有 7 种，即第一法（篮法）、第二法（桨法）、第三法（小杯法）、第四法（桨碟法）、第五法（转筒法），第六法（流池法）、第七法（往复筒法），现介绍第一法（篮法）和第二法（桨法）。

测定前，应对仪器装置进行必要的调试，使转篮或桨叶底部距溶出杯的内底部 25mm±2mm。分别量取溶出介质置各溶出杯内，实际量取的体积与规定体积的偏差应在±1% 范围之内，待溶出介质温度恒定在 37℃±0.5℃后，取供试品 6 片（粒、袋），如为第一法（装置见图 5-4），分别投入 6 个干燥的转篮内，将转篮降入溶出杯中；如为第二法（装置见图 5-5），分别投入 6 个溶出杯内（当品种项下规定需要使用沉降篮时，可将胶囊剂先装入规定的沉降篮内；品种项下未规定使用沉降篮时，如胶囊剂浮于液面，可用一小段耐腐蚀的细金属丝轻绕于胶囊外壳。沉降篮的形状尺寸如图 5-6 所示）。

注意避免供试品表面产生气泡，立即按各品种项下规定的转速启动仪器，计时；至规定的取样时间（实际取样时间与规定时间的差异不得过±2%），吸取溶出液适量（取样位置应在转篮或桨叶顶端至液面的中点，距溶出杯内壁 10mm 处；需多次取样时，所量取溶出介质的体积之和应在溶出介质的 1% 之内，如超过总体积的 1% 时，应及时补充相同体积的温度为 37℃±0.5℃的溶出介质，或在计算时加以校正），立即用适当的微孔滤膜滤过，自取样至滤过应在 30 秒内完成。取澄清滤液，照该品种项下规定的方法测定，计算每片（粒、袋）的溶出量。

$$溶出度 = \frac{溶出量}{标示量} \times 100\%$$

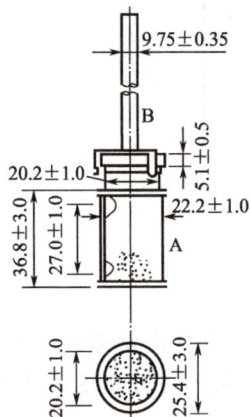

图 5-4　转篮装置（单位：mm）

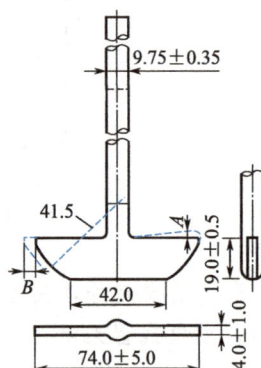

图 5-5　搅拌桨装置（单位：mm）

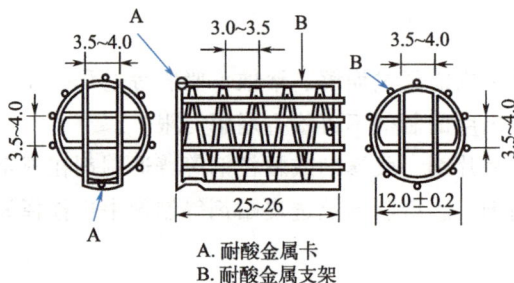

A. 耐酸金属卡
B. 耐酸金属支架

图 5-6　沉降栏装置（单位：mm）

**2. 结果判断**

符合下述条件之一者，可判为符合规定：

① 6 片（粒、袋）中，每片（粒、袋）的溶出量按标示量计算，均不低于规定限度（$Q$）。

② 6 片（粒、袋）中，如有 1～2 片（粒、袋）低于 $Q$，但不低于 $Q-10\%$，且其平均溶出量不低于 $Q$。

③ 6 片（粒、袋）中，有 1～2 片（粒、袋）低于 $Q$，其中仅有 1 片（粒、袋）低于 $Q-10\%$，但不低于 $Q-20\%$，且其平均溶出量不低于 $Q$ 时，应另取 6 片（粒、袋）复试；初、复试的 12 片（粒、袋）中有 1～3 片（粒、袋）低于 $Q$，其中仅有 1 片（粒、袋）低于 $Q-10\%$，但不低于 $Q-20\%$，且其平均溶出量不低于 $Q$。

以上结果判断中所示的 10%、20% 是指相对于标示量的百分率（%）。

**3. 溶出条件和注意事项**

① 溶出仪的适用性及性能确认试验。除仪器的各项机械性能应符合规定外，还应用溶出度标准片对仪器进行性能确认试验，按照标准片的说明书操作，试验结果应符合标准片的规定。

② 溶出介质。应使用各品种项下规定的溶出介质，除另有规定外，室温下体积为 900mL，并应新鲜配制和经脱气处理；如果溶出介质为缓冲液，当需要调节 pH 值时，一般

调节 pH 值至规定 pH 值±0.05 之内。

③ 取样时间。应按照品种各论中规定的取样时间取样，自 6 杯中完成取样的时间应在 1 分钟内。

④ 除另有规定外，限度（Q）为标示量的 70%。

⑤ 溶出槽水保持清洁，定期更换。

### （四）含量均匀度检查

含量均匀度系指小剂量或单剂量固体制剂、半固体制剂和非均相液体制剂的每片含量符合标示量的程度。

**1. 需检查含量均匀度的制剂**

除另有规定外，片剂、硬胶囊剂、颗粒剂或散剂等，每一个单剂标示量小于 25mg 或主药含量小于每一个单剂重量 25% 者；药物间或药物与辅料间采用混粉工艺制成的注射用无菌粉末；内充非均相溶液的软胶囊；单剂量包装的口服混悬液、透皮贴剂和栓剂等品种项下规定含量均匀度应符合要求的制剂，均应检查含量均匀度。复方制剂仅检查符合上述条件的组分，多种维生素或微量元素一般不检查含量均匀度。

**2. 检查法**

除另有规定外，取供试品 10 个，照各品种项下规定的方法，分别测定每一个单剂以标示量为 100 的相对含量 $x_i$，求其均值 $\overline{X}$ 和标准差 $S$ 以及标示量与均值之差的绝对值 $A$。

$$S = \sqrt{\frac{\sum\limits_{i=1}^{n}(x_i - \overline{X})^2}{n-1}} \quad (A = |100 - \overline{X}|)$$

根据表 5-3 进行判断。

表 5-3　含量均匀度检查结果判定表-1

| 计算结果 | $A+2.2S \leqslant L$ | $A+S > L$ | $A+2.2S > L$ 且 $A+S \leqslant L$ |
|---|---|---|---|
| 判断 | 符合规定 | 不符合规定 | 不确定,应另取供试品 20 个复试 |

根据初、复试结果，计算 30 个单剂的均值 $\overline{X}$、标准差 $S$ 和标示量与均值之差的绝对值 $A$。再按表 5-4 公式计算并判定。

表 5-4　含量均匀度检查结果判定表-2

| 计算公式 | $A \leqslant 2.5L$ | | $A > 2.5L$ | |
|---|---|---|---|---|
| | 若 $A^2+S^2 \leqslant 0.25L^2$ | 若 $A^2+S^2 > 0.25L^2$ | 若 $A+1.7S \leqslant L$ | 若 $A+1.7S > L$ |
| 判断 | 符合规定 | 不符合规定 | 符合规定 | 不符合规定 |

**3. 注意事项**

① 上述公式中 $L$ 为规定值。除另有规定外，$L = 15.0$；单剂量包装的口服混悬液，内充非均相溶液的软胶囊，胶囊型或泡囊型粉雾剂，单剂量包装的眼用、耳用、鼻用混悬剂，固体或半固体制剂 $L = 20.0$；透皮贴剂、栓剂 $L = 25.0$。

② 如该品种项下规定含量均匀度的限度为±20% 或其他数值时，$L = 20.0$ 或其他相应的数值。但各判断式中的系数不变。

③ 凡检查含量均匀度的制剂，一般不再检查重（装）量差异。

④ 当全部主成分均进行含量均匀度检查时，复方制剂一般亦不再检查重（装）量差异。

### （五）微生物限度检查

以动物、植物、矿物来源的非单体成分制成的片剂，生物制品片剂，以及黏膜或皮肤炎症或腔道等局部用片剂（如口腔贴片、外用可溶片、阴道片、阴道泡腾片等），照非无菌产品微生物限度检查：微生物计数法［《中国药典》（2020 年版）通则 1105］、控制菌检查法［《中国药典》（2020 年版）通则 1106］及非无菌药品微生物限度标准［《中国药典》（2020 年版）通则 1107］检查，应符合规定。规定检查杂菌的生物制品片剂，可不进行微生物限度检查。

## 三、含量测定

定量分析的结果是判断药品优劣的重要依据，计算方法因分析测定方法不同而异，原料药与制剂含量表示方法也不同，原料药的含量用百分含量表示，制剂的含量则用标示量的百分含量表示。

片剂含量测定最常用的方法有紫外-可见分光光度法、滴定分析法、高效液相色谱法等。

$$\text{标示量的百分含量}(\%) = \frac{\text{每片实测的含量}}{\text{标示量}} = \frac{\text{供试品中测得量} \times \text{平均片重(g)}}{\text{供试品重(g)} \times \text{标示量}} \quad (5\text{-}1)$$

### （一）紫外-可见分光光度法

含量计算公式：

对照品法：

$$\text{标示量的百分含量}(\%) = \frac{c_R \times \dfrac{A_X}{A_R} \times V \times D \times \overline{W}}{W \times S} \quad (5\text{-}2)$$

吸收系数法：

$$\text{标示量的百分含量}(\%) = \frac{\dfrac{A}{E_{1cm}^{1\%}} \times \dfrac{1}{100} \times V \times D \times \overline{W}}{W \times S} \quad (5\text{-}3)$$

式中，$A_X$ 为供试品溶液的吸光度；$c_R$ 为对照品溶液的浓度，g/mL；$A_R$ 为对照品溶液的吸光度；$W$ 为供试品取样量，g；$D$ 为供试品的稀释倍数；$V$ 为供试品初次配制的体积，mL；$E_{1cm}^{1\%}$ 为供试品的百分吸收系数；$\overline{W}$ 为平均片重，g；$S$ 为片剂的标示量，g。

🌱 **实例解析**

**对乙酰氨基酚片的含量测定**

取本品 20 片，精密称定，研细，精密称取适量（约相当于对乙酰氨基酚 40mg），置 250mL 量瓶中，加 0.4% 氢氧化钠溶液 50mL 与水 50mL，振摇 15 分钟，加水稀释至刻度，摇匀，滤过，精密量取续滤液 5mL 置 100mL 量瓶中，加 0.4% 氢氧化钠溶液 10mL，加水至刻度，摇匀，照紫外-可见分光光度法（通则 0401），在 257nm 的波长处测定吸光度，按 $C_8H_9NO_2$ 的吸收系数（$E_{1cm}^{1\%}$）为 715 计算，即得。若样品称样量为 $m(g)$，测得的吸光度为 $A$，计算其标示量的百分含量。

解析：

$$标示量的百分含量（\%）=\frac{\dfrac{A}{E_{1cm}^{1\%}}\times\dfrac{1}{100}\times V\times D\times \overline{W}}{W\times S}$$

$$=\frac{\dfrac{A}{715}\times\dfrac{1}{100}\times 250\times\dfrac{100}{5}\times \overline{W}}{W\times S}$$

### （二）滴定分析法

含量计算公式：

$$标示量的百分含量（\%）=\frac{每片实际含量}{标示量}=\frac{V\times T\times F\times 10^{-3}\times \overline{W}}{W\times S}\qquad(5\text{-}4)$$

或

$$标示量的百分含量（\%）=\frac{(V-V_0)\times T\times F\times 10^{-3}\times \overline{W}}{W\times S}\qquad（直接滴定法）\qquad(5\text{-}5)$$

或

$$标示量的百分含量（\%）=\frac{(V_0-V)\times T\times F\times 10^{-3}\times \overline{W}}{W\times S}\qquad（剩余滴定法）\qquad(5\text{-}6)$$

式中，$V$ 为供试品消耗滴定液的体积，mL；$F$ 为滴定浓度校正因子（$F=c_{实}/c_{理}$）；$V_0$ 为空白试液消耗滴定液的体积，mL；$W$ 为称取供试品的质量，g；$T$ 为 1mL 滴定液相当于被测组分的质量（即滴定度），g/mL 或 mg/mL；$\overline{W}$ 为平均片重，g；$S$ 为片剂的标示量，g。

🌱 **实例解析**

**硫酸亚铁片的含量测定**

《中国药典》（2020 年版）采用铈量法测定硫酸亚铁片的含量，方法为：取片剂 10 片，置 200mL 量瓶中，加稀硫酸 60mL 与新沸过的冷水适量，振摇使硫酸亚铁溶解，用新沸过的冷水稀释至刻度，摇匀，用干燥滤纸迅速滤过，精密量取续滤液 30mL，加邻二氮菲指示液数滴，立即用硫酸铈滴定液（0.1mol/L）滴定。每 1mL 硫酸铈滴定液（0.1mol/L）相当于 27.80mg 的 $FeSO_4\cdot 7H_2O$。

计算硫酸亚铁片剂标示量的百分含量：

$$标示量的百分含量（\%）=\frac{V\times T\times F\times 10^{-3}\times \overline{W}}{W\times S}$$

$$=\frac{V\times 27.8\times F\times 10^{-3}\times \overline{W}}{W\times S}$$

👥 **课堂互动**

在药物制剂生产中为增加片剂的稳定性、掩盖原料药物不良臭味、改善外观等通常采取哪些措施？这些措施对含量测定是否有影响？如何消除？

## 四、片剂常见附加剂的干扰和排除

片剂中常用的附加剂有淀粉、糊精、蔗糖、乳糖、滑石粉、羧甲基纤维素钠、硬脂酸镁、硫酸钙等，这些附加剂的存在，干扰药物制剂分析，则应根据主药、辅料的理化性质，采用适当的方法排除附加剂干扰。

### （一）糖类的干扰及其排除

淀粉、糊精、蔗糖、乳糖等是片剂常用的稀释剂。乳糖本身具有还原性，淀粉、糊精、蔗糖易水解为具有还原性的葡萄糖，因此糖类可能干扰氧化还原滴定。在选择含糖类附加剂片剂的含量测定方法时，应避免使用氧化性强的滴定剂，同时可做阴性对照试验，若阴性对照试验消耗滴定剂，说明附加剂对测定有干扰，应换用其他的方法测定。排除干扰可考虑以下方法。

**1. 提取分离除去干扰**

糖类可溶于水，为水溶性，若主药为脂溶性，可用有机溶剂提取主药后测定。

**2. 改变氧化还原试验条件除去干扰**

通过控制或改变某些试验条件，也可以有效地消除糖类的干扰。例如，《中国药典》（2020年版）硫酸亚铁片的测定。硫酸亚铁原料药采用高锰酸钾滴定法，而硫酸亚铁片剂的含量测定则采用铈量法（$Ce^{4+}$）。

> 👥 **课堂互动**
>
> 为什么测定硫酸亚铁片的含量采用铈量法，而不是高锰酸钾滴定法？

### （二）硬脂酸镁的干扰及其排除

硬脂酸镁为片剂常用的润滑剂，其干扰作用可分为两个方面，一方面 $Mg^{2+}$ 可干扰配位滴定法，另一方面硬脂酸根离子可干扰非水滴定法。

**1. 配位滴定法的干扰和排除**

在碱性溶液中产生干扰（$Mg^{2+}$ 也能与 EDTA-2Na 作用，消耗 EDTA-2Na，而使结果偏高），通常采用合适的指示剂或加掩蔽剂排除。

**2. 非水滴定法的干扰和排除**

在非水滴定法中产生干扰（硬脂酸镁为碱土金属的盐类，在冰醋酸中具碱性，硬脂酸根离子可被高氯酸滴定），若主药含量大，硬脂酸镁的含量小，则对测定结果影响不大，可不考虑其干扰，直接进行测定；但主药含量少而硬脂酸镁含量大时，硬脂酸镁的存在可使测定结果偏高。可采用以下方法排除：

① 用适当的有机溶剂提取分离法。

② 如被测物为有机碱盐，可加碱液碱化后提取分离。

③ 可加入无水草酸或酒石酸于醋酐溶液中作掩蔽剂。

有机酸与硬脂酸镁作用，生成在冰醋酸和醋酐中难溶的酒石酸镁沉淀。同时产生的硬脂酸，对测定结果无干扰。

### （三）滑石粉的干扰与排除

因滑石粉在水中不易溶解，而使溶液浑浊，当采用紫外-可见分光光度法、旋光度法及比浊度法测定片剂的主药含量时会产生干扰。可利用它们不溶于水及有机溶剂的特性进行排除，一般采用滤除法和提取分离法。

总之，药物制剂的分析，应考虑附加成分的理化性质及附加成分与主药的配比关系。一般主药量大，辅料量小时，干扰影响较少，甚至可以忽略不计。在测定方法的选择上，应选择能够消除干扰的专属性强的测定方法，如比色法及色谱法等。

✎ 练习测试 >>>

**一、A 型题（最佳选择题）** 每题只有一个最佳答案

1. 片重在 0.3g 以下的片剂的重量差异限度为（    ）。

A. ±7.5%　　　　B. ±5.0%　　　　C. ±6.0%　　　　D. ±7.0%　　　　E. ±10%

2. 药物制剂的崩解时限测定可被（    ）代替。

A. 重量差异检查　　　　B. 含量均匀度检查　　　　C. 溶出度测定

D. 含量测定　　　　E. 杂质检查

3. 片剂溶出度的检查操作中，溶出液的温度应恒定在（    ）。

A. 30℃±0.5℃　　　　B. 36℃±0.5℃　　　　C. 37℃±0.5℃

D. 38℃±0.5℃　　　　E. D. 39℃±0.5℃

**二、X 型题（多项选择题）** 每题有两个或两个以上的备选答案

1. 用氧化还原法测定主药含量时会使测定结果偏高的是（    ）。

A. 糊精　　　　B. 蔗糖　　　　C. 麦芽糖　　　　D. 硬脂酸镁　　　　E. 滑石粉

2. 下列测定方法中，主要受滑石粉、硫酸钙、淀粉等水中不易溶解的附加剂的影响的是（    ）。

A. 分光光度法　　B. 气相色谱法　　C. 纸色谱法　　D. 比旋度法　　E. 比浊法

**三、计算**

甲苯磺丁脲片剂（标示量 0.5g）的含量测定：取甲苯磺丁脲 10 片，精密称定为

5.948g，研细，精密称取片粉 0.5996g，加中性乙醇 25mL，微热，使其溶解，放冷，加酚酞指示剂 3 滴，用氢氧化钠滴定液（0.1008mol/L）滴定至粉红色，消耗量 18.47mL。每 1mL 氢氧化钠滴定液（0.1mol/L）相当于 27.04mg 的甲苯磺丁脲。《中国药典》（2020 年版）规定本品含甲苯磺丁脲应为标示量的 95.0%～105.0%。试计算本品标示量的百分含量，并判断是否符合规定。

# 第二节　注射剂分析

注射剂系指原料药物或与适宜的辅料制成的供注入体内的无菌制剂。

注射剂可分为注射液、注射用无菌粉末与注射用浓溶液等。

## 一、分析步骤

在分析注射剂前，首先要观察注射液的色泽和澄明度，再进行鉴别试验、pH 检查及杂质检查，然后按照《中国药典》（2020 年版）规定进行常规检查，最后进行含量测定。

**课堂互动**

利用已学习的技能，查询《中国药典》（2020 年版），了解何为注射液、注射用无菌粉末、注射用浓溶液。

## 二、常规检查

《中国药典》（2020 年版）制剂通则的注射剂项下，规定注射剂的检查任务有装量及装量差异、渗透压物质的量浓度、可见异物、不溶性微粒、中药注射剂有关物质、重金属及有害元素残留量、无菌、细菌内毒素或热原检查。

### （一）装量检查

适于注射液及注射用浓溶液的装量检查，按照下述方法检查，应符合规定。

根据不同规格按规定取样，开启时注意避免损失，将内容物分别用相应体积的干燥注射器及注射针头抽尽，然后缓慢连续地注入经标化的量入式量筒内（量筒的大小应使待测体积至少占其额定体积的 40%，不排尽针头中的液体），在室温下检视。每支（瓶）的装量均不得少于其标示量。注射剂的装量检查要求见表 5-5。

表 5-5　注射剂的装量检查要求

| 供试品类型 | 规格 | 取量 | 检查方法 | 规定要求 |
|---|---|---|---|---|
| 注射液及注射用浓溶液 | 供试品装量≤2mL | 5 支(瓶) | 上述检查法 | 不低于其标示量 |
| | 2～50mL | 3 支(瓶) | | |
| | 供试品装量>50mL | | 照最低装量检查法(通则 0942)检查 | 不低于其标示量的 97% |

| 供试品类型 | 规格 | 取量 | 检查方法 | 规定要求 |
|---|---|---|---|---|
| 油溶液、乳状液或混悬液 | | | 应先加温(如有必要)摇匀,再用干燥注射器及注射针头抽尽后,同前法操作,放冷(加温时),检视 | 不低于其标示量 |
| 生物制品多剂量供试品 | 按标示的剂量数和每剂的装量 | 1 支(瓶) | 分别用注射器抽出,按上述步骤测定单次剂量 | 不低于标示量 |
| 预装式注射器和弹筒式装置的供试品 | 供试品装量≤2mL | 5 支(瓶) | 供试品与所配注射器、针头或活塞装配后将供试品缓慢连续注入容器(不排尽针头中的液体),按单剂量供试品要求进行装量检查 | 不低于标示量 |
| | 2~50mL | 3 支(瓶) | | |

### (二）装量差异检查

适用于注射用无菌粉末的检查,按照下述方法检查应符合规定。

取供试品 5 瓶（支）,除去标签、铝盖,容器外壁用乙醇擦净,干燥,开启时注意避免玻璃屑等异物落入容器中,分别迅速精密称定;容器为玻璃瓶的注射用无菌粉末,首先小心开启内塞,使容器内外气压平衡,盖紧后精密称定。然后倾出内容物,容器用水或乙醇洗净,在适宜条件下干燥后,再分别精密称定每一容器的重量,求出每瓶（支）的装量与平均装量。

除另有规定外,注射用无菌粉末的重量差异限度应符合表 5-6 的要求。如有 1 瓶（支）不符合规定,应另取 10 瓶（支）复试,应符合规定。

表 5-6　注射用无菌粉末的重量差异限度

| 平均装量或标示装量 | 装量差异限度 | 平均装量或标示装量 | 装量差异限度 |
|---|---|---|---|
| 0.05g 及 0.05g 以下 | ±15% | 0.15g 以上至 0.50g | ±7% |
| 0.05g 以上至 0.15g | ±10% | 0.50g 以上 | ±5% |

凡规定检查含量均匀度的注射用无菌粉末,一般不再进行装量差异检查。

### (三）渗透压物质的量浓度检查

溶剂通过半透膜由低浓度向高浓度溶液扩散的现象称为渗透,阻止渗透所需要施加的压力,称为渗透压。溶液的渗透压,取决于溶液中溶质粒子的数量,是溶液的依数性之一,通常以渗透压物质的量浓度来表示,它反映的是溶液中各种溶质对溶液渗透压贡献的总和。

$$毫渗透压物质的量浓度(mOsmol/kg) = \frac{每千克溶剂中溶解的溶质克数}{分子量} \times n \times 1000$$

式中,$n$ 为一个溶质分子溶解或解离时形成的粒子数。在理想溶液中,例如葡萄糖 $n=1$,氯化钠或硫酸镁 $n=2$,氯化钙 $n=3$,枸橼酸钠 $n=4$。

通常采用测量溶液的冰点下降来间接测定其渗透压物质的量浓度。除另有规定外,静脉输液及椎管注射用注射液按各品种项下的规定,照渗透压物质的量浓度测定法［《中国药典》(2020 年版) 通则 0632］测定,应符合规定。

### (四）可见异物检查

可见异物系指存在于注射剂、眼用液体制剂和无菌原料药中,在规定条件下目视可以观测到的不溶性物质,其粒径或长度通常大于 $50\mu m$。

可见异物检查法有灯检法和光散射法，一般常用灯检法。灯检法不适用的品种，如用深色透明容器包装或液体色泽较深（一般深于各标准比色液 7 号）的品种可选用光散射法；混悬型、乳状液型注射液和滴眼液不能使用光散射法。

除另有规定外，照可见异物检查法［《中国药典》（2020 年版）通则 0904］检查，应符合规定。

### （五）不溶性微粒检查

注射液中若有不溶性微粒，可引起静脉炎、过敏反应，较大的微粒可以堵塞毛细血管。不溶性微粒检查法有光阻法和显微计数法。当光阻法测定结果不符合规定或供试品不适于用光阻法测定时，应采用显微计数法进行测定，并以显微计数法的测定结果作为判定依据。除另有规定外，用于静脉注射、静脉滴注、鞘内注射、椎管内注射的溶液型的注射液、注射用无菌粉末及注射用浓溶液照不溶性微粒检查法［《中国药典》（2020 年版）通则 0903］检查，均应符合规定。

### （六）中药注射剂有关物质检查

中药注射剂有关物质系指中药材经提取、纯化制成注射剂后，残留在注射剂中可能含有并需要控制的物质。除另有规定外，一般应检查蛋白质、鞣质、树脂等，静脉注射液还应检查草酸盐、钾离子等。照注射剂有关物质检查法［《中国药典》（2020 年版）通则 2400］检查，应符合有关规定。

### （七）重金属及有害元素残留量检查

除另有规定外，中药注射剂照铅、镉、砷、汞、铜测定法［《中国药典》（2020 年版）通则 2321］测定，按各品种项下每日最大使用量计算，铅不得超过 $12\mu g$，镉不得超过 $3\mu g$，砷不得超过 $6\mu g$，汞不得超过 $2\mu g$，铜不得超过 $150\mu g$。

### （八）无菌检查

无菌检查法系用于检查药典要求无菌的药品、生物制品、医疗器具、原料、辅料及其他品种是否无菌的一种方法。

照无菌检查法［《中国药典》（2020 年版）通则 1101］检查，应符合规定。

### （九）细菌内毒素或热原检查

热原检查法系将一定剂量的供试品，静脉注入家兔体内，在规定时间内，观察家兔体温升高的情况，以判定供试品中所含热原的限度是否符合规定。细菌内毒素法是利用鲎试剂来检测或量化由革兰阴性菌产生的细菌内毒素，以判断供试品中细菌内毒素的限量是否符合规定的一种方法。细菌内毒素检查包括两种方法，即凝胶法和光度测定法，后者包括浊度法和显色基质法。供试品检测时，可使用其中任何一种方法进行试验。当测定结果有争议时，除另有规定外，以凝胶限度试验结果为准。本试验操作过程应防止内毒素的污染。除另有规定外，静脉用注射剂按各品种项下的规定，照细菌内毒素检查法［《中国药典》（2020 年版）通则 1143］或热原检查法［《中国药典》（2020 年版）通则 1142］检查，应符合规定。热原检查和细菌内毒素检查均为控制引起体温升高的杂质，检查时选择一种即可。

## 三、含量测定

注射剂的成分比较简单，如有干扰物质应选用适当的方法加以排除，其含量以单位药品的实际含量占标示量的百分比表示。一般采用滴定分析法、紫外-可见分光光度法、高效液相色谱法测定，其测定结果的计算同片剂，将片剂公式中的平均片重改成平均装量（每瓶或支），取样量改成毫升数即可。

注射剂标示量的百分含量的计算：

$$标示量的百分含量（\%）=\frac{每支实测的含量}{标示量}=\frac{供试品中测得量×每支容量（mL）}{供试品取样量（mL）×标示量} \quad (5-7)$$

### （一）滴定分析法

含量计算公式：

$$标示量的百分含量（\%）=\frac{V×T×F×10^{-3}×每支容量}{W×S} \quad (5-8)$$

式中，$V$ 为供试品消耗滴定液的体积，mL；$F$ 为滴定浓度校正因子（$F=c_{实}/c_{理}$）；$W$ 为供试品的取样量，mL；$S$ 为标示量，g；$T$ 为 1mL 滴定液相当于被测组分的质量（即滴定度），g/mL 或 mg/mL。

### 💠 实例解析

**盐酸阿扑吗啡注射液的含量测定**

精密量取本品（规格 1mL：5mg）10mL，（约相当于盐酸阿扑吗啡 50mg），置分液漏斗中，用新沸过的冷水稀释使成 25mL，加碳酸氢钠 0.5g，振摇溶解后，用无过氧化物的乙醚振摇提取 5 次，第一次 25mL，以后每次各 15mL，合并乙醚液，用水洗涤 3 次，每次 5mL，合并洗液，用无过氧化物的乙醚 5mL 振摇提取，合并前后两次得到的乙醚液，精密加盐酸滴定液（0.02mol/L）20mL，振摇提取，静置待分层，分取酸层，乙醚层用水振摇洗涤 2 次，每次 5mL，洗液并入酸液中，加甲基红指示液 1～2 滴，用氢氧化钠滴定液（0.02mol/L）进行滴定，消耗 7.49mL。每 1mL 盐酸滴定液（0.02mol/L）相当于 6.256mg 的 $C_{17}H_{17}NO_2 \cdot HCl \cdot 1/2H_2O$。计算盐酸阿扑吗啡注射液标示量的百分含量。（其中盐酸滴定液 0.02mol/L 的浓度校正因子为 1.032）

本品为盐酸阿扑吗啡的灭菌水溶液。含盐酸阿扑吗啡（$C_{17}H_{17}NO_2 \cdot HCl \cdot 1/2H_2O$）应为标示量的 93.0%～107.0%。

解析：本试验所用乙醚不应含过氧化物，以避免使阿扑吗啡氧化。其标示量的百分含量的计算公式

$$标示量的百分含量（\%）=\frac{V×T×F×10^{-3}×每支容量}{W×S}$$

$$标示量的百分含量（\%）=\frac{7.49×6.256×1.032×10^{-3}×1}{10×5×10^{-3}}$$

$$=96.71\%$$

结论：《中国药典》（2020 年版）中的标示量为 93.0%～107.0%，本品检查含量为 96.71%，符合要求。

注意事项：

① 本品新配制时为无色溶液，但性质不稳定，遇光和空气易氧化变色，在碱性溶液内变化尤快；而在酸性溶液中加入适宜的抗氧剂如焦亚硫酸钠，并采用充氮罐装，可以阻止氧化变质。

② 盐酸阿扑吗啡在强碱性溶液中很不稳定，容易分解，因此采用碳酸氢钠碱化使其游离。

## （二）紫外-可见分光光度法

紫外-可见分光光度法分为对照品比较法和吸收系数法，具体含量计算如下。

### 1. 对照品比较法

$$标示量的百分含量（\%）=\frac{c_R\times\dfrac{A_X}{A_R}\times V\times D\times 每支容量}{W\times S} \tag{5-9}$$

### 2. 吸收系数法

$$标示量的百分含量（\%）=\frac{\dfrac{A}{E_{1cm}^{1\%}}\times\dfrac{1}{100}\times V\times D\times 每支容量}{W\times S}\times 100\% \tag{5-10}$$

式中，$A_X$ 为供试品溶液的吸光度；$c_R$ 为对照品溶液的浓度，g/mL；$A_R$ 为对照品溶液的吸光度；$W$ 为供试品取样量，g 或 mL；$D$ 为供试品的稀释倍数；$V$ 为供试品初次配制的体积，mL；$E_{1cm}^{1\%}$ 为供试品的百分吸收系数；$S$ 为注射剂的标示量，g；每支容量为注射剂的标示体积，mL。

🌱 **实例解析**

#### 维生素 $B_2$ 注射液含量测定

避光操作。精密量取维生素 $B_2$ 注射液（规格 2mL：10mg）2mL，置 1000mL 量瓶中，加 10% 醋酸溶液 2mL 与 14% 醋酸钠溶液 7mL，用水稀释至刻度，摇匀，照紫外-可见分光光度法（通则 0401），在 444nm 的波长处测定吸光度 0.312，按 $C_{17}H_{20}N_4O_6$ 的吸收系数（$E_{1cm}^{1\%}$）为 323 计算维生素 $B_2$ 注射液标示量的百分含量。

解析：

$$标示量的百分含量(\%)=\dfrac{\dfrac{A}{E_{1cm}^{1\%}}\times\dfrac{1}{100}\times V\times D\times 每支容量}{W\times S}$$

$$=\dfrac{\dfrac{0.312}{323}\times\dfrac{1}{100}\times 2\times\dfrac{1000}{2}\times 2}{2\times\dfrac{10}{1000}}$$

$$=96.59\%$$

结论：中国药典（2020 年版）中的标示量为 90.0%～115.0%，本品检查含量为 96.59%，符合要求。

### （三）高效液相色谱法

含量计算公式：

$$标示量的百分含量(\%)=\dfrac{c_R\times\dfrac{A_X}{A_R}\times V\times D\times 每支容量}{W\times S} \tag{5-11}$$

式中，$A_X$ 为供试品的峰面积；$A_R$ 为对照品的峰面积；$c_R$ 为对照品的浓度，mg/mL；$D$ 为供试品的稀释倍数；$W$ 为供试品的质量，g 或 mL；$V$ 为供试品初次配制的体积，mL；$S$ 为注射剂的标示量，g。

### 👥 课堂互动

维生素 C 注射液说明书显示：维生素 C 注射液主要成分为维生素 C，辅料为亚硫酸氢钠、碳酸氢钠、乙二胺四乙酸二钠、盐酸半胱氨酸、注射用水。

请同学们讨论：维生素 C 注射液中的辅料对含量测定是否有影响？如果有影响如何消除？

## 四、注射剂中常见附加剂的干扰及排除

在制备注射剂过程中除主药和溶剂外，常加入溶剂和附加剂。溶剂主要包括注射用水、注射用油、其他注射用非水溶剂。附加剂主要包括渗透压调节剂、pH 调节剂、增溶剂、乳化剂、助悬剂、抗氧剂（亚硫酸钠、亚硫酸氢钠、焦亚硫酸钠、硫代硫酸钠等，一般浓度为 0.1%～0.2%）、抑菌剂（0.5% 苯酚、0.5% 三氯叔丁醇等）等。在测定注射剂的含量时，这些溶剂和附加剂若不产生干扰，可采用原料药的含量测定方法；否则，需通过预处理排除干扰后，再测定。因抗氧剂的应用比较广泛，本节主要介绍抗氧剂的干扰和排除。

### （一）抗氧剂的干扰及排除

具有还原性药物的注射剂，常需加入抗氧剂以增加药物的稳定性。这些物质均具有较强的还原性，当用氧化还原滴定法及亚硝酸钠滴定法测定药物含量时便会产生干扰。排除干扰

的方法有以下几种：

**1. 加入掩蔽剂丙酮或甲醛消除干扰**

当注射剂中加入亚硫酸钠或亚硫酸氢钠作抗氧剂时，如采用碘量法、铈量法或亚硝酸钠滴定法测定注射剂中的主药时，就会产生干扰。使用掩蔽剂与抗氧剂发生加成反应从而消除干扰。

🌱 **实例解析**

### 维生素 C 注射液含量测定

精密量取本品适量（约相当于维生素 C 0.2g），加水 15mL 与丙酮 2mL，摇匀，放置 5 分钟，加稀醋酸 4mL 与淀粉指示液 1mL，用碘滴定液（0.05mol/L）滴定，至溶液显蓝色并持续 30 秒钟不褪。每 1mL 碘滴定液（0.05mol/L）相当于 8.806mg 的 $C_6H_8O_6$。

维生素 C 注射液中添加亚硫酸氢钠作抗氧剂，采用碘量法测定所含维生素 C 的含量时，亚硫酸氢钠也消耗碘滴定液，可使测定结果偏高。故药典采用碘量法测定其含量时加入丙酮作掩蔽剂，以消除干扰。其反应如下：

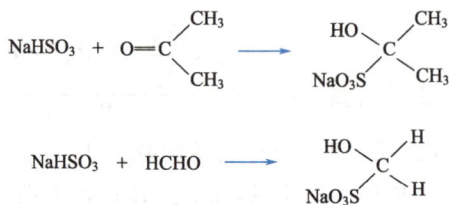

📖 **拓展链接**

丙酮和甲醛均可掩蔽亚硫酸钠、亚硫酸氢钠和焦亚硫酸钠，但在选用时应注意甲醛的还原性，若采用的滴定液为较强的氧化剂，就不用甲醛作掩蔽剂。

**2. 加酸分解法**

亚硫酸钠、亚硫酸氢钠、焦亚硫酸钠、硫代硫酸钠均可被强酸分解，产生二氧化硫气体，经加热可全部逸出而除去。

$$NaHSO_3 + HCl \longrightarrow NaCl + H_2O + SO_2$$

🌱 **实例解析**

### 盐酸普鲁卡因胺注射液的含量测定

精密量取本品 5mL，加水 40mL 与盐酸溶液（1→2）10mL，迅速煮沸，立即冷却至室温，照永停滴定法（通则 0701），用亚硝酸钠滴定液（0.1mol/L）滴定。每 1mL 亚硝酸钠滴定液（0.1mol/L）相当于 27.18mg 的 $C_{13}H_{21}N_3 \cdot HCl$。

盐酸普鲁卡因胺注射剂中添加了亚硫酸氢钠抗氧剂，可消耗亚硝酸钠滴定液，在滴定前加入盐酸溶液（1→2）10mL，迅速煮沸，使亚硫酸氢钠分解，排除干扰。

### 3. 加入弱氧化剂氧化

此法是加入一种弱氧化剂将亚硫酸盐或亚硫酸氢盐氧化，以排除干扰。选用的氧化剂不氧化被测的药物，亦不会消耗滴定液，常用的弱氧化剂为过氧化氢和稀硝酸。

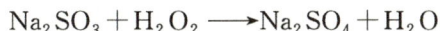

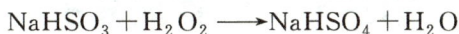

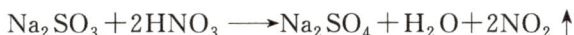

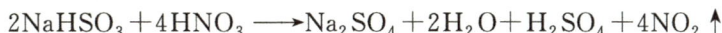

$$Na_2SO_3 + H_2O_2 \longrightarrow Na_2SO_4 + H_2O$$

$$NaHSO_3 + H_2O_2 \longrightarrow NaHSO_4 + H_2O$$

$$Na_2SO_3 + 2HNO_3 \longrightarrow Na_2SO_4 + H_2O + 2NO_2\uparrow$$

$$2NaHSO_3 + 4HNO_3 \longrightarrow Na_2SO_4 + 2H_2O + H_2SO_4 + 4NO_2\uparrow$$

### （二）助溶剂的干扰及排除

在制成注射液时，常添加一些能帮助主药溶解又使注射液比较稳定的物质，称为助溶剂。助溶剂的存在也会影响主药的含量测定。

### 📖 拓展链接

测定注射剂含量时，注射剂含主药量大，附加剂不干扰测定者，可按原料药相同的方法测定，也可直接蒸干后，用重量法测定；注射剂含主药量较小，若采用与原料药相同的方法，会消耗更多的供试品，可选用微量、灵敏的方法；若附加剂对主药的含量测定有干扰时，应排除干扰后再进行测定。

### ✏️ 练习测试 >>>

**一、A 型题（最佳选择题） 只有一个最佳答案**

1. 注射用无菌粉末重量在 0.5g 以上的重量差异限度为（　　）。

A. ±5%　　　　　 B. ±7.5%　　　　　 C. ±10%　　　　　 D. ±15%　　　　　 E. 7%

2. 为了消除注射液中抗氧剂焦亚硫酸钠对测定的干扰，可在测定前加入（　　）使焦亚硫酸钠分解。

A. 丙酮　　　　　 B. 中性乙醇　　　　　 C. 甲醛　　　　　 D. 盐酸　　　　　 E. 甲酸

**二、X 型题（多项选择题） 每题有两个或两个以上的备选答案**

1.《中国药典》（2020 年版）规定注射液的检查项目包括（　　）。

A. 热原　　　　 B. 无菌　　　　 C. 不溶性微粒　　　 D. 可见异物　　　 E. 装量

2. 排除注射剂分析中抗氧剂的干扰，可以采用的方法有（　　）。

A. 加入甲醛或丙酮等掩蔽剂　　　　　　 B. 有机溶剂稀释法

C. 加碱后加热水解　　　　　　　　　　 D. 加酸后加热

E. 加弱氧化剂

**三、计算题**

精密量取甲氧苄啶注射液（规格 2mL：0.1g）1mL 置 25mL 量瓶中，用稀醋酸稀释至刻度，摇匀，精密量取 1mL 置 100mL 量瓶中，用稀醋酸稀释至刻度，摇匀。照紫外-可见分光光度法，在 271nm 波长处测定吸光度为 0.420。另取甲氧苄啶对照品 0.05134g，置 25mL 量瓶中，用稀醋酸稀释至刻度，精密量取 1mL 置 100mL 量瓶中，用稀醋酸稀释至刻度，摇匀。在 271nm 波长处测定吸光度为 0.416，计算甲氧苄啶注射液标示量的百分含量。

# 第三节　胶囊剂分析

## 一、分析步骤

胶囊剂系指原料药物或与适宜辅料充填于空心胶囊或密封于软质囊材中制成的固体制剂。胶囊剂可分为硬胶囊和软胶囊。根据释放特性不同还可分为缓释胶囊、控释胶囊和肠溶胶囊等。主要供口服用。

**课堂互动**

利用已学习的技能，查询《中国药典》（2020 年版）了解何为硬胶囊、软胶囊、缓释胶囊、控释胶囊和肠溶胶囊。

胶囊剂分析的基本步骤首先要对胶囊剂进行色泽、嗅、味等外观性状的检查，然后进行鉴别、检查（包括与制剂相关的检查和降解产物检查等）和含量测定。

《中国药典》（2020 年版）规定：胶囊剂外观性状应整洁，不得有黏结、变形、渗漏或囊壳破裂现象，并应无异臭。本节重点讲解胶囊剂中硬胶囊、软胶囊的质量分析。

## 二、常规检查

《中国药典》（2020 年版）制剂通则的胶囊剂项下规定：胶囊剂的常规检查任务为"装量差异""崩解时限""水分""微生物限度"的检查（参照第一节微生物限度检查）；胶囊剂还需进行溶出度、释放度、含量均匀度等检查，必要时，内容物包衣的胶囊剂应检查残留溶剂。

### 1. 装量差异检查

胶囊剂在生产过程中，空胶囊容积、粉末的流动性以及工艺、设备等可引起胶囊剂内容物装量的差异。为了控制各粒装量的一致性，保证用药剂量的准确，需对胶囊剂进行装量差异的检查。

方法：除另有规定外，取供试品 20 粒（中药取 10 粒），分别精密称定重量，倾出内容物（不得损失囊壳），硬胶囊囊壳用小刷或其他适宜的用具拭净；软胶囊或内容物为半固体或液体的硬胶囊囊壳用乙醚等易挥发性溶剂洗净，置通风处使溶剂挥尽，再分别精密称定囊壳重量，求出每粒内容物的装量与平均装量。每粒装量与平均装量相比较（有标示装量的胶囊剂，每粒装量应与标示装量比较），超出装量差异限度的不得多于 2 粒，并不得有 1 粒超出限度 1 倍。其装量差异限度要求见表 5-7。

**表 5-7　胶囊剂装量差异限度要求**

| 平均装量或标示装量 | 装量差异限度 |
| --- | --- |
| 0.30g 以下 | ±10% |
| 0.30g 及 0.30g 以上 | ±7.5%（中药±10%） |

凡规定检查含量均匀度的胶囊剂，一般不再进行装量差异的检查。

**2. 崩解时限检查**

胶囊剂的崩解是药物溶出及被人体吸收的前提，而囊壳常因囊材的质量，久贮或与药物接触等原因，影响溶胀或崩解。因此胶囊剂需检查崩解时限。凡规定检查溶出度或释放度的胶囊剂，可不进行崩解时限检查。

胶囊剂的崩解时限除另有规定外，照崩解时限检查法［《中国药典》（2020 年版）通则 0921］检查，均应符合规定。如果胶囊漂浮于液面，应加挡板，硬胶囊剂应在 30 分钟内全部崩解；软胶囊剂应在 1 小时内全部崩解。如有 1 粒不能全部崩解，应另取 6 粒，按规定方法复试，均应符合规定。以明胶为基质的软胶囊剂可改在人工胃液中进行检查。

**3. 水分检查**

中药硬胶囊剂应进行水分检查。取供试品内容物，照水分测定法［《中国药典》（2020 年版）通则 0832］测定。除另有规定外，不得过 9.0%。硬胶囊内容物为液体或半固体者不检查水分。

## 三、含量测定

不加辅料的胶囊剂，其含量测定基本按原料药的含量测定方法进行；加入辅料的胶囊剂，由于其辅料与片剂的辅料十分相似，故在含量测定中，排除胶囊剂辅料干扰的方法可参照片剂分析中所采用的方法，其含量测定亦基本按片剂的含量测定方法（滴定分析法、紫外-可见分光光度法、高效液相色谱法）进行，对应的含量计算公式也与片剂相同，具体内容请参见本章第一节和第二节。

胶囊剂的含量也以相当于标示量的百分含量表示，计算公式为：

$$标示量的百分含量（\%）=\frac{测得量(g)\times 平均装量(g/粒)}{供试品质量(g)\times 标示量(g/粒)} \tag{5-12}$$

高效液相色谱法的含量计算：

$$标示量的百分含量（\%）=\frac{c_R\times\dfrac{A_X}{A_R}\times V\times D\times\overline{W}}{W\times S} \tag{5-13}$$

式中，$A_X$ 为样品溶液的峰面积；$A_R$ 为对照品溶液的峰面积；$c_R$ 为对照品溶液的浓度，g/mL；$W$ 为供试品的称样量，g；$D$ 为供试品的稀释倍数；$V$ 为供试品初次配制的体积，mL；$\overline{W}$ 为平均囊重，g；$S$ 为胶囊剂的标示量，g。

✿ **实例解析**

**诺氟沙星胶囊（规格 0.1g）含量测定**

取装量差异项下的内容物，混合均匀，精密称取细粉适量（约相当于诺氟沙星 125mg），置 500mL 量瓶中，加 0.1mol/L 盐酸溶液 10mL 使溶解后，用水稀释至刻度，摇匀，滤过。精密量取续滤液 5mL，置 50mL 量瓶中，用流动相稀释至刻度，摇匀，精密量取 20μL 注入液相色谱仪，记录色谱图。另取诺氟沙星对照品，同法测定，按外标法以峰面积计算供试品中诺氟沙星 $C_{16}H_{18}FN_3O_3$ 的含量。含诺氟沙星应为标示量的 90.0%～110.0%。

解析：

① 本法采用高效液相色谱法。

② 含量测定所用的供试品是取装量差异检查合格的内容物，取样方法与装量差异检查的取样方法相同。

③ 计算公式：标示量的百分含量（%）＝$\dfrac{c_R \times \dfrac{A_X}{A_R} \times V \times D \times 平均囊重}{W \times S}$

## 练习测试 >>>

**一、A 型题（最佳选择题）每题只有一个最佳答案**

1. 胶囊剂装量在 0.3g 以下的装量差异限度为（　　）。

A. ±7.5%　　　　　B. ±5.0%　　　　　C. ±6.0%

D. ±7.0%　　　　　E. ±10%

2. 胶囊剂的崩解时限测定可被（　　）代替。

A. 重量差异检查　　B. 含量均匀度检查　　C. 溶出度测定

D. 含量测定　　　　E. 杂质检查

**二、X 型题（多项选择题）有两个或两个以上的备选答案**

胶囊剂常规检查的项目有（　　）。

A. 粒度　　　　　　B. 装量差异　　　　　C. 崩解时限

D. 溶出度　　　　　E. 微生物限度

**三、计算题**

桂利嗪胶囊的含量测定。取装量差异项下的内容物，混合均匀，精密称取适量（约相当于桂利嗪 30mg），置 200mL 量瓶中，加盐酸溶液（9→1000）约 150mL，振摇使桂利嗪溶解，用盐酸溶液（9→1000）稀释至刻度，摇匀，滤过，精密量取续滤液 5mL，置 100mL 量瓶中，用盐酸溶液（9→1000）稀释至刻度，摇匀，照紫外-可见分光光度法 [《中国药典》（2020 年版）通则 0401]，在 253nm 的波长处测定吸光度，按 $C_{26}H_{28}N_2$ 的吸收系数（$E_{1cm}^{1\%}$）为 575 计算，即得。已知样品规格为 25mg，平均装量为 0.2801g，供试品质量为 0.3154g，供试品的吸光度为 0.412，计算其标示量的百分含量。

# 第四节 中药制剂分析

中药制剂是以中药为原料经特定的工艺制成的药物制剂。中药在我国历史悠久，品种繁多，应用广泛，为我国人民的防病治病做出了很大的贡献。随着中药制剂生产的发展，我国政府和医药学界高度重视中药质量标准化的问题，整理和制定了以《中国药典》（2020 年版）为代表的中药质量标准，保证用药的安全性、有效性。运用现代的科学技术手段，通过内在指标，客观深刻地评价药品质量，中药制剂生产和质量控制的水平有了很大的提高。

《中国药典》（2020 年版）一部收载中药品种 2711 种，其中新增 117 种，修订品种 452种。本节根据中药制剂的特点，介绍中药制剂分析的特点和方法。

## 一、特点及分类

中药作用的物质基础是其中的化学成分，中药特别是中药复方制剂含有众多的化学成分，作用十分复杂。中药制剂的质量受很多因素的影响，如原药材、制剂工艺、贮藏条件、流通过程等。

### （一）中药制剂分析的特点

**1. 有效成分难确定性**

中药制剂中的有效成分往往难以确定，中医药理论强调整体观念，产生的疗效是多种化学成分的协同作用，很难用一种或者两种成分作为疗效指标成分。因此中药制剂的质量分析应综合考虑。如鞣质，在麻黄中为无效成分，而在地榆中为有效成分，有止血之功效。

**2. 有效成分含量差异性**

中药制剂大多由多味中药组成，化学成分复杂，如麻黄中有生物碱类、黄酮类、维生素类、氨基酸类、挥发油和鞣质等多种成分。在中药制剂中，各种成分的含量高低不一，许多成分的含量比较低，有的成分含量很低，甚至为十万分之几、百万分之几，要求分析方法有较高灵敏度。

**3. 有效成分不恒定性**

中药制剂是严格按中医理论和用药原则组方而成，在分析时应分清君、臣、佐、使地位，抓住君药、贵重药及剧毒药，对其进行重点检测。当君药有效成分不明确或难以检测或无明确特征时，可依次考虑臣、佐、使药作为检测指标，最好选择已知的有效成分或毒性成分。

**4. 原料药材质量差异性**

药材由于生长环境、采收时间、贮藏条件的不同，有效成分的含量可能有很大差异，可直接影响制剂的质量，因此原料药材必须经检验合格后才能使用。

**5. 外在条件影响多样性**

制剂的工艺条件对产品质量的影响也是不容忽视的。因此在研究制剂的制造工艺时，应考察不同工艺对产品质量的影响，并应设计稳定的工艺条件。贮藏流通过程对产品质量也可能造成影响，中药制剂一般容易吸潮、染菌，有效成分也可能由于不稳定而损失，如何保证贮藏过程中药品的质量，也是一个需要研究解决的问题。因此，控制中药制剂的质量，仅有成品的检验是不够的，应该按照《药品生产质量管理规范》（GMP）的要求，从药品生产的各个环节以及销售、使用等过程加以全面控制，才能确保药品的质量。

### （二）中药制剂的分类

中药制剂的剂型和合成药不完全相同。我国古代医药学家根据药物的性质、用药的目的将药物制成了各种便于服用的形式。中药制剂传统的剂型有丸、散、膏、丹、酒、汤、茶、锭等。为了提高中药制剂的疗效，适应工业化生产的需要，在传统剂型的基础上又研制了新的剂型，如合剂、酊剂、颗粒剂、片剂、注射剂等，形成了比较完整的剂型体系。在中药制剂的分析中，习惯于按物态进行分类，即可以将中药制剂分为液体制剂、半固体制剂和固体制剂。

**1. 中药制剂的原料**

制备中药制剂的原料包括中药材、中药饮片、中药提取物（总提取物、有效部位、有效成分）。

（1）中药材　来源于动物、矿物、植物，经过简单加工或未经加工而取得药用部位的生药材即为中药材。《中华人民共和国药品管理法》规定："城乡集市贸易市场可以出售中药材，国务院另有规定的除外"

（2）中药饮片　《中国药典》对中药饮片的定义为：药材经过炮制后可直接用于中医临床或制剂生产使用的药品。

（3）中药提取物　凡是经过一定的提取方式从植物、动物、矿物中获得的用于制剂生产的挥发油、油脂、浸膏、流浸膏、干浸膏、有效成分、有效部位等均为提取物。

其中有效部位是指从单一植物、动物、矿物等物质中提取的一类或数类成分组成的提取物，其中结构明确成分的含量应占提取物的50%以上。有效成分是指从植物、动物、矿物等物质中提取得到的天然的单一成分，其单一成分的含量应当占总提取物的90%以上。有效成分一般指化学上的单体化合物，能用分子式和结构式表达。

**2. 中药制剂的剂型分类**

（1）按物态分类　按剂型的物态，将其分为气体、液体、半固体和固体等类。气体剂型如气雾剂、吸入剂等；液体剂型如汤剂、合剂、酊剂、酒剂、露剂、注射剂等；半固体剂型如外用膏剂、内服膏滋、糊剂等；固体剂型如散剂、冲剂、丸剂、片剂、胶囊剂等。

（2）按制法分类　按剂型的制备方法，将主要工序采用相同方法的剂型归为一类。例如汤剂、酒剂、酊剂、流浸膏与浸膏剂等，均采用浸出方法制备，因而归纳为"浸出制剂"；注射液、滴眼液、口服安瓿等均采用灭菌或无菌方法制备。

（3）按给药途径和方法分类　将采用同一给药途径和方法的剂型列为一类，一般可将剂型分为如下几类：经胃肠道给药、注射给药、皮肤给药、黏膜给药、呼吸道给药。

**3. 按分散系统分类**

按剂型的物理化学内在分散特性，中药制剂可分为气体、固体及液体分散体剂型三类。

① 气体分散体剂型如气雾剂等。

② 液体分散体剂型又分为四类：真溶液类，如露剂、水剂、溶液剂、甘油剂等；胶体溶液类，如胶浆剂、涂膜剂等；乳浊液类，如乳剂、部分搽剂等；混悬液类，如混悬剂、合剂、洗剂等。

③ 固体分散体剂型，如散剂、冲剂、片剂、丸剂等。

## 二、基本程序及方法

### （一）取样

任何药品检验工作都要从取样开始。取样系指从一批产品中，按取样规则抽取一定数量具有代表性的样品。具体要求请参见第一章。

### （二）样品的前处理

由于中药制剂成分复杂，被检成分含量较低，因此对样品的预处理成为中药制剂检验工作中的一项重要内容。预处理一般系指通过提取、分离将样品中的干扰性成分（非被检成分、制剂辅料等）尽可能除去，并使被检成分定量转移、富集到供试液中。常用的中药制剂提取方法包括：萃取法、浸渍法、回流提取法、连续回流提取法、水蒸气蒸馏法、超声提取法和超临界流体萃取法等。常用的纯化方法有液-液萃取法、色谱法、沉淀法、盐析法等。样品预处理应严格按照药品标准规定的方法进行操作。

**1. 中药制剂常用提取方法**

（1）萃取法　萃取系根据相似相溶原理，利用溶质在互不相溶的溶剂中溶解度不同，使溶质从一种溶剂转移到另一种溶剂中的过程。经过多次萃取，可将测定组分提取出来。萃取法主要用于液体制剂中待测组分的提取分离，多用有机溶剂进行有机成分的萃取，便于分析。在萃取过程中应注意防止和消除乳化现象。萃取的完全程度可用回收率考察。

（2）浸渍法　将溶剂加入样品粉末中，在常温或温热的条件下浸泡一定时间，组分随扩散从样品粉末中浸出的提取方法。浸渍法分为冷浸法和温浸法。冷浸法操作简便，适用于固体制剂中遇热不稳定组分的提取。

（3）回流提取法　将样品粉末置于烧瓶中，加一定量有机溶剂，水浴加热使其微沸，进行回流提取。该法适用于固体制剂的提取。提取前应将样品粉碎成细粉，以利于组分的提取。在进行定量分析时，可多次更换溶剂提取，至组分提取完全，合并提取液供分析用。对热不稳定或有挥发性组分则不宜采用回流提取法。

📖 **拓展链接**

《中国药典》（2020 年版）一部收载的品种华山参片，其中用于硫酸阿托品对照品、氢溴酸东莨菪碱对照品、氢溴酸山莨菪碱对照品和东莨菪内酯对照品薄层鉴别的供试品溶液的制备采用了回流提取法。具体方法：用取样品 20 片，除去糖衣，研细，用浓氨试液-乙醇（1:1）2mL 湿润，再加三氯甲烷 20mL，加热回流 1 小时，滤过，滤液蒸干，残渣加三氯甲烷 0.5mL 使溶解，作为供试品溶液。

（4）连续回流提取法　为了弥补回流提取法中需要溶剂量大、操作较烦琐的不足，可采用连续提取法，即用最少量溶剂最大限度地提取出有效成分。连续回流提取法是使用索氏提取器连续提取的方法。该法应选用低沸点、易挥发的溶剂，如乙醚、乙醇、甲醇、三氯甲烷等。

（5）水蒸气蒸馏法　将含有挥发性成分的药材与水共蒸馏，使挥发性成分随水蒸气一并馏出，经冷凝提取挥发性成分的浸提方法为水蒸气蒸馏法，适用于可随水蒸气蒸出的挥发油、对热稳定的小分子生物碱组分的提取。

（6）超声提取法　超声波有助溶的作用，可用于样品中待测组分的提取。样品置容器内，加入提取溶剂后，置超声波振荡器中进行提取。本法提取效率高，经实验证明一般样品的提取 30min 内即可完成。

（7）超临界流体萃取法　超临界流体是指压力和温度超过物质的临界点时，所形成的单一相态。超临界流体既具有与液体相似的密度，又具有与气体相似的扩散系数。该法提取效果好、提取时间短，通过改变萃取的温度、压力等，可以选择性地萃取某些组分。最常使用的超临界流体是超临界 $CO_2$。

以上各种提取方法可以单独使用，但由于中药制剂成分复杂，很多药物多种方法并用。

**2. 中药制剂的纯化方法**

纯化分离方法的设计主要依据被测定成分和杂质在理化性质上的差异，同时结合与所要采用的测定方法的要求综合考虑。

常用的纯化方法有以下几种：液-液萃取法、色谱法、沉淀法、盐析法。此外液相微萃取、浊点萃取等新技术，也可用于中药质量检验的样品纯化。也可用蒸馏法纯化，收集馏出液进行分析，或某些成分经蒸馏分解生成挥发性成分，利用分解产物进行测定。

## （三）鉴别

中药制剂的鉴别试验目的在于确认其所含药味的存在。对于无含量测定任务的中药制剂，鉴别是控制其质量的关键。中药复方制剂一般不要求鉴别所有药味，应遵循处方的原则，首选君药与臣药进行鉴别。常用的鉴别方法有显微鉴别、理化鉴别、色谱鉴别和光谱鉴别。

**1. 显微鉴别**

显微鉴别是指用显微镜对药材的切片、粉末、解离组织或表面制片及成方制剂中药味的组织、细胞或内含物等特征进行鉴别的一种方法。含有原生药粉的中药制剂可选用该法鉴别。处方中的主要药味及化学成分不清楚或无化学鉴别方法的药味，应做显微鉴别。鉴别特征有薄壁细胞、木栓组织、纤维及淀粉粒、花粉粒、碳酸钙结晶等。显微鉴别是中药制剂主要的鉴别方法。对于用药材提取物制成的制剂，原有的组织结构大部分消失或重现性差时，则不能采用显微鉴别，如酊剂、口服液等，不宜用此法鉴别。

显微鉴别除用光学显微镜外，也可用电子显微镜，特别是用扫描电镜进行观察，可获得更多的微观信息和形态特征。扫描电镜在中药微观组织形态研究和鉴别中具有较高的实用价值。

**2. 理化鉴别**

理化鉴别是利用药材中的特定成分结构、官能团与一定试剂发生化学反应来进行鉴别的方法。鉴别的成分是已知的有效成分、特征成分及处方中某一味药所单独含有的成分。理化鉴别应选用专属性强且灵敏的方法。

### 3. 色谱鉴别

色谱法中应用较多的是薄层色谱法，是中药制剂中应用最多的一种鉴别方法。可用标准药材、对照品等作为对照，亦可与标准薄层色谱图进行比较后进行鉴别。气相色谱法用于制剂中含挥发性成分药材的鉴别，如冰片、麝香等。高效液相色谱法很少用于鉴别，若含量测定采用高效液相色谱法可同时用于鉴别。

### 4. 光谱鉴别

常用的有紫外-可见分光光度法和红外分光光度法。由于光谱法专属性不如色谱法，使用前应确认排除能产生干扰的组分。

### （四）检查

检查任务是中药制剂质量标准中的一项重要内容，按《中国药典》（2020 年版）要求，中药制剂的检查任务一般包括制剂通则检查、一般杂质检查、特殊杂质检查及微生物限度检查。

#### 1. 制剂通则检查

检查任务的内容与中药制剂的剂型有关，应遵照药典中制剂通则的有关规定进行。如丸剂要求测定水分、重量差异、溶散时限、装量差异，片剂要求测定重量差异、崩解时限，酊剂、酒剂要求测定乙醇量、甲醇量、装量，注射剂要求测定装量、可见异物、不溶性微粒、无菌等。其目的在于依据制剂的基本属性对药品质量进行控制和评价。

#### 2. 一般杂质检查

一般杂质是指在药材生长、采集、收购、加工、制剂的生产或贮存过程中容易引入的杂质，如水分、灰分、酸不溶灰分、重金属、砷盐、残留农药及残留溶剂等。因此，必须按药品标准检查项下的规定，对杂质进行限量检查，才能确保药品使用的安全性。

#### 3. 特殊杂质检查

特殊杂质检查是指有针对性地对与质量直接有关的特殊杂质进行检查，如五味麝香丸、止血复脉合剂中乌头碱限量检查，风湿定片中总生物碱限量检查，咳喘宁口服液中盐酸罂粟碱和吗啡的限量检查等。

#### 4. 微生物限度检查

微生物限度检查系指对非规定灭菌制剂及其原、辅料受到微生物污染程度的一种检查。微生物限度检查包括染菌量及控制菌的检查。一般的中药制剂都应检查细菌数、霉菌和酵母菌数，其限度随剂型而异。有些剂型还规定不得检出大肠埃希菌、金黄色葡萄球菌、铜绿假单胞菌。含动物及脏器的制剂（包括提取物）还不得检出沙门菌；用于创伤、溃疡、止血、深部组织及阴道的含原药材粉的制剂，还不得检出破伤风梭菌。中药制剂若霉变、长螨以不合格论。

### （五）含量测定

含量测定是对中药制剂进行内在质量控制的重要方法。测定对象应该是制剂中起主要作用的有效成分或毒性成分，以保证临床用药的有效性和安全性。目前大部分中药制剂有效成分还不十分清楚，有效成分的含量测定尚不能普遍应用，产生的疗效往往是多种成分的协同作用，很难用一种成分作为疗效指标，因此某些制剂则以有效部分或总成分的含量来控制药品的质量。例如，总生物碱、总黄酮、总皂苷、挥发油、总氮量以及浸出物等的测定。

常用的定量测定方法有化学分析法、紫外-可见分光光度法、薄层色谱法、气相色谱法和高效液相色谱法等。

🌱 **实例解析**

### 桂枝茯苓丸含量测定

本品中桂枝为君药，采用高效液相色谱法测定其中肉桂酸的含量。

**1. 色谱条件与系统适用性试验**

以十八烷基硅烷键合硅胶为填充剂；以乙腈-0.1％磷酸溶液（30∶70）为流动相；检测波长为285nm。理论板数按肉桂酸峰计算应不低于2000。

**2. 对照品溶液的制备**

取肉桂酸对照品适量，精密称定，置棕色量瓶中，加50％甲醇制成每1mL含5μg的溶液，即得。

**3. 供试品溶液的制备**

取重量差异项下的本品，剪碎，混匀，取约10g，精密称定，置具塞锥形瓶中，精密加入50％甲醇50mL，密塞，称定重量，超声处理（功率250W，频率33kHz）30分钟，放冷，再称定重量，用50％甲醇补足减失的重量，摇匀，滤过，取续滤液，即得。

**4. 测定法**

分别精密吸取对照品溶液与供试品溶液各10μL，注入液相色谱仪，测定，即得。本品每丸含桂枝以肉桂酸（$C_9H_8O_2$）计，不得少于72μg。

肉桂酸对照品和样品的色谱图见图5-7。

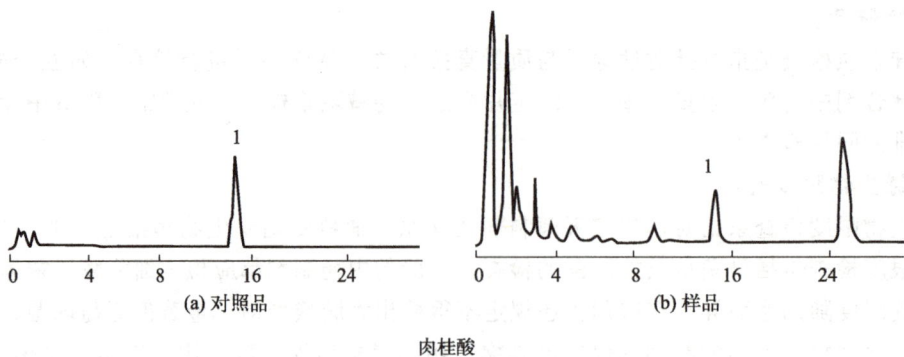

图 5-7　肉桂酸对照品和样品的色谱图

📖 **拓展链接**

### 中药指纹图谱

中药指纹图谱系指中药原料药材、饮片、半成品、成品等经适当处理后，采用一定的分析手段，得到的能够标示其特性的共有峰的图谱。中药指纹图谱是一种综合的、可量化的化学鉴定手段；是中药现代化的突破口之一。中药指纹图谱技术已被世界发达国家所认可。

中药指纹图谱，能有效表明中药的质量，相当于为中药制品贴上了"化学条形码"，使中药有了自己独有的质量控制标准。建立指纹图谱时，首先要选定具有代表性的样品，提取有效成分，然后把提纯后的样品放入分析仪器中，经过分析，电脑就可以根据样品中所含的不同的化合物绘制出峰值各异的图谱。图5-8就是复方丹参滴丸的对照指纹图谱。

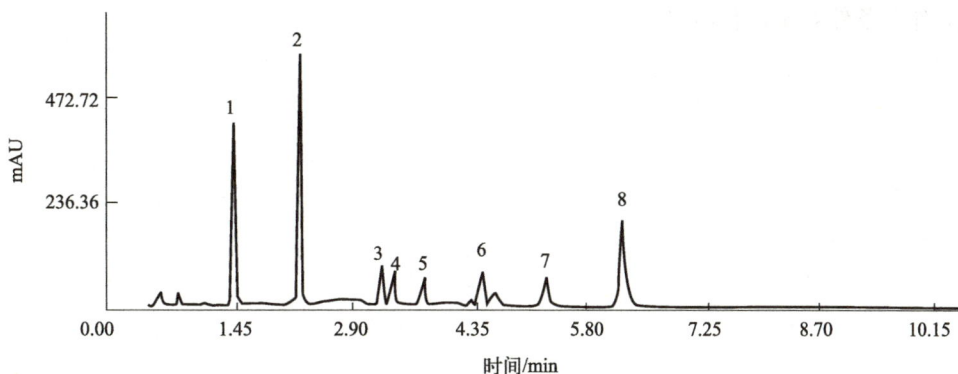

**图 5-8　复方丹参滴丸的对照指纹图谱**

## 思想加油站

### 传承精华　守正创新

上海和黄药业"上药牌"麝香保心丸连续五年入选中国家庭常备心脑血管用药、中国家庭常备肝胆用药两大品牌榜单。"上药牌"麝香保心丸源于宋代编制的中成药专著《太平惠民和剂局方》中记载的"苏合香丸"。

中国家庭常备药上榜品牌活动基于消费者调查，致力于打造一份科学合理的家庭用药指南，让广大民众看到好药、购买好药、常备好药。

上海和黄药业多年来坚持、发展和传承中华优秀传统文化，坚持做好中药的新药研发，推动了中医药产业发展，将中医药的服务更加贴近人民需要。

## 练习测试 >>>

**一、A 型题（最佳选择题）　每题只有一个最佳答案**

1. 下列关于中药制剂分析的基本程序说法正确的是（　　　）。

A. 取样—样品前处理—性状—鉴别—检查—含量测定—填写检验报告书

B. 取样—性状—样品前处理—鉴别—检查—含量测定—填写检验报告书

C. 样品前处理—取样—性状—鉴别—检查—含量测定—填写检验报告书

D. 取样—性状—鉴别—检查—样品前处理—含量测定—填写检验报告书

E. 取样—性状—鉴别—样品前处理—检查—含量测定—填写检验报告书

2. 下列不属于中药制剂常用的鉴别方法的是（　　　）。

A. 显微鉴别 　　　　　　B. 理化鉴别 　　　　　　C. 色谱鉴别

D. 光谱鉴别 　　　　　　E. 生化鉴别

**二、X 型题（多项选择题）　有两个或两个以上的备选答案**

下列为中药制剂分析特点的是（　　　）。

A. 有效成分难以确定 　　　　　　B. 成分复杂，各种有效成分含量高低不一

C. 检测有效成分不恒定 　　　　　　D. 原料药材质量差异大

E. 外在条件对质量有影响

# 第六章

# 药物仪器分析技术

❖ **知识目标**

1. 掌握药物仪器分析常见的光谱和色谱分析法，色谱系统适用性试验的内容。
2. 熟悉各类仪器分析法的基本原理、方法特点与适用范围。
3. 了解分析仪器的设备结构与测定条件。

❖ **能力目标**

1. 能够根据实际问题，选择合适的检测方法，熟练操作分析仪器检测药品质量。
2. 能够合理采集数据和分析数据，并给出检测报告。
3. 能够对分析仪器进行日常管理和维护。

❖ **素质目标**

培养科学思维和技术创新的能力。强化先进技术强国信念。

## 【思维导图】

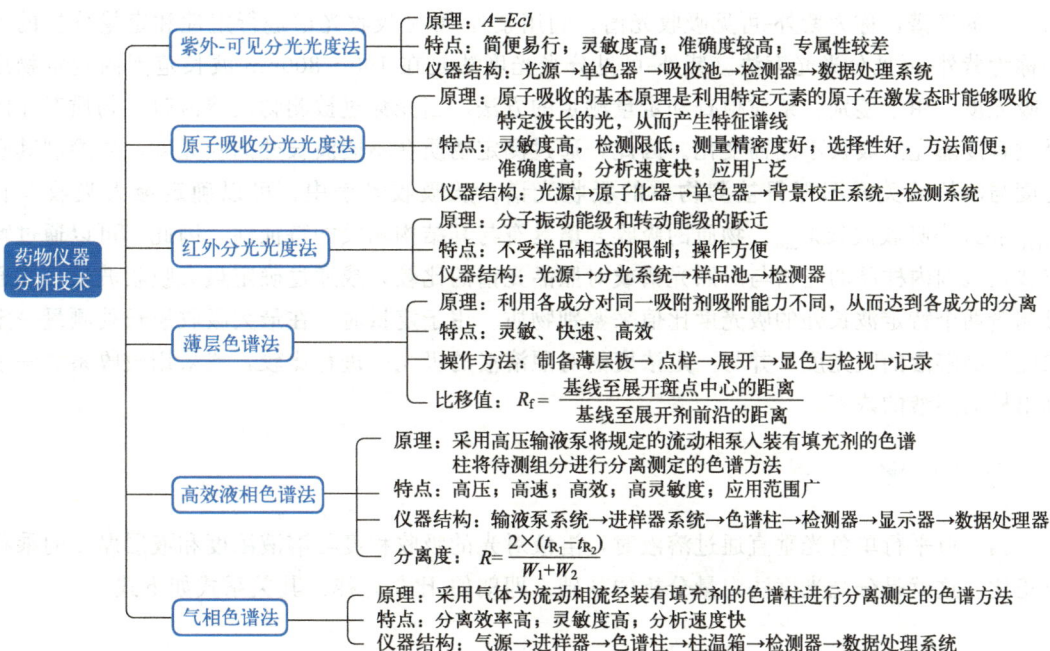

　　2014 年 8 月，厦门市药品检验所对某公司生产的批号为 20130713 的小儿化痰止咳颗粒进行鉴别检查，发现其薄层色谱检查结果不合格。

　　问题：1. 如何进行薄层色谱鉴别检查？

　　2. 在药物分析中还会应用到哪些仪器分析方法？

　　随着检测技术的不断进步，仪器分析法因具有测定灵敏度高、选择性好、样品用量少、应用范围广、操作便捷快速和易于实现自动化等优点，在药物分析中发挥着越来越重要的作用。

　　可供药物分析的分析仪器方法主要包括光谱分析法和色谱分析法。光谱分析法有紫外-可见分光光度法、原子吸收分光光度法、红外分光光度法。色谱分析法有薄层色谱法、高效液相色谱法和气相色谱法。光谱分析法简便、快速、灵敏度高，并具有一定的准确度，但方法专属性稍差，主要适用于对灵敏度要求较高、样本量较大的分析项目；色谱分析法则具有高灵敏度与高专属性等特点，并具有一定的准确度，但其结果计算需要对照品，本法主要适用于对方法的专属性与灵敏度要求较高的复杂样品的含量测定。

# 第一节　紫外-可见分光光度法

　　光谱分析法是通过测定被测物质在特定波长处或一定波长范围内的吸光度或发光强度，对该物质进行定性和定量分析的方法。而物质在光吸收过程中，基于分子中电子能级的跃迁而产生的光谱，称为紫外-可见吸收光谱，利用紫外-可见吸收光谱进行定性和定量分析的方法称为紫外-可见分光光度法。紫外-可见分光光度法是在 190～800nm 波长范围内测定物质的吸光度，用于鉴别、杂质检查和定量测定的方法。当光穿过被测物质溶液时，物质对光的吸收程度随光的波长不同而变化。因此，通过测定物质在不同波长处的吸光度，并绘制其吸光度与波长的关系图即得被测物质的吸收光谱。从吸收光谱中，可以确定最大吸收波长 $\lambda_{max}$ 和最小吸收波长 $\lambda_{min}$。物质的吸收光谱具有与其结构相关的特征性。因此，可以通过特定波长范围内样品的光谱与对照光谱或对照品光谱的比较，或通过确定最大吸收波长，或通过测量两个特定波长处的吸光度比值来鉴别物质。用于定量时，在最大吸收波长处测量一定浓度样品溶液的吸光度，并与一定浓度的对照溶液的吸光度进行比较，或采用吸收系数法求算出样品溶液的浓度。

## 一、基本原理

　　当一束平行单色光垂直通过溶液时，溶液对光的吸收程度与溶液浓度和液层厚度的乘积成正比。这就是分光光度法定量分析的基础，即朗伯-比尔定律。其关系式如下式。

$$A = \lg \frac{1}{T} = Ecl \tag{6-1}$$

式中，$A$ 为吸光度；$T$ 为透光率；$E$ 为吸收系数；$c$ 为溶液浓度；$l$ 为液层厚度。

在药物分析中，$E$ 常用百分吸收系数（$E_{1cm}^{1\%}$），其物理意义为当待测溶液浓度为每 100mL 含待测药物 1g（1%，g/mL），液层厚度为 1cm 时的吸光度值；$c$ 为 100mL 溶液中所含被测物质的量（按干燥品或无水物计算）。当已知某纯物质在特定条件下的吸收系数（$E_{1cm}^{1\%}$），可在相同条件下将该物质的供试品制成供试溶液，测定其吸光度后按下式计算供试溶液中含该物质的量（$c$，g/100mL），进而计算出供试品的含量。

$$c = \frac{A}{E_{1cm}^{1\%}} \tag{6-2}$$

## 二、方法特点与适用范围

**1. 简便易行**

本法使用的仪器价格低廉，操作简单，易于普及。

**2. 灵敏度高**

本法灵敏度可达 $10^{-7} \sim 10^{-4}$ g/mL，适用于低浓度试样的分析。

**3. 准确度较高**

本法的相对误差为 2%～5%，适用于对测定结果的准确度有较高要求的试样的分析。

**4. 专属性较差**

本法通常不受一般杂质的干扰，但对结构相近的有关物质缺乏选择性。

由于紫外-可见分光光度法具有以上特点，故较少应用于原料药的含量测定，可用于药物制剂的含量测定，但更多应用于药物制剂的定量检查，如片剂的溶出度或含量均匀度检查。

## 三、仪器的基本结构

各种型号的紫外-可见分光光度计，就其基本结构来说，都是由五个部分组成，即光源、单色器、吸收池、检测器、数据记录和处理系统。其结构示意图见图 6-1。

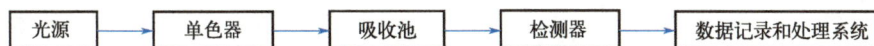

光源 → 单色器 → 吸收池 → 检测器 → 数据记录和处理系统

**图 6-1　紫外-可见分光光度计的基本结构示意图**

**1. 光源**

光源的作用是提供激发能，使待测分子产生光吸收。分光光度计中紫外光区常用氢灯、氘灯，可见光区常用钨灯、碘钨灯。

**2. 单色器**

单色器是能从复合光中分出波长可调的单色光的光学装置，其性能直接影响入射光的单色性，从而影响到测定的灵敏度、选择性及准确性等。单色器由入射狭缝、准光器、色散元件、聚焦元件和出射狭缝等几个部分组成。单色器结构示意图见图 6-2。

**3. 吸收池**

吸收池是用于盛放液态样品的器皿，是光与物质发生作用的场所，因此，要求吸收池能允许入射光束通过。吸收池分为玻璃池和石英池两种，玻璃池只能用于可见光区，石英池可用于可见光区及紫外光区。

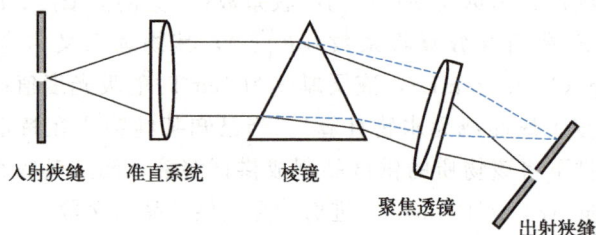

入射狭缝　准直系统　棱镜　聚焦透镜　出射狭缝

**图 6-2　单色器结构示意图**

**4. 检测器**

检测器是用于检测单色光通过溶液后透射光的强度，并把这种光信号转变为电信号的装置。检测器有光电池、光电管和光电倍增管。光电倍增管结构示意图见图 6-3。

光敏阴极　倍增极　阳极　光束

**图 6-3　光电倍增管结构示意图**

**5. 数据记录和处理系统**

数据记录和处理系统给出透光率 $T$（％）或者吸光度 $A$ 的数值。

## 四、应用

测定时，除另有规定外，应以配制供试品溶液的同批溶剂为空白对照，采用 1cm 的石英吸收池，在规定的吸收峰波长±2nm 以内测试几个点的吸光度，或由仪器在规定波长附近自动扫描测定，以核对供试品的吸收峰波长位置是否正确。一般供试品溶液的吸光度读数，以在 0.3～0.7 之间为宜。仪器的狭缝波带宽度宜小于供试品吸收带的半高宽度的 1/10，否则测得的吸光度会偏低；狭缝宽度的选择，应以减小狭缝宽度时供试品的吸光度不再增大为准。由于吸收池和溶剂本身可能有空白吸收，因此测定供试品的吸光度后应减去空白读数，或由仪器自动扣除空白读数后再计算含量。当溶液的 pH 值对测定结果有影响时，应将供试品溶液的 pH 值和对照品溶液的 pH 值调成一致。

**1. 对照品比较法**

分别配制供试品溶液和对照品溶液，对照品溶液中所含被测成分的量应为供试品溶液中被测成分规定量的 100％±10％，所用溶剂也应完全一致，在规定的波长测定供试品溶液和对照品溶液的吸光度后，按下式计算供试品中被测溶液的浓度。

$$c_X = \frac{A_X \times c_R}{A_R} \qquad (6\text{-}3)$$

**2. 吸收系数法**

配制供试品溶液，在规定的波长处测定其吸光度，再以该品种在规定条件下的吸收系数计算含量，用本法测定时，吸收系数通常应大于 100，并注意仪器的校正和检定。供试品溶液浓度按下式计算：

$$c_X = \frac{A_X}{E_{1cm}^{1\%} \times 100} \qquad (6\text{-}4)$$

式（6-3）、式（6-4）中，$c_X$ 为供试品溶液的浓度，g/mL；$A_X$ 为供试品溶液的吸光度；$c_R$ 为对照品溶液的浓度，g/mL；$A_R$ 为对照品溶液的吸光度；$E_{1cm}^{1\%}$ 为供试品中被测成分的百分吸收系数；100 为浓度换算因子（系将 g/100mL 换算成 g/mL）。

**3. 比色法**

供试品本身在紫外-可见光区没有强吸收，或在紫外光区虽有吸收但为了避免干扰或提高灵敏度，可加入适当的显色剂，使反应产物的最大吸收移至可见光区，这种测定方法称为比色法。

用比色法测定时，由于显色时影响显色深浅的因素较多，应取供试品与对照品或标准品同时操作。除另有规定外，比色法所用的空白系指用同体积的溶剂代替对照品或供试品溶液，然后依次加入等量的相应试剂，并用同样方法处理。在规定的波长处测定对照品和供试品溶液的吸光度后，按上述对照品比较法计算供试品浓度。

当吸光度和浓度关系不呈良好线性时，应取数份梯度量的对照品溶液，用溶剂补充至同一体积，显色后测定各份溶液的吸光度，然后以吸光度与相应的浓度绘制标准曲线，再根据供试品的吸光度在标准曲线上查得其相应的浓度，并求出其含量。

---

### 拓展链接

#### 紫外分光光度法发展历程

紫外分光光度法的发展源于十九世纪后半叶，最初的紫外分光光度计是由法国科学家凡尔登于 1868 年发明的实验室用光谱仪，这是紫外分光光度法的前身。1918 年，美国国家标准局制成了第一台紫外-可见分光光度计。1933 年，英国科学家卡罗尔加登发明了一台实验室用 UV-Vis 光谱仪，在这设备的基础上，加登进一步研制出了能够分析多种含氧有机物质的可见光谱仪，他的发明为紫外分光光度法提供了可靠的用于分析多种有机物质的方法，成为紫外分光光度法发展的重要基石。

在 20 世纪 60 年代，英国科学家开发了有机合成实验室用 UV-Vis 光谱仪，用于快速测量有机物质的吸收特性，从而使紫外分光光度法的应用更为普及。随着科学技术的发展，现代的紫外分光光度计功能更加完善。

---

### 练习测试 >>>

**一、A 型题（最佳选择题）** 只有一个最佳答案

紫外-可见分光光度法定量分析时，透过样品池的入射光是（　　）。

A. 白光　　　　B. 单色光　　　　C. 激光　　　　D. 混合光　　　　E. 复合光

二、X 型题（多项选择题）　每题有两个或两个以上的备选答案

1. 吸收池使用正确的是（　　　）。

A. 手持光面
B. 溶剂洗涤 2～3 次
C. 待测液润洗 2～3 次
D. 擦镜纸擦干吸收池外壁
E. 手持毛面

2. 紫外-可见分光光度法中判断出测得的吸光度有问题，可能的原因包括（　　　）。

A. 比色皿没有放正位置
B. 比色皿配套性不好
C. 比色皿毛面放于透光位置
D. 比色皿润洗不到位
E. 入射光为单色光

3. 朗伯-比尔定律是光吸收的基本定律，其含义是当一束单色光穿过透明介质时，光强度的降低与（　　　）成正比。

A. 入射光的强度
B. 吸收介质的材料
C. 光路的弯曲程度
D. 吸收介质的厚度
E. 入射光是否为单色光

# 第二节　原子吸收分光光度法

原子吸收分光光度法是基于试样蒸气相中被测元素的基态原子对由光源发出的该原子的特征性窄频辐射产生共振吸收，其吸光度在一定范围内与蒸气相中被测元素的基态原子浓度成正比，以此测定试样中该元素含量的一种仪器分析方法。原子吸收分光光度法遵循分光光度法的吸收定律，一般通过比较对照品溶液和供试品溶液的吸光度，计算供试品中待测元素的含量。

## 一、基本原理

原子吸收的基本原理是利用特定元素的原子在激发态时能够吸收特定波长的光，从而产生特征谱线。当这些原子恢复到基态时，会释放出相应波长的光。通过测量特征谱线的吸收程度，可以确定样品中特定元素的含量。

在实际操作中，需要将样品中的待测元素转化为气态原子，这通常通过火焰或石墨炉等装置完成。接着，一束特定波长的光线通过这些气态原子，并被吸收。通过对入射光束和透射光束进行比较，可以计算出特征谱线的吸收程度。通过测量吸收程度，可以推算出样品中特定元素的浓度。

## 二、方法特点与适用范围

### 1. 灵敏度高，检测限低

火焰原子吸收分光光度法测定大多数金属元素的相对灵敏度为 $1.0 \times 10^{-10} \sim 1.0 \times 10^{-8}$ g/mL，非火焰原子吸收分光光度法的绝对灵敏度为 $1.0 \times 10^{-14} \sim 1.0 \times 10^{-12}$ g。这是由于原子吸收分光光度法测定的是占原子总数 99% 以上的基态原子，而原子发射光谱测定

的是占原子总数不到1%的激发态原子，所以前者的灵敏度和准确度比后者高得多。

**2. 测量精密度好**

由于温度的变化对测定影响较小，该法具有良好的稳定性和重现性，精密度好。一般仪器的相对标准偏差为1%～2%，性能好的仪器可达0.1%～0.5%。在通常条件下，火焰原子吸收分光光度法测定结果的相对标准偏差可小于1%，其测量精密度已接近于经典化学方法。石墨炉原子吸收分光光度法的测量精度一般为3%～5%。

**3. 选择性好，方法简便**

由光源发出特征性入射光很简单，且基态原子是窄频吸收，元素之间的干扰较小，可不经分离在同一溶液中直接测定多种元素，操作简便。

**4. 准确度高，分析速度快**

测定微、痕量元素的相对误差可达0.1%～0.5%，分析一个元素只需数十秒至数分钟，如用P-E5000型自动原子吸收光谱仪在35min内，能连续测定50个试样中的6种元素。

**5. 应用广泛**

本法可直接测定各种试样中70多种微量金属元素，还能用间接法测度硫、氮、卤素等非金属元素及其化合物。

由于原子吸收分光光度法具有以上特点，故其测量对象是呈原子状态的金属元素和部分非金属元素，是基于测量蒸气中原子对特征电磁辐射的吸收强度进行定量分析的一种重要的分析方法。

## 三、仪器的基本结构

所用仪器为原子吸收分光光度计，它由光源、原子化器、单色器、背景校正系统和检测系统等组成，原子吸收分光光度计的基本结构示意图见图6-4。

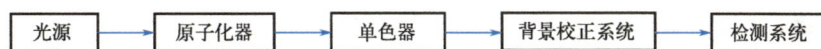

光源 → 原子化器 → 单色器 → 背景校正系统 → 检测系统

**图6-4 原子吸收分光光度计的基本结构示意图**

**1. 光源**

常用待测元素作为阴极的空心阴极灯。空心阴极灯示意图见图6-5。

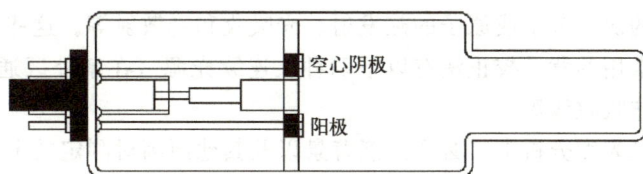

**图6-5 空心阴极灯结构示意图**

**2. 原子化器**

主要有四种类型：火焰原子化器、石墨炉原子化器、氢化物发生原子化器和冷蒸气发生原子化器。

（1）火焰原子化器 由雾化器及燃烧灯头等主要部件组成。其功能是将供试品溶液雾化成气溶胶后，再与燃气混合，进入燃烧灯头产生的火焰中，以干燥、蒸发、解离供试品，使待测元素形成基态原子。燃烧火焰由不同种类的气体混合物产生，常用乙炔-空气火焰。改变燃气和助燃气的种类及比例可控制火焰的温度，以获得较好的火焰稳定性和测定灵敏度。火焰原子化器示意图见图6-6。

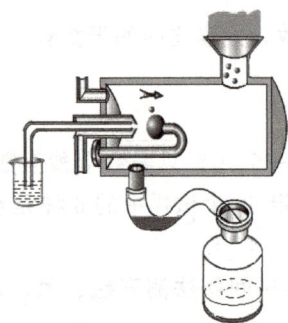

（2）石墨炉原子化器　由电热石墨炉及电源等部件组成。其功能是将供试品溶液干燥、灰化，再经高温原子化使待测元素形成基态原子。一般以石墨作为发热体，炉中通入保护气，以防氧化并能输送试样蒸气。石墨炉原子化器示意图见图6-7。

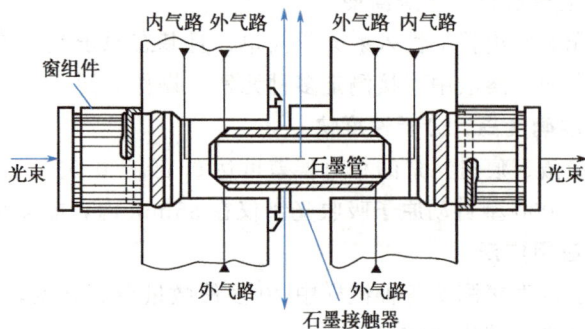

图6-6　火焰原子化器示意图　　　　图6-7　石墨炉原子化器示意图

（3）氢化物发生原子化器　由氢化物发生器和原子吸收池组成，可用于砷、锗、铅、镉、硒、锡、锑等元素的测定。其功能是将待测元素在酸性介质中还原成低沸点、易受热分解的氢化物，再由载气导入由石英管、加热器等组成的原子吸收池，在吸收池中氢化物被加热分解，并形成基态原子。

（4）冷蒸气发生原子化器　由汞蒸气发生器和原子吸收池组成，专门用于汞的测定。其功能是将供试品溶液中的汞离子还原成汞蒸气，再由载气导入石英原子吸收池进行测定。

**3. 单色器**

其功能是从光源发射的电磁辐射中分离出所需要的电磁辐射，仪器光路应能保证有良好的光谱分辨率和在相当窄的光谱带（0.2nm）下正常工作的能力，波长范围一般为190.0～900.0nm。

**4. 背景校正系统**

背景干扰是原子吸收测定中的常见现象。背景吸收通常来源于样品中的共存组分及其在原子化过程中形成的次生分子或原子的热发射、光吸收和光散射等。这些干扰在仪器设计时应设法予以克服。常用的背景校正法有以下四种：连续光源（在紫外区通常用氘灯）、塞曼效应、自吸效应、非吸收线等。

在原子吸收分光光度分析中，必须注意背景以及其他原因对测定的干扰。仪器某些工作条件（如波长、狭缝、原子化条件等）的变化可影响灵敏度、稳定程度。在火焰原子吸收测定中可采用选择适宜的测定谱线和狭缝、改变火焰温度、加入络合剂或释放剂、采用标准加入法等方法消除干扰；在石墨炉原子吸收测定中可采用选择适宜的背景校正系统、加入适宜的基体改进剂等方法消除干扰。具体方法应按各品种项下的规定选用。

**5. 检测系统**

由检测器、信号处理器和指示记录器组成，应具有较高的灵敏度和较好的稳定性，并能及时跟踪吸收信号的急速变化。

思考并总结原子吸收分光光度法与紫外-可见分光光度法有何异同点。

## 四、应用

原子吸收分光光度法的定量方法有标准曲线法和标准加入法。

### 1. 标准曲线法

在仪器推荐的浓度范围内，除另有规定外，制备含待测元素不同浓度的对照品溶液至少5份，浓度依次递增，并分别加入各品种项下制备供试品溶液的相应试剂，同时以相应试剂制备空白对照溶液。将仪器按规定启动后，依次测定空白对照溶液和各浓度对照品溶液的吸光度，记录读数。以每一浓度3次吸光度读数的平均值为纵坐标，相应浓度为横坐标，绘制标准曲线。按各品种项下的规定制备供试品溶液，使待测元素的估计浓度在标准曲线浓度范围内，测定吸光度，取3次读数的平均值，从标准曲线上查得相应的浓度，计算被测元素含量。绘制标准曲线时，一般采用线性回归，也可采用非线性拟合方法回归。

**实例解析**

**某药品中铜含量的测定（火焰法）**

测定条件：检测波长为324.7nm，采用空气-乙炔火焰，必要时进行背景校正。

铜标准贮备液的制备：精密量取铜单元素标准溶液适量，用2%硝酸溶液稀释，制成每1mL含铜（Cu）10μg的溶液，即得（0～5℃贮存）。

标准曲线的制备：分别精密量取铜标准贮备液适量，用2%硝酸溶液制成每1mL分别含铜0μg、0.05μg、0.2μg、0.4μg、0.6μg、0.8μg的溶液。依次喷入火焰，测定吸光度，以吸光度为纵坐标，浓度为横坐标，绘制标准曲线。

供试品溶液的制备：取供试品粗粉0.5g，精密称定，置聚四氟乙烯消解罐内，加硝酸3～5mL，混匀，浸泡过夜，盖好内盖，旋紧外套，置适宜的微波消解炉内进行消解（按仪器规定的消解程序操作）。消解完全后，取消解内罐置电热板上缓缓加热至红棕色蒸气挥尽，并继续缓缓浓缩至2～3mL，放冷，用水转入25mL量瓶中，并稀释至刻度，摇匀，即得。同法同时制备试剂空白溶液。

测定法：精密吸取空白溶液与供试品溶液适量，照标准曲线的制备项下的方法测定。从标准曲线上读出供试品溶液中铜（Cu）的含量，计算，即得。

### 2. 标准加入法

取同体积按各品种项下规定制备的供试品溶液4份，分别置4个同体积的量瓶中，除1号量瓶外，其他量瓶分别精密加入不同浓度的待测元素对照品溶液，分别用去离子水稀释至刻度，制成从零开始递增的一系列溶液。按上述标准曲线法自"将仪器按规定启动后"操作，测定吸光度，记录读数；将吸光度读数与相应的待测元素加入量作图，延长此直线至与含量轴的延长线相交，此交点与原点间的距离即相当于供试品溶液取用量中待测元素的含量，如图 6-8，再以此计算供试品中待测元素的含量。

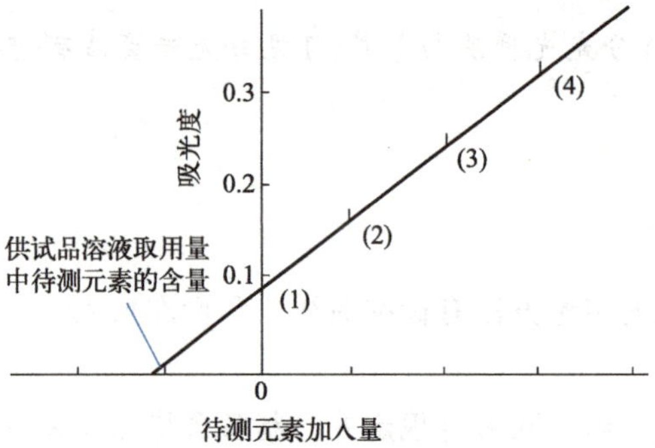

图 6-8　标准加入法示意图

当用于杂质限量检查时，取供试品，按各品种项下的规定，制备供试品溶液；另取等量的供试品，加入限度量的待测元素溶液，制成对照品溶液。照上述标准曲线法操作，设对照品溶液的读数为 $a$，供试品溶液的读数为 $b$，$b$ 值应小于 $a-b$。

## 拓展链接

### 原子吸收分光光度法发展历程及发展趋势

第一阶段——原子吸收现象的发现与科学解释

1802 年，伍朗斯顿（W. H. Wollaston）在研究太阳连续光谱时，发现了太阳连续光谱中出现的暗线。1817 年，弗劳霍费（J. Fraunhofer）将这些暗线称为弗劳霍费线。1859 年，克希荷夫（G. Kirchhoff）与本生（R. Bunson）解释了暗线产生的原因。

第二阶段——空心阴极的发现

1955 年，澳大利亚科学家瓦尔西（A. Walsh）解决了原子吸收光谱的光源问题，展示了原子吸收光谱仪。

第三阶段——电热原子化技术的提出

1959 年，苏联里沃夫发表了电热原子化技术，大大提高了原子吸收的灵敏度。

1965 年，英国化学家威利斯（J. B. Willis）将氧化亚氮-乙炔火焰用于原子吸收法中，使可测定元素数目增至 70 个。

第四阶段——原子吸收分析仪器的发展

随着原子吸收仪器的不断进步，以及其他科学技术发展，联用技术（色谱-原子吸收联用、流动注射-原子吸收联用）日益受到人们的重视，不仅在解决元素的化学形态分析方面，而且在测定有机化合物的复杂混合物方面，都有着重要的用途，是一个很有前途的发展方向。

## 练习测试 >>>

**一、A 型题（最佳选择题）　每题只有一个最佳答案**

1. 火焰原子吸收分光光度法最常用的燃气和助燃气为（　　）。

A. 乙炔-空气　　　　　　　　　　　　B. 氢气-空气

C. 氮气-空气          D. 氦气-空气

E. 氧气-空气

2. 原子吸收光谱产生的原因是（      ）。

A. 分子中电子能级跃迁          B. 转动能级跃迁

C. 振动能级跃迁          D. 原子外层电子由基态跃迁至激发态

E. 基态原子跃迁

**二、X 型题（多项选择题） 每题有两个或两个以上的备选答案**

1. 原子吸收光谱中的化学干扰可用（      ）方法消除。

A. 加入释放剂          B. 加入保护剂

C. 采用标准加入法          D. 使用高温火焰

E. 加入消泡剂

2. 火焰原子化包括的步骤有（      ）。

A. 电离阶段          B. 雾化阶段

C. 化合阶段          D. 原子化阶段

E. 耦合阶段

# 第三节　红外分光光度法

红外分光光度法是在 $4000 \sim 400 cm^{-1}$ 波数范围内测定物质的吸收光谱，用于化合物的鉴别、检查或含量测定的方法。除部分旋光异构体及长链烷烃同系物外，几乎没有两个化合物具有相同的红外光谱，据此可以对化合物进行定性和结构分析；化合物对红外辐射的吸收程度与其浓度的关系符合朗伯-比尔定律，是红外分光光度法定量分析的依据。

## 一、基本原理

由于化合物分子产生振动时会吸收特定的波长，当振动状态产生的频率与红外光的振动频率一致时，就会产生红外吸收峰，不同的化学键或官能团振动产生的吸收频率不同，对应于红外光谱的不同位置。红外光谱中主要存在伸缩振动和弯曲振动两种基本振动形式。

通常红外吸收光谱对有机化合物的定性分析分为两个方面：首先是官能团定性分析，其主要依据红外吸收光谱的特征频率与谱图库进行对照来鉴别含有哪些官能团，以推测未知化合物的大致类别；其次是结构分析，通过红外吸收光谱提供的信息，与未知物的其他性质以及紫外吸收光谱、核磁共振波谱、质谱结构分析等测试的结果相互结合，来确定未知物的化学结构式。

红外吸收光谱对有机化合物的定量分析是依据朗伯-比尔定律（当一束平行单色光垂直通过某一均匀非散射的吸光物质时，其吸光度与吸光物质的浓度及吸收层厚度成正比，而与透光度成反相关）进行的，通过借助于对比吸收峰强度，只需要能有一个具有明显特征的、不受其他组分干扰的吸收峰即可。液体、固体和气体样品都可利用红外光谱仪进行定量分析。

## 二、方法特点与适用范围

① 不受样品相态的限制，亦不受熔点、沸点和蒸气压的限制。无论是固态、液态或气态样品都能直接测定，甚至对一些表面涂层和不溶、不熔融的弹性体（如橡胶），也可直接获得其红外光谱。

② 样品用量少且可回收，不破坏试样，分析速度快，操作方便。

③ 已经积累了大量标准红外光谱图（如 Sadtler 标准红外光谱集等）可供查阅。

④ 红外吸收光谱法也有其局限性，即有些物质不能产生红外吸收峰，还有些物质（如旋光异构体、不同分子量的同一种高聚物）不能用红外吸收光谱法鉴别。此外，红外吸收光谱图上的吸收峰有一些是不能做出理论上的解释的，因此可能干扰分析测定，而且，红外吸收光谱法定量分析的准确度和灵敏度均低于紫外-可见吸收分光光度法。

因红外光谱的特征性强，在实际中可用于研究分子的结构和化学键，可以作为表征和鉴别化学物种的方法，可以采用与标准化合物的红外光谱对比的方法来做分析鉴定。依据分子红外光谱的吸收峰位置、吸收峰的数目及其强度，可以鉴定未知化合物的分子结构或确定其基团；依据吸收峰的强度与分子或某化学基团的含量有关，可进行定量分析和纯度鉴定。

## 三、仪器的基本结构

红外光谱仪主要有两种类型：一种为棱镜和光栅光谱仪，属于色散型，它的单色器为棱镜或光栅，属单通道测量，见图 6-9；另一种为傅里叶变换红外光谱仪，它是非色散型的，其核心部分是一台双光束干涉仪。当仪器中的动镜移动时，经过干涉仪的两束相干光间的光程差会改变，探测器所测得的光强也随之变化，从而得到干涉图，经过傅里叶变换的数学运算后，就可得到入射光的光谱，见图 6-10。红外光谱仪主要包括光源、分光系统、样品池以及检测器四个部分。

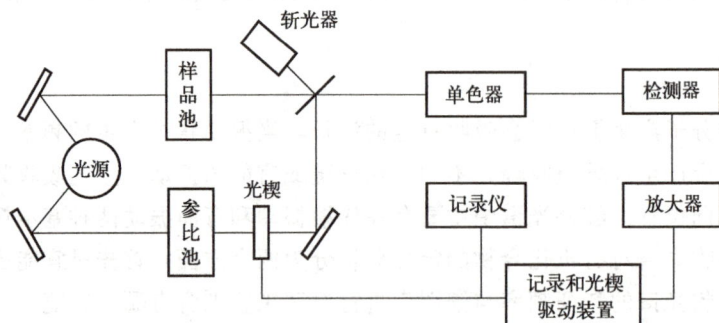

图 6-9　色散型红外光谱仪工作原理图

**1. 光源**

红外光谱仪常用的光源包括卤钨灯、发光二极管以及激光二极管。

**2. 分光系统**

分光系统是红外光谱仪的核心器件，其作用是将复合光转化为单色光。主要的分光类型有滤光片、光栅、干涉仪和声光可调谐滤光器，分别对应滤光片型红外光谱仪、色散型红外光谱仪、傅里叶变换红外光谱仪和声光滤光型红外光谱仪。

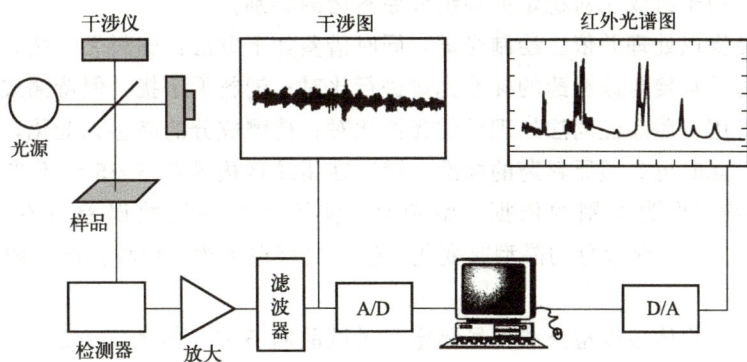

图 6-10　傅里叶变换红外光谱仪工作原理图

### 3. 样品池

样品池指承载样品的器件。对于液体样品，一般使用玻璃或石英样品池；对于固体样品，可使用积分球或漫反射探头。

### 4. 检测器

红外光谱仪的检测器种类较多，一般短波区域多采用硅检测器，长波区域多采用 PbS 或 InGaAs 检测器。

## 四、应用

**供试品的制备及测定**

通常采用压片法、糊法、膜法、溶液法和气体吸收法等进行测定。对于吸收特别强烈或不透明表面上的覆盖物等供试品，可采用如衰减全反射、漫反射和发射等红外光谱方法。对于极微量或需微区分析的供试品，可采用显微红外光谱方法测定。

（1）原料药鉴别　除另有规定外，应按照国家药典委员会编订的《药品红外光谱集》各卷收载的各光谱图所规定的方法制备样品。具体操作技术参见《药品红外光谱集》的说明。

采用固体制样技术时，最常碰到的问题是多晶现象，固体样品的晶型不同，其红外光谱往往也会产生差异。当供试品的实测光谱与《药品红外光谱集》所收载的标准光谱不一致时，在排除各种可能影响光谱的外在或人为因素后，应按该药品光谱图中备注的方法或各品种项下规定的方法进行预处理，再绘制光谱，比对。如未规定该品种供药用的晶型或预处理方法，则可使用对照品，并采用适当的溶剂对供试品和对照品在相同的条件下同时进行重结晶，然后依法绘制光谱，比对。如已规定特定的药用晶型，则应采用相应晶型的对照品依法比对。

【动画】磺胺嘧啶红外吸收光谱测定-1

当采用固体制样技术不能满足鉴别需要时，可改用溶液法绘制光谱后与对照品在相同条件下绘制的光谱进行比对。

（2）制剂鉴别　品种鉴别项下应明确规定制剂的前处理方法，通常采用溶剂提取法。提取时应选择适宜的溶剂，以尽可能减少辅料的干扰，避免导致可能的晶型转变。提取的样品再经适当干燥后依法进行红外光谱鉴别。

【动画】磺胺嘧啶红外吸收光谱测定-2

（3）多组分原料药鉴别　不能采用全光谱比对，可选择主要成分的若

干个特征谱带，用于组成相对稳定的多组分原料药的鉴别。

药物制剂经提取处理并依法绘制光谱，同时借鉴如下方法：辅料无干扰，待测成分的晶型不变化，此时可直接与原料药的标准光谱进行比对；辅料无干扰，但待测成分的晶型有变化，此种情况可用对照品经同法处理后的光谱比对；待测成分的晶型无变化，而辅料存在不同程度的干扰，此时可参照原料药的标准光谱，在指纹区内选择 3～5 个不受辅料干扰的待测成分的特征谱带作为鉴别的依据。鉴别时，实测谱带的波数误差应不超过规定值的 $\pm 5\mathrm{cm}^{-1}$（0.5％）；待测成分的晶型有变化，辅料也存在干扰，此种情况一般不宜采用红外光谱鉴别。

（4）晶型、异构体限度检查或含量测定　供试品制备和具体测定方法均按《中国药典》各品种项下有关规定操作。

各品种项下规定"应与对照的图谱（光谱集××图）一致"，系指《药品红外光谱集》各卷所载的图谱。同一化合物的图谱若在不同卷上均有收载时，则以后卷所载的图谱为准。

**课堂互动**

思考红外光谱如何无损检测药物质量。

**练习测试 >>>**

**A 型题（最佳选择题）** 每题只有一个最佳答案

1. 红外吸收光谱的产生是由于（　　）。
A. 分子外层电子、振动、转动能级的跃迁
B. 原子外层电子、振动、转动能级的跃迁
C. 分子振动-转动能级的跃迁
D. 分子外层电子的能级跃迁
E. 原子最外层电子跃迁

2. 红外光谱法试样可以是（　　）。
A. 水溶液　　　B. 含游离水　　　C. 含结晶水　　　D. 不含水　　　E. 含纯净水

3. 红外光谱法，关于试样相态叙述不正确的是（　　）。
A. 气体状态　　　　　　　　B. 固体状态
C. 固体、液体状态　　　　　D. 受熔点、沸点和蒸气压的限制
E. 气体、液体、固体状态都可以

# 第四节　薄层色谱法

色谱分离法是根据混合物中各组分的分配系数不同，或被吸附剂吸附能力的不同，将各组分从混合物中分离后选择性地对待测组分进行分析的方法。常见的色谱分析方法包括薄层色谱法、气相色谱法和液相色谱法。

薄层色谱法系将供试品溶液点于薄层板上，在展开容器内用展开剂展开，使供试品所含成分分离，所得色谱图与适宜的标准物质按同法所得的色谱图对比，亦可用薄层色谱扫描仪进行扫描，用于鉴别、检查或含量测定。

## 一、基本原理

　　薄层色谱法是一种吸附薄层色谱分离法，它利用各成分对同一吸附剂吸附能力不同，使在流动相（溶剂）流过固定相（吸附剂）的过程中，连续地产生吸附、解吸附、再吸附、再解吸附，从而达到各成分互相分离的目的。

　　薄层色谱可根据作为固定相的支持物不同，分为薄层吸附色谱（吸附剂）、薄层分配色谱（纤维素）、薄层离子交换色谱（离子交换剂）、薄层凝胶色谱（分子筛凝胶）等。一般实验中应用较多的是以吸附剂为固定相的薄层吸附色谱。吸附是表面的一个重要性质。任何两个相都可以形成表面，吸附就是其中一个相的物质或溶解于其中的溶质在此表面上的密集现象。在固体与气体之间、固体与液体之间、吸附液体与气体之间的表面上，都可能发生吸附现象。

## 二、方法特点与适用范围

　　薄层色谱法具有快速分离的特点，而且是可对少量物质进行定性分析的一种实验技术，其可以同时对多种样品进行分离处理，且分析成本较低，对于样品的预处理要求也比较低，对于固定相和展开剂的选择具有较大的自由度，因此对于不易分离的介质或含有悬浮颗粒的样品分析具有较强的适应性。薄层色谱法不仅能够灵敏、快速、高效地分离微量物质，而且操作起来简单，是非常简单的一种色谱技术，其在药物分析中的应用也越来越广泛。

## 三、仪器材料与操作方法

### 1. 仪器与材料

　　（1）薄层板　按支持物的材质分为玻璃板、塑料板或铝板等。按固定相种类分为硅胶薄层板、键合硅胶板、微晶纤维素薄层板、聚酰胺薄层板、氧化铝薄层板等。固定相中可加入黏合剂、荧光剂。硅胶薄层板常用的有硅胶 G、硅胶 $GF_{254}$、硅胶 H、硅胶 $HF_{254}$，G、H表示含或不含石膏黏合剂，$F_{254}$ 为在紫外光 254nm 波长下显绿色背景的荧光剂。按固定相粒径大小分为普通薄层板（$10 \sim 40 \mu m$）和高效薄层板（$5 \sim 10 \mu m$）。

　　在保证色谱质量的前提下，可对薄层板进行特别处理和化学改性以适应分离的要求，可用实验室自制的薄层板。固定相颗粒大小一般要求粒径为 $10 \sim 40 \mu m$。玻板应光滑、平整，洗净后不附水珠。

　　（2）点样器　一般采用微升毛细管或手动、半自动、全自动点样器材。

　　（3）展开容器　上行展开一般可用适合薄层板大小的专用平底或双槽展开缸，展开时须能密闭。水平展开用专用的水平展开槽。

　　（4）显色装置　喷雾显色应使用玻璃喷雾瓶或专用喷雾器，要求用压缩气体使显色剂呈均匀细雾状喷出；浸渍显色可用专用玻璃器械或用适宜的展开缸代用；蒸气熏蒸显色可用双槽展开缸或适宜大小的干燥器代替。

　　（5）检视装置　为装有可见光、254nm 及 365nm 紫外光光源及相应的滤光片的暗箱，可附加摄像设备供拍摄图像用。暗箱内光源应有足够的光照度。

（6）薄层色谱扫描仪　系指用一定波长的光对薄层板上有吸收的斑点，或经激发后能发射出荧光的斑点，进行扫描，将扫描得到的谱图和积分数据用于物质定性或定量的分析仪器。

**2. 常规操作方法**

（1）薄层板制备

① 市售薄层板：临用前一般应在110℃活化30分钟。聚酰胺薄膜不需活化。铝基片薄层板、塑料薄层板可根据需要剪裁，但须注意剪裁后的薄层板底边的固定相层不得有破损。如在存放期间被空气中杂质污染，使用前可用三氯甲烷、甲醇或二者的混合溶剂在展开缸中上行展开预洗，晾干，110℃活化，置干燥器中备用。

② 自制薄层板：除另有规定外，将1份固定相和3份水（或加有黏合剂的水溶液，如0.2%～0.5%羟甲基纤维素钠水溶液，或为规定浓度的改性剂溶液）在研钵中按同一方向研磨混合，去除表面的气泡后，倒入涂布器中，在玻板上平稳地移动涂布器进行涂布（厚度为0.2～0.3mm），取下涂好薄层的玻板，置水平台上于室温下晾干后，在110℃烘干30分钟，随即置于有干燥剂的干燥箱中备用。使用前检查其均匀度，在反射光及透视光下检视，表面应均匀、平整、光滑，并且无麻点、无气泡、无破损及污染。

（2）点样　除另有规定外，在洁净干燥的环境中，用专用毛细管或配合相应的半自动、自动点样器械点样于薄层板上。一般为圆点状或窄细的条带状，点样基线距底边10～15mm，高效薄层板一般基线离底边8～10mm。圆点状直径一般不大于4mm，高效薄层板一般不大于2mm。接触点样时注意勿损伤薄层表面。条带状宽度一般为5～10mm，高效薄层板条带宽度一般为4～8mm，可用专用半自动或自动点样器械喷雾法点样。点间距离可视斑点扩散情况以相邻斑点互不干扰为宜，一般不少于8mm，高效板供试品间隔不少于5mm。

（3）展开　将点好供试品的薄层板放入展开缸中，浸入展开剂的深度以距原点5mm为宜，密闭。除另有规定外，一般上行展开8～15cm，高效薄层板上行展开5～8cm。溶剂前沿达到规定的展距，取出薄层板，晾干，待检测。

（4）显色与检视　有颜色的物质可在可见光下直接检视，无色物质可用喷雾法或浸渍法以适宜的显色剂显色，或加热显色，在可见光下检视。有荧光的物质或显色后可激发产生荧光的物质可在紫外光灯（365nm或254nm）下观察荧光斑点。对于在紫外光下有吸收的成分，可用带有荧光剂的薄层板（如硅胶$GF_{254}$板），在紫外光灯（254nm）下观察荧光板面上的荧光物质猝灭形成的斑点。

（5）记录　薄层色谱图像一般可采用摄像设备拍摄，以光学照片或电子图像的形式保存。也可用薄层色谱扫描仪扫描或其他适宜的方式记录相应的色谱图。

**3. 薄层色谱扫描法**

系指用一定波长的光照射在薄层板上，对薄层色谱中可吸收紫外光或可见光的斑点，或经激发后能发射出荧光的斑点进行扫描，将扫描得到的图谱及积分数据用于鉴别、检查或含量测定。可根据不同薄层色谱扫描仪的结构特点，按照规定方式扫描测定，一般选择反射方式，采用吸收法或荧光法。除另有规定外，含量测定应使用市售薄层板。

薄层色谱扫描用于含量测定时，通常采用线性回归二点法计算，如线性范围很窄时，可用多点法校正多项式回归计算。供试品溶液和对照标准溶液应交叉点于同一薄层板上，供试品点样不得少于 2 个，标准物质每一浓度不得少于 2 个。扫描时，应沿展开方向扫描，不可横向扫描。

## 四、系统适用性试验

按各品种项下要求对实验条件进行系统适用性试验，即用供试品和标准物质对实验条件进行试验和调整，应符合规定的要求。

**1. 比移值**

比移值（$R_f$）系指从基线至展开斑点中心的距离与从基线至展开剂前沿的距离的比值，如图 6-11 所示。

$$R_f = \frac{\text{基线至展开斑点中心的距离}}{\text{基线至展开剂前沿的距离}} \quad (6-5)$$

$$R_{f_1} = \frac{L_1}{L_0} \quad R_{f_2} = \frac{L_2}{L_0}$$

除另有规定外，杂质检查时，各杂质斑点的比移值 $R_f$ 以在 0.2～0.8 之间为宜。

**2. 检出限**

系指限量检查或杂质检查时，供试品溶液中被测物质能被检出的最低浓度或量。一般采用已知浓度的供试品溶液或对照标准溶液，与稀释若干倍的自身对照标准溶液在规定的色谱条件下，在同一薄层板上点样、展开、检视，后者显清晰可辨斑点的浓度或量作为检出限。

**图 6-11  薄层色谱展开示意图**

**3. 分离度**

鉴别时，供试品与标准物质色谱中的斑点均应清晰分离。当薄层色谱扫描法用于限量检查和含量测定时，要求定量峰与相邻峰之间的分离度应大于 1.0。

**4. 相对标准偏差**

薄层扫描进行含量测定时，同一供试品溶液在同一薄层板上平行点样的待测成分的峰面积测量值的相对标准偏差应不大于 5.0%；需显色后测定的或者异板的相对标准偏差应不大于 10.0%。

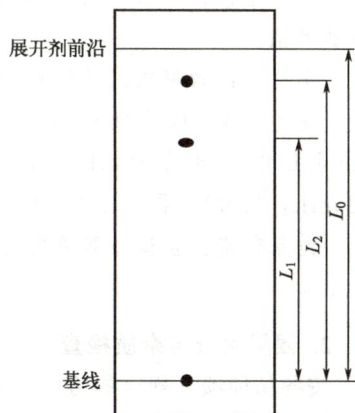

> **课堂互动**
>
> 思考薄层色谱在药物分析中的优势。

## 五、测定方法

**1. 鉴别**

按各品种项下规定的方法，制备供试品溶液和对照标准溶液，在同一薄层板上点样、展开与检视，供试品色谱图中所显斑点的位置和颜色（或荧光）应与标准物质色谱图的斑点一致。必要时化学药品可采用供试品溶液与标准溶液混合点样、展开，与标准物质相应斑点应为单一、紧密斑点。

### 葡萄糖酸钙的鉴别

供试品溶液：取本品 50mg，加水 5mL，温水浴溶解，滤过，取滤液。

对照品溶液：取葡萄糖酸钙对照品，同法制成每 1mL 中含 10mg 的溶液。

色谱条件：采用硅胶 G 薄层板，以乙醇-水-浓氨溶液-乙酸乙酯（50∶30∶10∶10）为展开剂。

测定法：吸取供试品溶液与对照品溶液各 5μL，分别点于同一薄层板上，展开，取出，晾干，置 110℃加热 20 分钟后，放冷，喷以钼酸铵-硫酸铈试液（取钼酸铵 2.5g，加 1mol/L 硫酸溶液 50mL 使溶解，再加硫酸铈 1.0g，加 1mol/L 硫酸溶解并稀释至 100mL，摇匀），再在 110℃加热 10 分钟后，取出放冷，10 分钟后检视。

结果判定：供试品溶液所显主斑点的位置和颜色应与对照品溶液的主斑点相同。

### 2. 限量检查与杂质检查

按各品种项下规定的方法，制备供试品溶液和对照标准溶液，并按规定的色谱条件点样、展开和检视。供试品溶液色谱图中待检查的斑点与相应的标准物质斑点比较，颜色（或荧光）不得更深。或照薄层色谱扫描法操作，测定峰面积值，供试品色谱图中相应斑点的峰面积值不得大于标准物质的峰面积值。含量限度检查应按规定测定限量。

化学药品杂质检查可采用杂质对照法、供试品溶液的自身稀释对照法或两法并用。供试品溶液除主斑点外的其他斑点与相应的杂质对照标准溶液或系列浓度杂质对照标准溶液的相应主斑点比较，不得更深，或与供试品溶液自身稀释对照溶液或系列浓度自身稀释对照溶液的相应主斑点比较，不得更深。通常应规定杂质的斑点数和单一杂质量，当采用系列自身稀释对照溶液时，也可规定估计的杂质总量。

🌱 **实例解析**

### 人参的鉴别

取人参粉末 1g，加三氯甲烷 40mL，加热回流 1 小时，弃去三氯甲烷液，药渣挥干溶剂，加水 0.5mL 搅拌湿润，加水饱和正丁醇 10mL，超声处理 30 分钟，吸取上清液加 3 倍量氨试液，摇匀，放置分层，取上层液蒸干，残渣加甲醇 1mL 使溶解，作为供试品溶液。另取人参对照药材 1g，同法制成对照药材溶液。再取人参皂苷 $Rb_1$ 对照品、人参皂苷 Re 对照品、人参皂苷 Rf 对照品及人参皂苷 $Rg_1$ 对照品，加甲醇制成每 1mL 各含 2mg 的混合溶液，作为对照品溶液。照《中国药典》（2020 年版）中的薄层色谱法（通则 0502）试验，吸取上述三种溶液各 1～2μL，分别点于同一硅胶 G 薄层板上，以三氯甲烷-乙酸乙酯-甲醇-水（15∶40∶22∶10）10℃以下放置的下层溶液为展开剂，展开，取出，晾干，喷以 10%硫酸乙醇溶液，在 105℃加热至斑点显色清晰，分别置日光和紫外光灯（365nm）下检视。供试品色谱中，在与对照药材色谱和对照品色谱相应位置上，分别显相同颜色的斑点或荧光斑点。

**3. 含量测定**

照薄层色谱扫描法，按各品种项下规定的方法，制备供试品溶液和对照标准溶液，并按规定的色谱条件点样、展开、扫描测定。或将待测色谱斑点刮下经洗脱后，再用适宜的方法测定。

## 拓展链接

**薄层色谱扫描法常见定量测定方法**

薄层色谱色斑的测定用薄层色谱扫描仪，是用一定波长、一定强度的光束直接照射在薄层色斑上，根据光强度的变化，从而进行定量测定。由于色斑对光有了吸收，在记录纸上呈现出一个峰，根据峰面积大小，即可计算出色斑中化合物的量。在仪器上经过自动计算，显示出积分值。

常见测量方法有3种：

**1. 透射法**

单色光垂直照射在薄层表面，并透过色斑，测量透射光的强度，以测定斑点内被测物质的量。

**2. 反射法**

单色光垂直照射薄层色斑后，测量其反射光的强度，以测定色斑内物质的量。

**3. 荧光法**

(1) 直接测定法　在紫外光照射下色斑产生荧光，直接测量色斑所发生荧光的强弱而定量。空白的薄层部位必须没有荧光产生。

(2) 荧光减退法（荧光熄灭法）　在薄层固定相中加入适当的荧光物质，在紫外光照射下薄层产生荧光，而色斑所在位置由于化合物吸收了紫外光，薄层上荧光物质所接收的紫外光量减少，故荧光强度减弱，即在荧光背底上出现暗斑。

## 思想加油站

**中国色谱之父——卢佩章**

卢佩章，男，出生于浙江杭州，历任中国科学院大连化学物理研究所分析研究室主任、中国科学院大连化学物理研究所副所长、中国科学院学部委员（院士）。

1960年，由于国家对液氢生产及稀有气体的迫切需要，卢佩章组建了超纯气体分析组，研制开发了国际上只有个别发达国家才有的新型分子筛催化剂，利用吸附浓缩净化的方法制备了6个“9”以上的超纯氢、氦、氩等气体，并建立相应的测试方法，满足了核工业、航天工业和电子工业对超纯气体的需要。

20世纪80年代以来，卢佩章领导开展了有国际水平的色谱专家系统理论、技术及软件开发等方面的研究，在研究色谱峰型等规律基础上提出了选择色谱最佳操作条件的方法，成功应用于发展细管径高效液相色谱；在深入系统进行气相色谱和高效液相色谱理论研究的基础上，开发出气相和液相色谱定性、拟合定量和智能优化等专家系统及软件。

**A 型题（最佳选择题） 每题只有一个最佳答案**

1. 薄层色谱板，临用前一般应在（    ）℃活化30分钟。

A. 100　　　　　B. 105　　　　　C. 110　　　　　D. 115　　　　　E. 120

2. 作为中药鉴别的首选方法是（    ）。

A. 纸色谱法　　　　　　　　　B. 薄层色谱法

C. 气相色谱法　　　　　　　　D. 高效液相色谱法

E. 红外色谱法

3. 薄层色谱常用的有机物通用显色剂为（    ）。

A. 茚三酮试剂　　　　　　　　B. 荧光黄试剂

C. 碘　　　　　　　　　　　　D. 硫酸

E. 盐酸

4. 薄层色谱扫描法测定含量，记录的定量参数是斑点的（    ）。

A. 比移值　　　B. 吸光度　　　C. 分离度　　　D. 峰面积　　　E. 分离度

# 第五节　高效液相色谱法

高效液相色谱法是采用高压输液泵将规定的流动相泵入装有填充剂的色谱柱将待测组分进行分离测定的色谱方法。注入的供试品，由流动相带入色谱柱内，各组分在色谱柱内被分离，并依次进入检测器，由记录仪或数据处理系统记录色谱信号。

## 一、基本原理及概念

待分离物质在两相间进行分配时，在固定相中溶解度较小的组分，在色谱柱中向前迁移速度较快；在固定相中溶解度较大的组分，在色谱柱中向前迁移速度较慢，从而达到分离的目的。

### 1. 色谱峰

从被测组分开始进入检测器至完全流出检测器所形成的峰型部分称色谱峰，见图 6-12。

### 2. 峰高（$h$）

色谱峰顶到基线的垂直距离。

### 3. 峰宽（$W$）

从色谱峰两侧拐点上的切线与基线交点之间的距离。

### 4. 半高峰宽（$W_{1/2}$）

色谱峰高一半处的宽度。

### 5. 峰面积（$A$）

由色谱峰与基线之间所围成的面积。

### 6. 保留时间（$t_R$）

试样从进样到出现峰极大值时的时间。

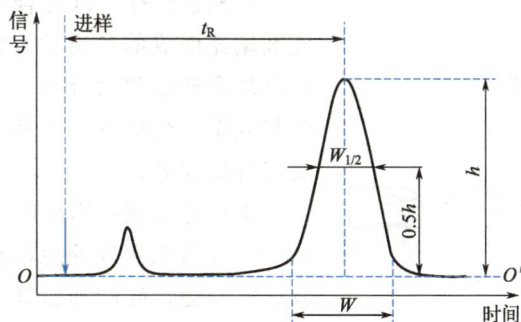

**图6-12　高效液相色谱图**

### 7. 色谱流出曲线的意义

依据色谱峰数可以判断出样品中单组分的最少个数；依据色谱保留值可进行定性分析；依据色谱峰高或面积可进行定量分析；依据色谱保留值或区域宽度可以评价色谱柱的分离效能；依据色谱峰间距可以评价固定相或流动相选择是否合适。

## 二、方法特点与适用范围

高效液相色谱法有"四高一广"的特点。

### 1. 高压

流动相为液体，流经色谱柱时，受到的阻力较大，为了能迅速通过色谱柱，必须对载液加高压。

### 2. 高速

分析速度快、载液流速快，较经典液相色谱法速度快得多，通常分析一个样品需15～30分钟，有些样品甚至在5分钟内即可完成，一般小于1小时。

### 3. 高效

分离效能高。可选择固定相和流动相以达到最佳分离效果，比工业精馏塔和气相色谱的分离效能高出许多倍。

### 4. 高灵敏度

使用紫外检测器最小检出量可达 $10^{-9}$ g，用于痕量分析的荧光检测器，最小检出量可达 $10^{-12}$ g，进样量在 $\mu$L 数量级。

### 5. 应用范围广

百分之七十以上的有机化合物都可以使用高效液相色谱分析，特别是高沸点、大分子、强极性、热稳定性差化合物的分离分析。

## 三、仪器的基本结构及要求

高效液相色谱仪主要由输液泵系统、进样器系统、色谱柱、检测器、记录显示器及数据处理器等组成（见图6-13）。色谱柱内径一般为2.1～4.6mm，填充剂粒径为2～10$\mu$m。超高效液相色谱仪是耐超高压、小进样量、低死体积、高灵敏度检测的高效液相

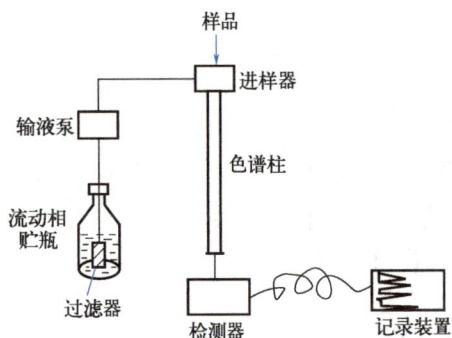
图6-13　液相色谱仪的组成示意图

色谱仪。

**1. 色谱柱**

反相色谱柱：以键合非极性基团的载体为填充剂填充而成的色谱柱。常见的载体有硅胶、聚合物复合硅胶和聚合物等；常用的填充剂有十八烷基硅烷键合硅胶、辛基硅烷键合硅胶和苯基硅烷键合硅胶等。

正相色谱柱：用硅胶填充剂，或键合极性基团的硅胶填充而成的色谱柱。常见的填充剂有硅胶、氨基键合硅胶和氰基键合硅胶等。氨基键合硅胶和氰基键合硅胶也可用作反相色谱柱。

离子交换色谱柱：用离子交换填充剂填充而成的色谱柱。有阳离子交换色谱柱和阴离子交换色谱柱。

手性分离色谱柱：用手性填充剂填充而成的色谱柱。

色谱柱的内径与长度，填充剂的形状、粒径与粒径分布、孔径、表面积，键合基团的表面覆盖度，载体表面基团残留量，填充的致密与均匀程度等均影响色谱柱的性能，应根据被分离物质的性质来选择合适的色谱柱。

**2. 检测器**

最常用的检测器为紫外-可见分光检测器，包括二极管阵列检测器，其他常见的检测器有荧光检测器、蒸发光散射检测器、电雾式检测器、示差折光检测器、电化学检测器和质谱检测器等。

不同的检测器，对流动相的要求不同。紫外-可见分光检测器所用流动相应符合紫外-可见分光光度法对溶剂的要求；采用低波长检测时，还应考虑有机溶剂的截止使用波长。蒸发光散射检测器、电雾式检测器和质谱检测器不得使用含不挥发性成分的流动相。

**3. 流动相**

反相色谱系统的流动相常用甲醇-水系统或乙腈-水系统，用紫外末端波长检测时，宜选用乙腈-水系统。流动相中如需使用缓冲溶液，应尽可能使用低浓度缓冲盐。用十八烷基硅烷键合硅胶色谱柱时，流动相中有机溶剂一般应不低于5%，否则易导致柱效下降、色谱系统不稳定。

正相色谱系统的流动相常用两种或两种以上的有机溶剂，如二氯甲烷和正己烷等。

流动相注入液相色谱仪的方式（又称洗脱方式）可分为两种：一种是等度洗脱，另一种是梯度洗脱。用梯度洗脱分离时，梯度洗脱程序通常以表格的形式在品种项下规定，其中包括运行时间和流动相在不同时间的成分比例。

**4. 色谱参数调整**

药品检测时各品种按《中国药典》规定的相应色谱条件（参数）进行，除填充剂种类、流动相组分、检测器类型不得改变外，其余如色谱柱内径与长度、填充剂粒径、流动相流速、流动相组分比例、柱温、进样量、检测器灵敏度等，均可适当调整。

若需使用小粒径（约$2\mu m$）填充剂和小内径（约$2.1mm$）色谱柱或表面多孔填充剂以提高分离度或缩短分析时间，输液泵的性能、进样体积、检测池体积和系统的死体积等必须与之匹配，必要时，色谱条件（参数）可适当调整。

思考六通阀的工作原理。

## 四、系统适用性试验

色谱系统的适用性试验通常包括理论板数、分离度、灵敏度、拖尾因子和重复性等五个参数。按《中国药典》各品种正文项下要求对色谱系统进行适用性试验，即用规定的对照品溶液或系统适用性试验溶液在规定的色谱系统进行试验，必要时，可对色谱系统进行适当调整，以符合要求。

**1. 色谱柱的理论板数（$n$）**

用于评价色谱柱的分离效能。由于不同物质在同一色谱柱上的色谱行为不同，采用理论板数作为衡量色谱柱效能的指标时，应指明测定物质，一般为待测物质或内标物质的理论板数。

在规定的色谱条件下，注入供试品溶液或各品种项下规定的内标物质溶液，记录色谱图，量出供试品主成分色谱峰或内标物质色谱峰的保留时间（$t_R$）和峰宽（$W$）或半高峰宽（$W_{h/2}$）按下式计算色谱柱的理论板数。

$$n = 16(t_R/W)^2 \tag{6-6}$$

或
$$n = 5.54(t_R/W_{h/2})^2 \tag{6-7}$$

$t_R$、$W$、$W_{h/2}$ 单位可用时间或长度计（下同），但应取相同单位。

**2. 分离度（$R$）**

用于评价待测物质与被分离物质之间的分离程度，是衡量色谱系统分离效能的关键指标。可以通过测定待测物质与已知杂质的分离度，也可以通过测定待测物质与某一指标性成分（内标物质或其他难分离物质）的分离度，或将供试品或对照品用适当的方法降解，通过测定待测物质与某一降解产物的分离度，对色谱系统分离效能进行评价与调整。

无论是定性鉴别还是定量测定，均要求待测物质色谱峰与内标物质色谱峰或特定的杂质对照色谱峰及其他色谱峰之间有较好的分离度。除另有规定外，待测物质色谱峰与相邻色谱峰之间的分离度应不小于1.5。分离度的计算公式为：

$$R = \frac{2 \times (t_{R_2} - t_{R_1})}{W_1 + W_2} \tag{6-8}$$

或

$$R = \frac{2 \times (t_{R_2} - t_{R_1})}{1.70 \times (W_{1,h/2} + W_{2,h/2})} \tag{6-9}$$

式中，$t_{R_2}$ 为相邻两色谱峰中后一峰的保留时间；$t_{R_1}$ 为相邻两色谱峰中前一峰的保留时间；$W_1$、$W_2$ 及 $W_{1,h/2}$、$W_{2,h/2}$，分别为此相邻两色谱峰的峰宽及半高峰宽，见图6-14。

当对测定结果有异议时，色谱柱的理论板数（$n$）和分离度（$R$）均以峰宽（$W$）的计

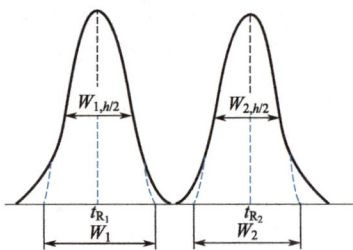

**图 6-14 相邻色谱峰的峰宽及半高峰宽示意图**

算结果为准。

### 3. 灵敏度

用于评价色谱系统检测微量物质的能力，通常以信噪比（$S/N$）来表示。建立方法时，可通过测定一系列不同浓度的供试品或对照品溶液来测定信噪比。定量测定时，信噪比应不小于 10；定性测定时，信噪比应不小于 3。系统适用性试验中可以设置灵敏度实验溶液来评价色谱系统的检测能力。

### 4. 重复性

用于评价色谱系统连续进样时响应值的重复性能。除另有规定外，通常取各品种项下的对照品溶液，连续进样 5 次，其峰面积测量值（或内标比值或其校正因子）的相对标准偏差应不大于 2.0%。视进样溶液的浓度和/或体积、色谱峰响应和分析方法所能达到的精度水平等，对相对标准偏差的要求可适当放宽或收紧，放宽或收紧的范围以满足品种项下检测需要的精密度要求为准。

### 5. 拖尾因子（$T$）

用于评价色谱峰的对称性。除另有规定外，$T$ 应在 $0.95 \sim 1.05$ 之间。

$$T = \frac{W_{0.05h}}{2d} \tag{6-10}$$

式中，$W_{0.05h}$ 为 5% 峰高处的峰宽；$d$ 为峰顶在 5% 峰高处横坐标平行线的投影点至峰前沿与此平行线交点的距离。

---

📖 **拓展链接**

**液相色谱使用注意事项**

1. 安装及拆卸色谱柱时应注意柱的连接方向，千万不能接反。否则可能导致柱效降低，甚至损坏色谱柱。

2. 严禁开空泵。在无流动相通过时不要扳动进样阀的操作杆，使用时要注意尽可能少扳动，以免磨损内部的密封垫圈。

3. 为了延长检测器灯源的使用寿命，在色谱泵稳定后再打开检测器开关，分析结束后立即关闭检测器。

4. 应使用高纯度、高质量的溶剂和试剂。

5. 如果液相系统使用未过滤的洗脱液、注入未过滤的样品、系统中滞留缓冲洗脱液，都能堵塞系统或划伤泵柱塞。所以流动相样品使用前必须使用 $0.45\mu m$ 微孔滤膜过滤；流动相需先经脱气处理后使用。

6. 避免 pH 值超限，应控制在 $2.2 \sim 7.5$ 之间。偏低或偏高都会腐蚀液相系统的不锈钢材料；破坏色谱柱填料会使填料失活。

7. 色谱柱温不能超过规定要求。

8. 流动相首选甲醇-水系统，如经使用不适合时，再选用其他溶剂。

## 五、测定方法

**1. 内标法**

按《中国药典》品种正文项下的规定，精密称（量）取对照品和内标物质，分别配成溶液，各精密量取适量，混合配成校正因子测定用的对照溶液。取一定量进样，记录色谱图。测量对照品和内标物质的峰面积或峰高，按下式计算校正因子：

$$校正因子(f) = \frac{A_s/c_s}{A_R/c_R} \tag{6-11}$$

式中，$A_s$ 为内标物质的峰面积或峰高；$A_R$ 为对照品的峰面积或峰高；$c_s$ 为内标物质的浓度，mg/mL；$c_R$ 对照品的浓度，mg/mL。

再取各品种项下含有内标物质的供试品溶液，进样，记录色谱图，测量供试品中待测成分和内标物质的峰面积或峰高，按下式计算含量：

$$含量(c_X) = f \times \frac{A_X}{A'_s/c'_s} \tag{6-12}$$

式中，$A_X$ 为供试品的峰面积；$c_X$ 为供试品的浓度，mg/mL；$A'_s$ 为内标物的峰面积；$c'_s$ 为内标物的浓度，mg/mL；$f$ 为内标法校正因子。

采用内标法，可避免供试品前处理及进样体积误差对测定结果的影响。

**2. 外标法**

按各品种项下的规定，精密称（量）取对照品和供试品，配制成溶液，分别精密取一定量，进样，记录色谱图，测量对照品溶液和供试品溶液中待测物质的峰面积（或峰高），按下式计算含量：

$$含量(c_X) = c_R \times \frac{A_X}{A_R} \tag{6-13}$$

式中，各符号意义同上。

由于微量注射器不易精确控制进样量，当采用外标法测定时，以手动进样器定量环或自动进样器进样为宜。

**3. 加校正因子的主成分自身对照法**

测定杂质含量时，可采用加校正因子的主成分自身对照法。在建立方法时，按各品种项下的规定，精密称（量）取待测物对照品和参比物质对照品各适量，配制待测杂质校正因子的溶液，进样，记录色谱图，按下式计算待测杂质的校正因子。

$$校正因子 = \frac{c_A/A_A}{c_B/A_B} \tag{6-14}$$

式中，$c_A$ 为待测物的浓度；$A_A$ 为待测物的峰面积或峰高；$c_B$ 为参比物质的浓度；$A_B$ 为参比物质的峰面积或峰高。

也可精密称（量）取主成分对照品和杂质对照品各适量，分别配制成不同浓度的溶液，进样，记录色谱图，绘制主成分浓度和杂质浓度对其峰面积的回归曲线，以主成分回归直线斜率与杂质回归直线斜率的比计算校正因子。

校正因子可直接载入各品种项下，用于校正杂质的实测峰面积，需作校正计算的杂质，通常以主成分为参比，采用相对保留时间定位，其数值一并载入各品种项下。

测定杂质含量时，按各品种项下规定的杂质限度，将供试品溶液稀释成与杂质限度相当的溶液，作为对照溶液，进样，记录色谱图，必要时，调节纵坐标范围（以噪声水平可接受为限）使对照溶液的主成分色谱峰的峰高约达满量程的 10%～25%。除另有规定外，通常含量低于 0.5% 的杂质，峰面积测量值的相对标准偏差（RSD）应小于 10%；含量在 0.5%～2% 的杂质，峰面积测量值的 RSD 应小于 5%；含量大于 2% 的杂质，峰面积测量值的 RSD 应小于 2%。然后，取供试品溶液和对照溶液适量，分别进样。除另有规定外，供试品溶液的记录时间，应为主成分色谱峰保留时间的 2 倍，测量供试品溶液色谱图上各杂质的峰面积，分别乘以相应的校正因子后与对照溶液主成分的峰面积比较，计算各杂质含量。

### 4. 不加校正因子的主成分自身对照法

测定杂质含量时，若无法获得待测杂质的校正因子，或校正因子可以忽略，也可采用不加校正因子的主成分自身对照法。同上述加校正因子的主成分自身对照法配制对照溶液、进样、调节纵坐标范围和计算峰面积的相对标准偏差后，取供试品溶液和对照品溶液适量，分别进样。除另有规定外，供试品溶液的记录时间应为主成分色谱峰保留时间的 2 倍，测量供试品溶液色谱图上各杂质的峰面积并与对照溶液主成分的峰面积比较，依法计算杂质含量。

### 5. 面积归一化法

按各品种项下的规定，配制供试品溶液，取一定量进样，记录色谱图。测量各峰的面积和色谱图上除溶剂峰以外的总色谱峰面积，计算各峰面积占总峰面积的百分率。通过下列公式计算各组分的质量分数：

$$w_i = \frac{A_i \times f_i}{\sum\limits_{i=1}^{n} A_i f_i} \tag{6-15}$$

式中，$A_i$ 为各组分的峰面积；$f_i$ 为各组分的峰高校正因子。

---

📑 **拓展链接**

---

#### 液相色谱流动相的注意事项

流动相相当于液相色谱仪的"血液"，对液相色谱仪非常重要，流动相需要注意的方面主要包括：

**1. 过滤溶剂**

溶剂在使用前确定要用 0.5μm 的过滤器过滤，假如使用固体化学试剂（缓冲盐）配制流动相，过滤就显得更加重要，不能让固体微粒污染泵，堵塞进样器和柱头过滤片。实验室应配备水溶性和脂溶性两种过滤膜供选择，过滤水溶性流动相时（如甲醇-水），先用 1～2mL 甲醇润湿过滤膜，有助于快速抽滤。

**2. 保持贮液瓶的清洁**

用一般溶剂瓶作流动相贮液器应不定期废弃瓶子，最后一次应用 HPLC 级的水或溶剂清洗，不能在清洗过程中留下污迹。

**3. 保证溶剂的质量**

确定要用 HPLC 级的溶剂，水也应达到 HPLC 级，同样也要使用高纯度的缓冲盐。

**A 型题（最佳选择题）** 每题只有一个最佳答案

1. 高效液相色谱法，相邻两峰分开程度用（ ）来衡量。

A. 拖尾因子      B. 保留时间      C. 峰面积

D. 分离度      E. 半峰宽

2. 如果样品比较复杂，相邻两峰间距离太近或操作条件不易控制，要准确测定保留值有一定困难时，可选择（ ）。

A. 利用相对保留值定性

B. 加入已知物增加峰高的办法定性

C. 利用文献保留值数据定性

D. 与化学方法配合进行定性

E. 控制流动相

3. 色谱分析中，要求两组分达到较好分离，分离度一般（ ）。

A. ≥0.1      B. ≥0.7      C. ≥1.0      D. ≥1.5      E. ≥0.8

4. 色谱仪分离系统的核心部件是（ ）。

A. 泵      B. 进样器      C. 色谱柱      D. 检测器      E. 显示器

# 第六节 气相色谱法

## 一、基本原理

气相色谱法是采用气体为流动相（载气）流经装有填充剂的色谱柱进行分离测定的色谱方法。供试品气化后，被载气带入色谱柱进行分离，各组分先后进入检测器，用数据处理系统记录色谱信号。分配系数小的组分先流出，分配系数大的组分后流出。

## 二、方法特点与适用范围

气相色谱法是基于色谱柱能分离样品中各组分，检测器能连续响应，能同时对各组分进行定性定量的一种分离分析方法，所以气相色谱法具有分离效率高、灵敏度高、分析速度快、应用范围广等优点。

**1. 分离效率高**

是指它对性质极为相似的烃类异构体、同位素等有很强的分离能力，能分析沸点十分接近的复杂混合物。例如用毛细管柱可分析汽油中 $50\sim100$ 多个组分。

**2. 灵敏度高**

是指使用高灵敏度检测器可检测出 $10^{-13}\sim10^{-11}$ g 的痕量物质。

**3. 分析速度快**

是相对化学分析法而言的。一般情况下，完成一个样品的分析仅需几分钟。

#### 4. 应用范围广

气相色谱法的上述特点，扩展了它在药物分析中的应用。它不仅可以分析气体，还可以分析液体和固体。只要样品沸点在 450℃ 以下、能气化都可以用气相色谱法进行分析。

### 三、仪器的基本结构

气相色谱仪由载气源、进样部分、色谱柱、柱温箱、检测器和数据处理系统等组成（见图 6-15）。

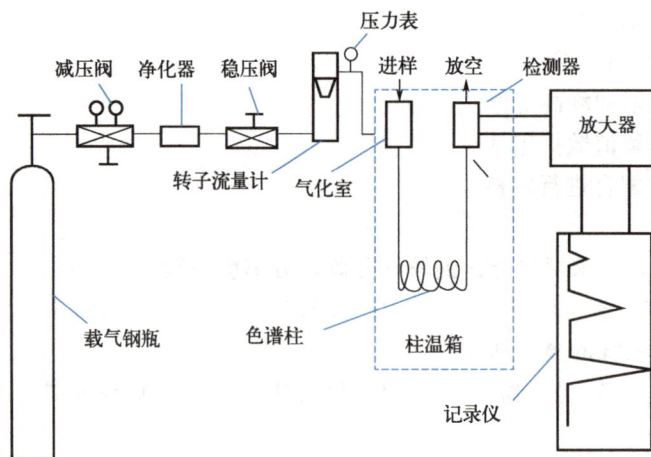

图 6-15  气相色谱仪的组成示意图

#### 1. 载气源

气相色谱法的流动相为气体，称为载气，氦、氮和氢可用作载气，可由高压钢瓶或高纯度气体发生器提供，经过适当的减压装置，以一定的流速经过进样器和色谱柱。根据供试品的性质和检测器种类选择载气，除另有规定外，常用载气为氮气。

#### 2. 进样部分

进样方式一般可采用溶液直接进样、自动进样或顶空进样。溶液直接进样采用微量注射器、进样阀或有分流装置的气化室进样；采用溶液直接进样或自动进样时，进样口温度应高于柱温 30~50℃；进样量一般不超过数微升；柱径越细，进样量应越少，采用毛细管柱时，一般应分流以免过载。

顶空进样适用于固体和液体供试品中挥发性组分的分离和测定。将固态或液态的供试品制成供试液后，置于密闭小瓶中，在恒温控制的加热室中加热至供试品中挥发性组分在液态和气态达到平衡后，由进样器自动吸取一定体积的顶空气注入色谱柱中。

#### 3. 色谱柱

色谱柱为填充柱或毛细管柱。填充柱的材质为不锈钢或玻璃，内径为 2~4mm，柱长为 2~4m，内装吸附剂、高分子多孔小球或涂渍固定液的载体，粒径为 0.18~0.25mm、0.15~0.18mm 或 0.125~0.15mm。常用载体为经酸洗并硅烷化处理的硅藻土或高分子多孔小球，常用固定液有甲基聚硅氧烷、聚乙二醇等。毛细管柱的材质为玻璃或石英，内壁或载体经涂渍或交联固定液，内径一般为 0.25mm、0.32mm 或 0.53mm，柱长 5~60m，固定液膜厚 0.1~5.0μm，常用的固定液有甲基聚硅氧烷、不同比例组成的苯基甲基聚硅氧烷、聚乙二醇等。

新填充柱和毛细管柱在使用前需老化处理，以除去残留溶剂及易流失的物质，色谱柱如长期未用，使用前应老化处理，使基线稳定。

**4. 柱温箱**

由于柱温箱温度的波动会影响色谱分析结果的重现性，因此柱温箱控温精度应在±1℃，且温度波动小于每小时0.1℃。温度控制系统分为恒温和程序升温两种。

**5. 检测器**

适合气相色谱法的检测器有火焰离子化检测器（FID）、热导检测器（TCD）、氮磷检测器（NPD）、火焰光度检测器（FPD）、电子捕获检测器（ECD）、质谱（MS）检测器等。火焰离子化检测器对碳氢化合物响应良好，适合检测大多数的药物；氮磷检测器对含氮、磷元素的化合物灵敏度高；火焰光度检测器对含磷、硫元素的化合物灵敏度高；电子捕获检测器适于含卤素的化合物；质谱检测器还能给出供试品某个成分相应的结构信息，可用于结构确证。除另有规定外，一般用火焰离子化检测器，用氢气作为燃气，空气作为助燃气。在使用火焰离子化检测器时，检测器温度一般应高于柱温，并不得低于150℃，以免水汽凝结，通常为250～350℃。

**6. 数据处理系统**

包括记录仪、积分仪以及计算机工作站等。《中国药典》各品种项下规定的色谱条件，除检测器种类、固定液品种及特殊指定的色谱柱材料不得改变外，其余如色谱柱内径、长度、载体牌号、粒度、固定液涂布浓度、载气流速、柱温、进样量、检测器的灵敏度等，均可适当改变，以适应具体品种并符合系统适用性试验的要求。一般色谱图约于30分钟内记录完毕。

## 四、系统适用性试验

同高效液相色谱法。

## 五、测定方法

内标法、外标法、面积归一化法均同高效液相色谱法。还可以采用标准溶液加入法，具体操作如下：

精密称（量）取某个杂质或待测成分对照品适量，配制成适当浓度的对照品溶液，取一定量，精密加入到供试品溶液中，根据外标法或内标法测定杂质或主成分含量，再扣除加入的对照品溶液含量，即得供试液溶液中某个杂质和主成分含量。也可按下述公式进行计算，加入对照品溶液前后校正因子应相同，即：

$$\frac{A_{is}}{A_X} = \frac{c_X + \Delta c_X}{c_X} \tag{6-16}$$

则待测组分的浓度 $c_X$ 可通过如下公式进行计算：

$$c_X = \frac{\Delta c_X}{(A_{is}/A_X) - 1} \tag{6-17}$$

式中，$c_X$ 为供试品中组分 X 的浓度；$A_X$ 为供试品中组分 X 的色谱峰面积；$\Delta c_X$ 为所加入的已知浓度的待测组分对照品的浓度；$A_{is}$ 为加入对照品后组分 X 的色谱峰面积。

　　由于气相色谱法的进样量一般仅数微升，为减小进样误差，尤其当采用手工进样时，由于留针时间和室温等对进样量也有影响，故以采用内标法定量为宜；当采用自动进样器时，由于进样重复性的提高，在保证分析误差的前提下，也可采用外标法定量。当采用顶空进样时，由于供试品和对照品处于不完全相同的基质中，故可采用标准溶液加入法，以消除基质效应的影响；当标准溶液加入法与其他定量方法结果不一致时，应以标准加入法结果为准。

## 拓展链接

气相色谱法与高效液相色谱法的异同见表 6-1。

表 6-1　气相色谱法与高效液相色谱法的异同

| 色谱法 | 分析对象 | 流动相 | 操作条件 |
|---|---|---|---|
| 气相色谱法 | 适于能气化、热稳定性好、沸点较低的样品，不适于高沸点、挥发性差、热稳定性差、离子型及高聚物样品 | 流动相为气体，氦、氮和氢可用作载气，常用载气为氮气 | 常压、高温 |
| 高效液相色谱法 | 不受样品挥发性和热稳定性的限制，适于分子量大、难气化、热稳定性差及高分子和离子型溶解后能制成溶液的样品 | 流动相为液体，可以是单组分也可以是多组分，常用溶剂：己烷、四氯化碳、甲苯、乙酸乙酯、乙醇、甲醇、乙腈、水 | 室温、高压 |

## 课堂互动

　　思考气相色谱应用归一化法进行药物定量分析需要满足的条件。

## 练习测试 >>>

### 一、A 型题（最佳选择题）　每题只有一个最佳答案

1. 在气相色谱分析的下列因素中，对色谱分离效率影响最大的是（　　）。

A. 柱温　　　　　　　　　　B. 载气的种类

C. 柱压　　　　　　　　　　D. 固定液膜厚度

E. 载气的流速

2. 气相色谱检测器，对含磷、含硫化合物有高选择性、高灵敏度的检测器是（　　）。

A. 火焰离子化检测器（FID）　　B. 热导检测器（TCD）

C. 电子捕获检测器（ECD）　　　D. 火焰光度检测器（FPD）

E. 质谱（MS）检测器

3. 气相色谱载气纯度要求很高，至少不得低于（　　）。

A. 99.99%　　B. 99.95%　　C. 98.99%　　D. 98.95%　　E. 99.89%

### 二、X 型题（多项选择题）　每题有两个或两个以上的备选答案

1. 关于高压气瓶存放及安全使用，正确的说法是（　　）。

A. 气瓶内气体不可用尽，以防倒灌

B. 使用钢瓶中的气体时要用减压阀，各种气体的减压阀可通用

C. 气瓶可以混用，没有影响

D. 气瓶应存放在阴凉、干燥、远离热源的地方，易燃气体气瓶与明火距离不小于 10 米

E. 气瓶内气体使用完全再更换，以防浪费

2. 在气相色谱分析中，采用程序升温技术的目的是（　　）。

A. 改善峰形　　　　　B. 增加峰面积　　　　　C. 缩短柱长

D. 改善分离度　　　　E. 增加峰高

# 第七章

# 芳酸及其酯类药物分析

❖ 知识目标
1. 掌握芳酸及其酯类药物的结构特征、理化性质与分析方法之间的联系。
2. 熟悉苯甲酸类药物和水杨酸类药物的鉴别试验、杂质检查及含量测定原理与方法。
3. 了解其他芳酸类药物的结构与性质。

❖ 能力目标
1. 能够根据芳酸及其酯类药物的化学结构，选择相应的鉴别、杂质检查及含量测定方法。
2. 能够运用药品质量标准进行酸碱滴定法、高效液相色谱法的操作及结果计算。

❖ 素质目标
树立技能成才、技能报国意识。强化不畏挑战、不懈奋斗的劳动精神。

## 【思维导图】

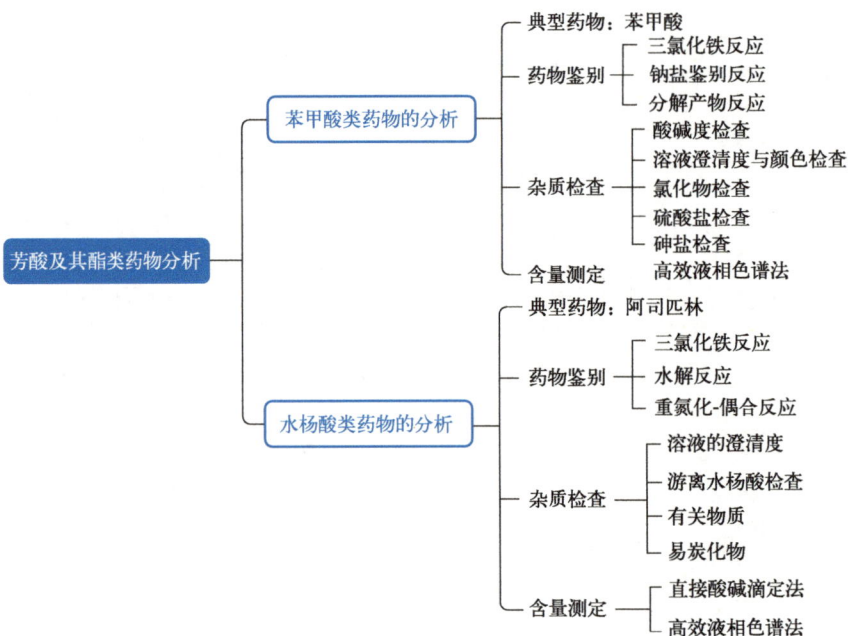

　　2018 年 5 月，重庆市涪陵食品药品检验所对标示为××××药业股份有限公司生产的批号为 161103060 和××××药业有限公司生产品批号为 160201 的阿司匹林肠溶片进行检查，发现其游离水杨酸不符合规定。

　　问题：1. 游离水杨酸属于哪一项检查？

　　　　　2. 如何对案例中提到的药品进行游离水杨酸检查？

# 第一节　苯甲酸类药物的分析

## 一、典型药物结构及理化性质

　　常用的苯甲酸类药物包括苯甲酸、苯甲酸钠和羟苯乙酯（消毒防腐药）、丙磺舒（抗痛风药）以及泛影酸（诊断用药）等。

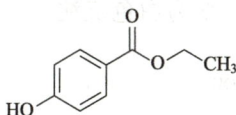
苯甲酸（钠）

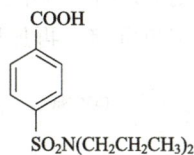
羟苯乙酯

丙磺舒

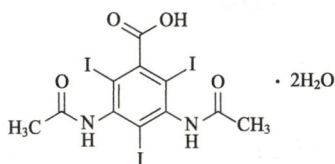
泛影酸

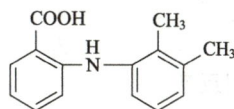
甲芬那酸

　　苯甲酸类药物的主要性质如下。

　　**1. 酸性**

　　本类药物分子结构中羧基与苯环直接相连，具有较强的酸性，可用于含量测定。

　　**2. 三氯化铁反应**

　　本类药物的芳酸结构可与三氯化铁试液作用，生成在水中溶解度小且具有特殊颜色的铁盐，可用于鉴别。

　　**3. 紫外吸收和红外吸收特性**

　　本类药物结构中的苯环及取代基具有较强的紫外吸收和红外吸收特性，可用于鉴别和含量测定。

【动画】
苯甲酸立体结构

**4. 分解性**

某些药物在一定条件下可发生分解，其分解产物具有特殊的理化性质，可用于鉴别。

**5. 溶解性**

苯甲酸在乙醇、三氯甲烷或乙醚中易溶，在沸水中溶解，在水中微溶。羟苯乙酯在甲醇或乙醇中易溶，在水中几乎不溶。丙磺舒在丙酮中溶解，在乙醇或三氯甲烷中略溶，在水中几乎不溶；在稀氢氧化钠溶液中溶解，在稀酸中几乎不溶。甲芬那酸在乙醚中略溶，在乙醇或三氯甲烷中微溶，在水中不溶。

## 二、鉴别和检查

### （一）药物鉴别

**1. 红外光谱法**

苯甲酸的红外吸收图谱与对照图谱（光谱集 233 图）应一致。

**2. 三氯化铁反应**

本类药物的苯环上的羧基可以与三氯化铁试液作用，生成在水中溶解度小的有色铁盐，如苯甲酸钠的铁盐为赭色，丙磺舒的铁盐为米黄色。

取苯甲酸钠约 0.5g，加水 10mL 溶解后，显苯甲酸盐的鉴别反应 [《中国药典》（2020 年版）四部通则 0301]。苯甲酸钠的中性溶液或碱性溶液，与三氯化铁试液作用可生成碱式苯甲酸铁盐的赭色沉淀；再加稀盐酸，变为白色沉淀。

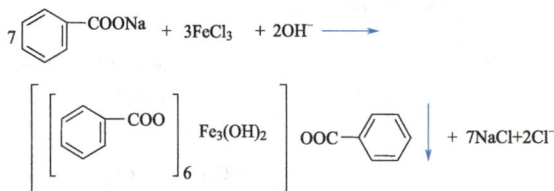

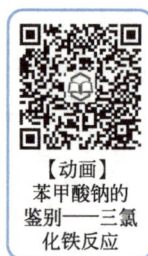

【动画】
苯甲酸钠的
鉴别——三氯
化铁反应

**3. 钠盐的鉴别反应**

苯甲酸钠可利用钠盐进行鉴别，钠盐的鉴别反应有：

（1）焰色反应　取铂丝，用盐酸湿润后，蘸取供试品，在无色火焰中燃烧，火焰即显鲜黄色。

（2）醋酸氧铀锌反应　取苯甲酸钠的中性溶液，加醋酸氧铀锌试液，即生成黄色沉淀。

**4. 分解产物的反应**

某些药物因结构特殊，在一定条件下可以发生分解，其分解产物具有特殊的理化性质，可用于鉴别。例如：含硫的丙磺舒受热分解生成亚硫酸盐，泛影酸加热破坏后分解产生碘蒸气。

取适量苯甲酸钠，置于干燥试管中，加硫酸后，加热，不炭化，释放出气体，随即在试管内壁上端遇冷凝结成白色升华物。苯甲酸钠可分解生成苯甲酸，苯甲酸具有升华性，可供鉴别。

### （二）杂质检查

本类药物的检查项目有：酸碱度、溶液的澄清度与颜色、氯化物、硫酸盐、干燥失重、重金属及砷盐等。以苯甲酸钠杂质检查为例：

**1. 酸碱度检查**

取本品 1.0g，用水 20mL 溶解后，加酚酞指示液 2 滴；如显淡红色，加硫酸滴定液（0.05mol/L）0.25mL，淡红色应消失；如无色，加氢氧化钠滴定液（0.1mol/L）0.25mL，应显淡红色。

**2. 溶液的澄清度与颜色检查**

取本品 1.0g，加水 10mL 使溶解，依法检查［《中国药典》（2020 年版）四部通则 0901 与通则 0902］，溶液应澄清无色。

**3. 氯化物检查**

取本品 0.20g，加水溶解使成 25mL，加稀硝酸 10mL，摇匀，待沉淀完全后滤过，用少量水分次洗涤滤器，合并洗液与滤液，依法检查［《中国药典》（2020 年版）四部通则 0801］，与标准氯化钠溶液 6.0mL 制成的对照液比较，不得更浓（0.03%）。

**4. 硫酸盐检查**

取本品 0.40g，用水 40mL 溶解，边搅拌边慢慢加入稀盐酸 4mL，静置 5 分钟，滤过，取续滤液 20mL 置 50mL 纳氏比色管中，加水至刻度，摇匀，作为供试品溶液；量取标准硫酸钾溶液 2.4mL，置 50mL 纳氏比色管中，加稀盐酸 2mL，加水至刻度，摇匀，作为对照液。在两溶液中各加氯化钡溶液 5mL，摇匀，供试品溶液的浊度应浅于对照液的浊度（0.12%）。

**5. 干燥失重检查**

取本品，在 105℃ 干燥至恒重，减失重量不得过 1.5%［《中国药典》（2020 年版）四部通则 0831］。

**6. 重金属检查**

取本品 2.0g，加水 45mL，不断搅拌，滴加稀盐酸 5mL，滤过，分取滤液 25mL，依法检查［《中国药典》（2020 年版）四部通则 0821 第一法］，含重金属不得过百万分之十。

**7. 砷盐检查**

取无水碳酸钠 2.5g，铺于坩埚底部与四周，再取本品 1.0g，置无水碳酸钠上，用少量水湿润，干燥后，先用小火灼烧使炭化，再在 500～600℃ 炽灼使完全灰化，放冷，加盐酸 5mL 与水 23mL 使溶解，依法检查［《中国药典》（2020 年版）四部通则 0822 第一法］，应符合规定（0.0002%）。

## 三、含量测定

《中国药典》（2020 年版）规定苯甲酸钠原料药采用高效液相色谱法测定含量。

色谱条件与系统适用性试验：用十八烷基硅烷键合硅胶为填充剂；以乙腈-0.02%甲酸（用氨水调至 pH4.0）（30∶70）为流动相；检测波长为 230nm。理论板数按苯甲酸钠峰计算不低于 2000。

测定方法：取本品适量，精密称定，用流动相溶解并定量稀释制成每 1mL 中含苯甲酸钠 0.1mg 的溶液，精密量取 20μL，注入液相色谱仪，记录色谱图；另取苯甲酸钠对照品，同法测定。按外标法以峰面积计算，即得。

含量计算：

$$含量（\%）= \dfrac{c_R \times \dfrac{A_X}{A_R} \times D \times V}{W}$$

式中，$A_X$ 为苯甲酸钠供试品峰面积；$A_R$ 为苯甲酸钠对照品峰面积；$c_R$ 为对照品溶液的浓度，mg/mL；$D$ 为苯甲酸钠供试品溶液的稀释倍数；$V$ 为供试品溶液的初始体积，mL；$W$ 为苯甲酸钠供试品取样量，g。

### 思想加油站

**用奋斗照亮多彩青春**

2022 年 11 月，在世界技能大赛特别赛奥地利赛区，中国选手姜雨荷夺得化学实验室技术项目金牌，实现我国该项目金牌"零"的突破。姜雨荷，2017 年由于考试成绩不理想，南下外出务工，半年多的务工经历让她意识到，掌握一门真正的技术，自己的生活也许会有更多的选择。2018 年初她进入技师学院，重新开始学习，经常在实验室里一待就是十多个小时。

姜雨荷的起点不高，但她用 3 年半时间，练就一技之长，在国际赛场上将它发挥到极致，终成世界冠军，就此改变了命运。

人人皆可成才，人人尽展其才。新时代的青年应在不同赛道上，逐梦闪闪发光的出彩人生。

### 练习测试 >>>

**A 型题（最佳选择题） 每题只有一个最佳答案**

1. 苯甲酸的钠盐水溶液与三氯化铁试液作用产生（ ）。

A. 紫红色　　　B. 紫堇色　　　C. 赭色沉淀　　　D. 米黄色沉淀　　E. 血红色

2. 下列药物中不是苯甲酸类药物的是（ ）。

A. 苯甲酸（钠）　B. 羟苯乙酯　　　C. 丙磺舒　　　D. 甲芬那酸　　　E. 阿司匹林

3. 在现行版《中国药典》中，苯甲酸钠原料药含量测定方法是（ ）。

A. 高效液相色谱法　　　B. 气相色谱法　　　　C. 紫外-可见分光光度法

D. 红外分光光度法　　　E. 酸碱滴定法

# 第二节　水杨酸类药物的分析

## 一、典型药物结构及理化性质

水杨酸类药物的基本结构为苯环、羧基、酚羟基，另有酯键、芳伯氨基以及酰胺等取代基。本类药物包括水杨酸（消毒防腐药）、阿司匹林（解热镇痛药）、贝诺酯（解热镇痛药）、对氨基水杨酸钠（抗结核病药）等。

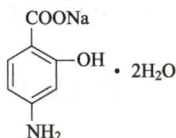

水杨酸　　　　阿司匹林　　　　　　　　贝诺酯

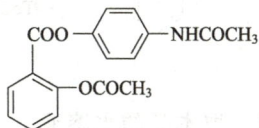

对氨基水杨酸钠

水杨酸类药物的主要性质如下。

【动画】
阿司匹林
立体结构

**1. 溶解性**

本类药物均为固体，除对氨基水杨酸钠易溶于水外，其他药物在水中微溶或几乎不溶。水杨酸在乙醇和或乙醚中易溶；阿司匹林在乙醇中易溶；贝诺酯在沸乙醇中易溶。

**2. 羧基的酸性**

水杨酸、阿司匹林的结构中因具有游离羧基显酸性，易溶于氢氧化钠溶液及碳酸钠试液，可用于鉴别和含量测定。

**3. 酚羟基的三氯化铁反应**

本类药物分子结构中具有游离的酚羟基或潜在的酚羟基，可与三氯化铁试液作用，生成紫色或紫堇色的配位化合物，可用于鉴别。

**4. 芳香第一胺的特性**

对氨基水杨酸钠结构中具有芳香第一胺，贝诺酯水解产物结构中也具有芳香第一胺，可发生重氮化-偶合反应，生成猩红色的沉淀，可用于鉴别及含量测定。

**5. 酯键的水解性**

水杨酸的酯类在一定条件下可水解，其水解产物具有特殊的性质，可用于鉴别。

**6. 紫外吸收特性**

本类药物结构中的苯环及取代基具有较强的紫外吸收特性。

## 二、鉴别和检查

### （一）药物鉴别

#### 1. 三氯化铁反应

水杨酸、对氨基水杨酸钠具有游离酚羟基，阿司匹林、贝诺酯水解后生成具有游离酚羟基的水杨酸，可与三氯化铁试液作用，生成紫色或紫堇色的配位化合物，用于鉴别。

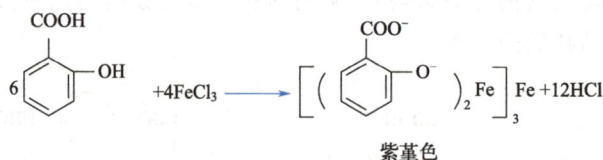

$$紫堇色$$

（1）水杨酸　取本品的水溶液，加三氯化铁试液1滴，即显紫堇色。

（2）对氨基水杨酸钠　取本品约10mg，加水10mL溶解后，加稀盐酸2滴使呈酸性，加三氯化铁试液1滴，应显紫堇色。

（3）贝诺酯　取本品约0.2g，加氢氧化钠试液5mL，煮沸，放冷，滤过，滤液加盐酸适量至显微酸性，加三氯化铁试液2滴，即显紫堇色。

（4）阿司匹林　取本品约0.1g，加水10mL，煮沸，放冷，加三氯化铁试液1滴，即显紫堇色。

> **课堂互动**
>
> 　　阿司匹林和贝诺酯的三氯化铁鉴别反应操作与对氨基水杨酸钠和水杨酸有何不同？

【动画】
贝诺酯的鉴别-三氯化铁反应

### 2. 水解反应

本类药物部分分子结构中具有酯键，在一定条件下可水解生成酚羟基和羧基，可用于鉴别，如阿司匹林的水解反应。

取本品约0.5g，加碳酸钠试液10mL，煮沸2分钟后，放冷，加过量的稀硫酸，即析出白色沉淀，并产生醋酸的臭气。

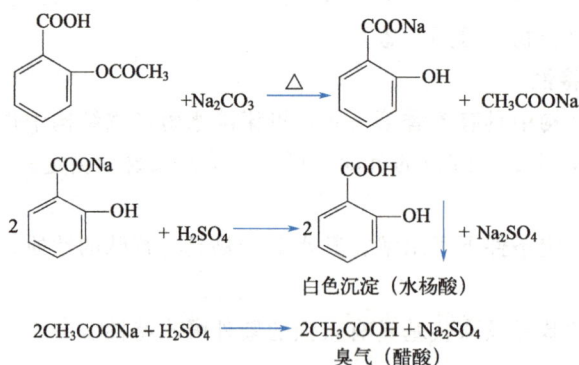

$$2CH_3COONa + H_2SO_4 \longrightarrow 2CH_3COOH + Na_2SO_4$$
$$臭气（醋酸）$$

阿司匹林在碱性溶液中加热，水解生成水杨酸钠及醋酸钠，放冷后用稀硫酸酸化，析出白色的水杨酸沉淀，并产生醋酸的臭气。

### 3. 重氮化-偶合反应

取贝诺酯约0.1g，加稀盐酸5mL，煮沸，放冷，滤过，滤液加0.1mol/L亚硝酸钠数滴，滴加碱性 $\beta$-萘酚数滴，生成猩红色沉淀。

贝诺酯由阿司匹林和对乙酰氨基酚酯化而成。在酸性条件下加热水解，生成对氨基酚，呈芳香第一胺反应。

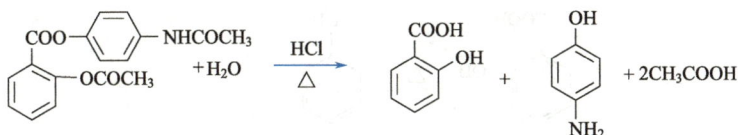

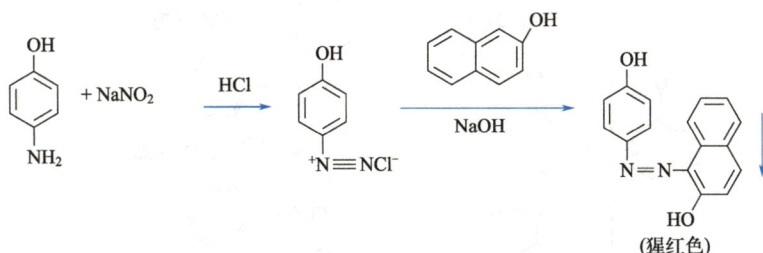

$+H_2O$ $\xrightarrow[\triangle]{HCl}$ $+2CH_3COOH$

$+NaNO_2$ $\xrightarrow{HCl}$ $\xrightarrow{NaOH}$

(猩红色)

### 4. 红外光谱法

水杨酸的红外吸收图谱与对照图谱（光谱集 57 图）应一致。

### 5. 高效液相色谱法

阿司匹林片剂采用高效液相色谱法鉴别。在含量测定项下记录的色谱图中，供试品溶液主峰的保留时间应与对照品溶液主峰的保留时间一致。

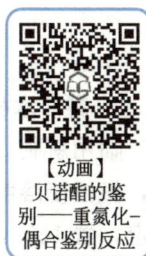

【动画】
贝诺酯的鉴别——重氮化-偶合鉴别反应

**课堂互动**

如何用一种试剂区别水杨酸和阿司匹林？

## （二）杂质检查

本类药物除需进行酸碱度、氯化物、硫酸盐、干燥失重、重金属及砷盐等一般杂质检查外，还需要进行溶液的澄清度、游离水杨酸、有关物质、易炭化物等特殊杂质检查。

以阿司匹林及其制剂的杂质检查项目为例：根据阿司匹林的合成工艺和分子结构的稳定性，阿司匹林原料主要的特殊杂质检查有溶液的澄清度、水杨酸、易炭化物等。

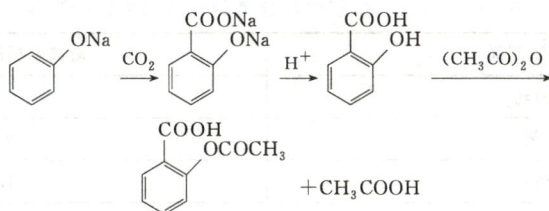

$\xrightarrow{CO_2}$ $\xrightarrow{H^+}$ $\xrightarrow{(CH_3CO)_2O}$ $+CH_3COOH$

阿司匹林的合成路线

### 1. 溶液的澄清度

取本品 0.50g，加温热至约 45℃的碳酸钠试液 10mL 溶解后，溶液应澄清。

阿司匹林合成过程中，可能引入反应不完全的苯酚及水杨酸，会与醋酐、水杨酸、乙酰水杨酸发生反应生成酯类杂质。阿司匹林的羧基可与碳酸钠发生反应，而酯类杂质在碳酸钠溶液中不溶，利用二者溶解度不同控制不溶性杂质。

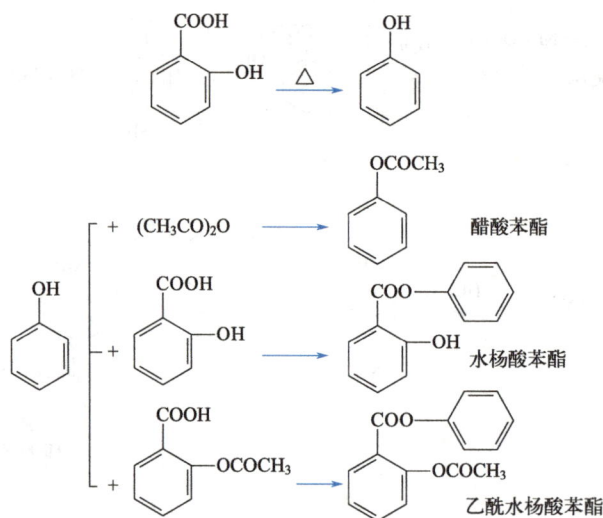

**2. 游离水杨酸**

临用新制。取本品约 0.1g，精密称定，置 10mL 量瓶中，加 1% 冰醋酸的甲醇溶液适量，振摇使溶解，并稀释至刻度，摇匀，作为供试品溶液；取水杨酸对照品约 10mg，精密称定，置 100mL 量瓶中，加 1% 冰醋酸的甲醇溶液适量使溶解并稀释至刻度，摇匀，精密量取 5mL，置 50mL 量瓶中，用 1% 冰醋酸的甲醇溶液稀释至刻度，摇匀，作为对照品溶液。照高效液相色谱法（通则 0512）试验。用十八烷基硅烷键合硅胶为填充剂；以乙腈-四氢呋喃-冰醋酸-水（20：5：5：70）为流动相；检测波长为 303nm。理论板数按水杨酸峰计算不低于 5000，阿司匹林峰与水杨酸峰的分离度应符合要求。立即精密量取对照品溶液与供试品溶液各 10μL，分别注入液相色谱仪，记录色谱图。供试品溶液色谱图中如有与水杨酸峰保留时间一致的色谱峰，按外标法以峰面积计算，不得过 0.1%。

阿司匹林在生产中由于水杨酸乙酰化不完全及储存过程中由于酯键水解均易引入水杨酸。水杨酸不仅对人体有刺激性，而且放置过程中极易被氧化，使药物变色，影响药物质量。《中国药典》（2020 年版）采用高效液相色谱法对原料药及其制剂中游离水杨酸进行检查，其限量见表 7-1。

表 7-1　阿司匹林原料药及其制剂游离水杨酸限量

| 原料药/制剂 | 游离水杨酸限量/% |
| --- | --- |
| 原料药 | 0.1 |
| 片剂 | 0.3 |
| 肠溶片 | 1.5 |
| 肠溶胶囊 | 1.0 |
| 泡腾片 | 3.0 |
| 栓剂 | 3.0 |

**3. 有关物质**

取本品约 0.1g，精密称定，置 10mL 量瓶中，加 1% 冰醋酸的甲醇溶液适量，振摇使溶解并稀释至刻度，摇匀，作为供试品溶液；精密量取供试品 1mL，置 200mL 量瓶中，用

1%冰醋酸的甲醇溶液稀释至刻度，摇匀，作为对照溶液；精密量取对照溶液 1mL，置 10mL 量瓶中，用 1%冰醋酸的甲醇溶液稀释至刻度，摇匀，作为灵敏度溶液。照高效液相色谱法［《中国药典》（2020 年版）四部通则 0512］试验。用十八烷基硅烷键合硅胶为填充剂；以乙腈-四氢呋喃-冰醋酸-水（20∶5∶5∶70）为流动相 A，乙腈为流动相 B，按表 7-2进行梯度洗脱；检测波长为 276nm。阿司匹林峰的保留时间约为 8 分钟，阿司匹林峰与水杨酸峰的分离度应符合要求。分别精密量取供试品溶液、对照溶液、灵敏度溶液与游离水杨酸检查项下的水杨酸对照品溶液各 10μL，注入液相色谱仪，记录色谱图。供试品溶液色谱图中如有杂质峰，除水杨酸峰外，其他各杂质峰面积的和不得大于对照溶液主峰面积（0.5%）。供试品溶液色谱图中小于灵敏度溶液主峰面积的色谱峰忽略不计。

**表 7-2　阿司匹林有关物质检查梯度洗脱程序**

| 时间/min | 流动相 A/% | 流动相 B/% |
| --- | --- | --- |
| 0 | 100 | 0 |
| 60 | 20 | 80 |

阿司匹林结构中有羧基、酯键，在生产与储存过程中极易引入苯酚、水杨酸及其反应产物，这一类杂质统称为阿司匹林"有关物质"。《中国药典》（2020 年版）采用高效液相色谱法检查阿司匹林原料中有关物质。

**4. 易炭化物**

取本品 0.5g，依法检查［《中国药典》（2020 年版）四部通则 0842］，与对照液（取比色用氯化钴液 0.25mL、比色用重铬酸钾液 0.25mL、比色用硫酸铜液 0.40mL，加水使成 5mL）比较，不得更深。检查被硫酸炭化呈色的低分子量有机杂质。

## 三、含量测定

### （一）阿司匹林原料药含量测定

阿司匹林结构中游离羧基具有酸性，可采用碱滴定液直接滴定测定其含量。《中国药典》（2020 年版）采用酸碱滴定法测定阿司匹林原料药含量。

测定方法：取本品约 0.4g，精密称定，加中性乙醇（对酚酞指示液显中性）20mL 溶解后，加酚酞指示液 3 滴，用氢氧化钠滴定液（0.1mol/L）滴定。每 1mL 氢氧化钠滴定液（0.1mol/L）相当于 18.02mg 的 $C_9H_8O_4$。

含量计算：

$$含量(\%) = \frac{V \times T \times F \times 10^{-3}}{W}$$

式中，$V$ 为消耗氢氧化钠滴定液体积，mL；$F$ 为氢氧化钠滴定液的浓度校正因子，$F = \dfrac{实际浓度(mol/L)}{理论浓度(mol/L)}$；$T$ 为滴定度，mg/mL；$W$ 为供试品的取样量，g。

解析：

① 阿司匹林在水中微溶，在乙醇中易溶，同时为防止阿司匹林在测定过程中由于酯键的水解而使结果偏高，故使用中性乙醇为溶剂。因本品为有机酸，显弱酸性，用氢氧化钠滴定时，化学计量点偏碱性，故选用碱性区变色的酚酞作为指示剂。因乙醇对酚酞显微酸性，

故乙醇在使用前需用氢氧化钠中和。

②滴定应在不断振摇下稍快地进行，以防止局部碱浓度过大而促使阿司匹林水解。

**实例解析**

**阿司匹林原料药的含量测定**

精密称取阿司匹林粉末适量（0.3709g），置锥形瓶中，加中性乙醇20mL，振摇，使阿司匹林溶解，加酚酞指示液3滴，滴加氢氧化钠滴定液（0.1002mol/L）至溶液显粉红色，滴定的体积为21.03mL，每1mL氢氧化钠滴定液（0.1mol/L）相当于18.02mg的阿司匹林。求阿司匹林原料药的含量。

解析：

$$含量(\%) = \frac{V \times T \times F \times 10^{-3}}{W}$$

$$= \frac{21.03 \times 18.02 \times \frac{0.1002}{0.1} \times 10^{-3}}{0.3709}$$

$$= 102.4\%$$

## （二）阿司匹林片剂的含量测定

阿司匹林制剂中存在各种辅料，如片剂中加入枸橼酸、酒石酸作为稳定剂，在生产或储存中易引入水杨酸、醋酸等杂质，这些酸性物质会消耗碱性滴定液，对酸碱滴定法测定含量结果造成干扰。《中国药典》（2020年版）中阿司匹林片剂、肠溶片、肠溶胶囊、泡腾片、栓剂各种剂型均采用高效液相色谱法测定阿司匹林含量。以阿司匹林片含量测定方法为例说明。

照高效液相色谱法（通则0512）测定。

色谱条件与系统适用性试验：用十八烷基硅烷键合硅胶为填充剂；以乙腈-四氢呋喃-冰醋酸-水（20：5：5：70）为流动相；检测波长为276nm。理论板数按阿司匹林峰计算不低于3000，阿司匹林峰与水杨酸峰的分离度应符合要求。

测定方法：取本品20片，精密称定，充分研细，精密称取细粉适量（约相当于阿司匹林10mg），置100mL量瓶中，用1%冰醋酸的甲醇溶液强烈振摇使阿司匹林溶解，并用1%冰醋酸的甲醇溶液稀释至刻度，摇匀，滤膜滤过，取续滤液作为供试品溶液，精密量取10μL注入液相色谱仪，记录色谱图；另取阿司匹林对照品，精密称定，加1%冰醋酸的甲醇溶液振摇使溶解，并定量稀释制成每1mL中约含0.1mg的溶液，同法测定，按外标法以峰面积计算，即得。

含量计算：

$$标示量的百分含量(\%) = \frac{c_R \times \frac{A_X}{A_R} \times V \times D \times \overline{W}}{W \times S}$$

式中，$A_X$ 为供试品峰面积；$A_R$ 为对照品的峰面积；$c_R$ 为对照品的浓度，mg/mL；$D$ 为供试品的稀释倍数；$W$ 为供试品的质量，g；$V$ 为供试品初次配制的体积，mL；$S$ 为片剂或注射剂的标示量，g；$\overline{W}$ 为平均片重，g。

## 练习测试 >>>

**一、A 型题（最佳选择题） 每题只有一个最佳答案**

1.《中国药典》（2020 年版）中，阿司匹林片含量测定采用的方法是（ ）。

A. 两步酸碱滴定法      B. 高效液相色谱法

C. 气相色谱法      D. 紫外-可见分光光度法

E. 非水滴定法

2.《中国药典》（2020 年版）中，阿司匹林原料药含量测定采用的方法是（ ）。

A. 直接酸碱滴定法      B. 高效液相色谱法

C. 气相色谱法      D. 紫外-可见分光光度法

E. 非水滴定法

3. 阿司匹林中检查水杨酸，是利用杂质与药物的（ ）。

A. 溶解性差异      B. 化学性质的差异

C. 熔点差异      D. 对光的吸收性差异

E. 物理性质差异

**二、X 型题（多项选择题） 有两个或两个以上的备选答案**

能与三氯化铁反应显色的药物包括（ ）。

A. 苯甲酸      B. 阿司匹林      C. 对氨基水杨酸钠

D. 贝诺酯      E. 水杨酸

# 第八章

# 胺类药物分析

❖ **知识目标**

　　1. 掌握胺类药物的结构特征、理化性质与分析方法之间的联系。

　　2. 熟悉对氨基苯甲酸酯类药物和酰胺类药物的鉴别试验、杂质检查及含量测定原理与方法。

　　3. 了解其他胺类药物的结构与性质。

❖ **能力目标**

　　1. 能够根据胺类药物的化学结构，选择相应的鉴别、杂质检查及含量测定方法。

　　2. 能够运用药品质量标准进行永停滴定法、紫外-可见分光光度法、非水溶液滴定法的操作及结果计算。

❖ **素质目标**

　　培养独立思考、分析、解决问题的能力。弘扬爱岗敬业、甘于奉献的劳模精神。

## 【思维导图】

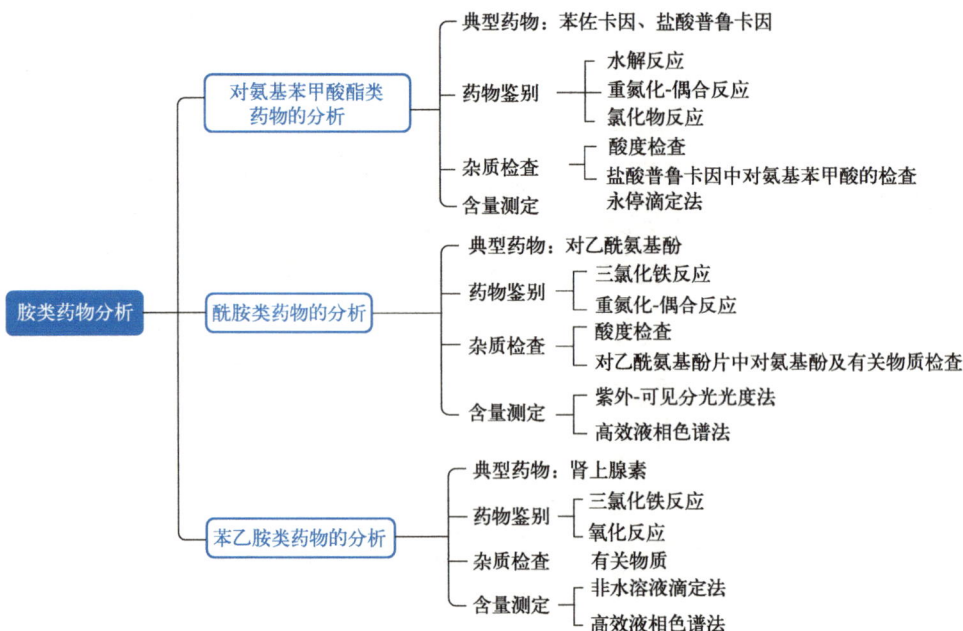

2012 年 12 月，经山东食品药品检验研究院对标示为××××药业有限责任公司生产的批号为 100302 的对乙酰氨基酚片进行检查，发现对乙酰氨基酚片的含量测定不符合规定。2018 年 9 月，经天津市静海区食品药品检验所对××××药业有限责任公司生产的批号为 171210 的对乙酰氨基酚片进行检查，发现对乙酰氨基酚片的性状不合格。

问题：1. 对乙酰氨基酚的性状有哪些？

2. 如何对案例中提到的药品进行含量测定？

# 第一节　对氨基苯甲酸酯类药物的分析

## 一、典型药物结构及理化性质

本类药物包括苯佐卡因、盐酸普鲁卡因、盐酸丁卡因等局麻药。

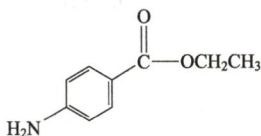

苯佐卡因

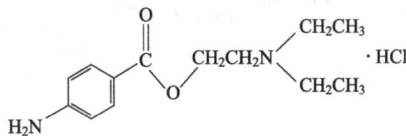

盐酸普鲁卡因

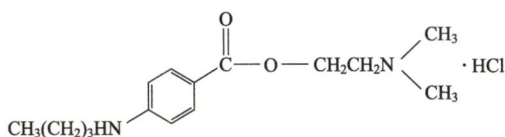

盐酸丁卡因

【动画】
普鲁卡
因立体结构

对氨基苯甲酸酯类药物的主要性质如下。

**1. 溶解性**

此类药物的盐酸盐在水中易溶，在乙醇中略溶，在三氯甲烷中微溶，在乙醚中几乎不溶。苯佐卡因在乙醇、三氯甲烷或乙醚中易溶，在脂肪油中略溶，在水中极微溶解。

**2. 芳伯氨基特性**

本类药物分子结构中具有芳伯氨基（除盐酸丁卡因外），故可发生重氮化-偶合反应，可用于鉴别和含量测定。与芳醛缩合成 Schiff 碱，易氧化变色等。

**3. 水解性**

因分子结构中含有酯键，故易水解。尤其是受光、热或碱性条件影响时更易水解。

**4. 弱碱性**

本类药物因分子结构中脂烃胺侧链为叔胺氮原子（除苯佐卡因外），故游离体具有弱碱性。其能与生物碱沉淀剂发生沉淀反应；在水溶液中不能用酸滴定液直接滴定，只能在非水溶剂中滴定。

**5. 紫外吸收和红外吸收特性**

本类药物分子结构中具有苯环，有紫外吸收和红外吸收特性。

# 二、鉴别和检查

## （一）药物鉴别

### 1. 水解反应

苯佐卡因、盐酸普鲁卡因、盐酸丁卡因均具有酯键（或酰胺键），均可在碱性条件下发生水解反应，可用于鉴别。

取盐酸普鲁卡因约 0.1g，加水 2mL 溶解后，加 10％氢氧化钠溶液 1mL，即生成白色沉淀；加热，变为油状物；继续加热，产生的蒸气能使湿润的红色石蕊试纸变为蓝色；热至油状物消失后，放冷，加盐酸酸化，即析出白色沉淀。

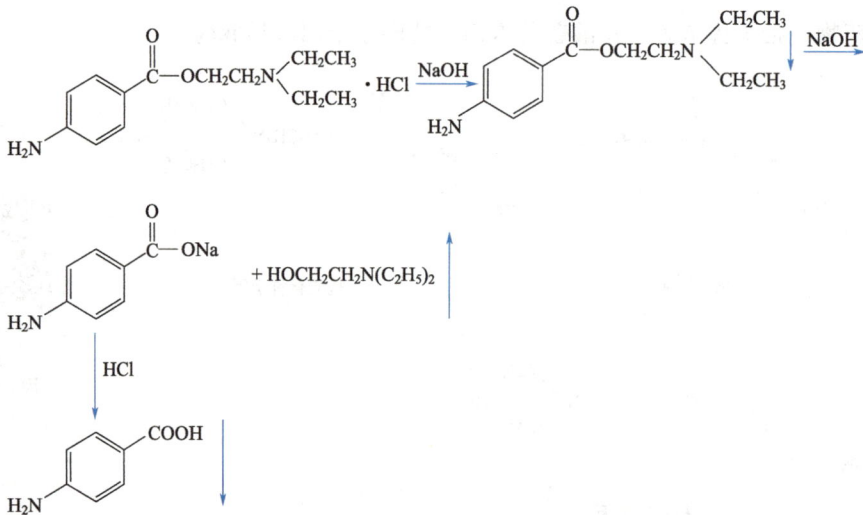

### 2. 重氮化-偶合反应

含有芳伯氨基或者潜在芳伯氨基的药物可以发生重氮化-偶合反应。

以盐酸普鲁卡因为例：取供试品约 50mg，加稀盐酸 1mL，必要时缓缓煮沸使溶解，加 0.1mol/L 亚硝酸钠溶液数滴，振摇 1 分钟，滴加碱性 β-萘酚试液数滴，生成橙红色沉淀。反应过程如下：

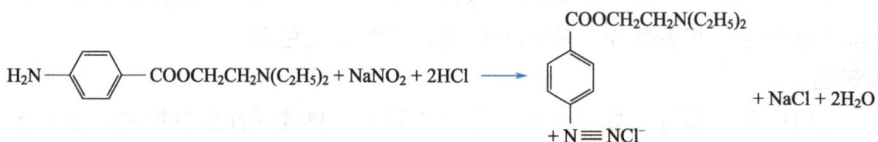

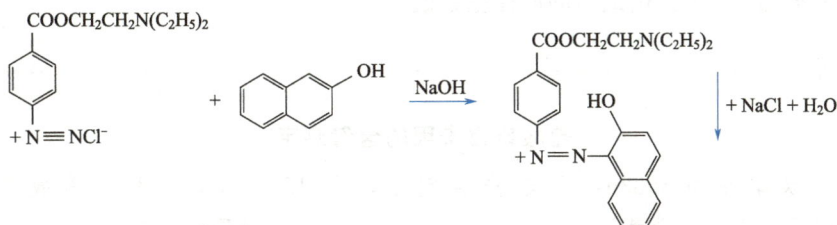

### 3. 氯化物反应

盐酸普鲁卡因与盐酸丁卡因的水溶液显氯化物的鉴别反应，氯化物鉴别反应作为一般鉴别试验收载于《中国药典》（2020 年版）四部通则 0301。

### 4. 红外光谱法

盐酸普鲁卡因的红外吸收图谱与对照图谱（光谱集 397 图）应一致。

## （二）杂质检查

### 1. 酸度检查

本类药物在生产过程中经过的氧化、酯化、成盐等反应，均需在酸性条件下进行，可能会引入酸性杂质；在贮藏过程中，可能会水解产生游离酸，故《中国药典》（2020 年版）规定对本类药物要进行酸度检查。

取盐酸普鲁卡因约 0.40g，加水 10mL 溶解后，加甲基红指示液 1 滴，如显红色，加氢氧化钠滴定液（0.02mol/L）0.20mL，应变为橙色。

### 2. 盐酸普鲁卡因中对氨基苯甲酸的检查

盐酸普鲁卡因易发生水解反应，生成对氨基苯甲酸，经长久贮存或高温加热，对氨基苯甲酸还可进一步脱羧转化为苯胺，苯胺又可被氧化有色物质，导致药物疗效下降，且毒性增加。

取本品，精密称定，加水溶解并定量稀释成每 1mL 中含 0.2mg 的溶液，作为供试品溶液；另取对氨基苯甲酸对照品，精密称定，加水稀释并定量制成每 1mL 中含 1μg 的溶液，作为对照品溶液；取供试品溶液 1mL 和对照品溶液 9mL 混合均匀，作为系统适用性溶液。照高效液相色谱法试验。供试品溶液色谱图如有与对氨基苯甲酸峰保留时间一致的色谱峰，按外标法以峰面积计算，不得过 0.5％。

【动画】
盐酸普鲁卡因
杂质检查——
酸度检查

## 三、含量测定

《中国药典》（2020 版）规定盐酸普鲁卡因原料药采用永停滴定法测定含量。本品具有芳伯氨基，能与亚硝酸钠滴定液作用生成重氮盐，根据消耗的亚硝酸钠的量，计算其含量。

测定方法：取本品约 0.6g，精密称定，照永停滴定法，在 15～25℃，用亚硝酸钠滴定液（0.1mol/L）滴定，每 1mL 亚硝酸钠滴定液（0.1mol/L）相当于 27.28mg 的盐酸普鲁卡因（$C_{13}H_{20}N_2O_2 \cdot HCl$）。

含量计算：

$$含量（\%）=\frac{V \times T \times F \times 10^{-3}}{W}$$

式中，$V$ 为消耗亚硝酸钠滴定液体积，mL；$F$ 为亚硝酸钠滴定液的浓度校正因子；$T$

为滴定度，mg/mL；$W$ 为供试品的取样量，g。

**盐酸普鲁卡因的含量测定**

精密称取本品 0.5988g，照永停滴定法，在 15～25℃，用亚硝酸钠滴定液（0.1002mol/L）滴定，消耗滴定液 21.87mL。每 1mL 亚硝酸钠滴定液（0.1mol/L）相当于 27.28mg 的 $C_{13}H_{20}N_2O_2 \cdot HCl$。《中国药典》（2020 年版）规定：本品按干燥品计算，含 $C_{13}H_{20}N_2O_2 \cdot HCl$ 不得少于 99.0%。本品含量测定结果是否符合规定？

解析：

$$含量(\%) = \frac{V \times T \times F \times 10^{-3}}{W}$$

$$= \frac{21.87 \times 27.28 \times \frac{0.1002}{0.1} \times 10^{-3}}{0.5988}$$

$$= 99.8\%$$

因为 99.8%＞99.0%，故本品含量符合规定。

➡️ **思想加油站**

**全国劳动模范——伏莹**

伏莹，2020 年获得"全国劳动模范"称号。二十载青春奋斗风雨兼程，伏莹怀着对蒙医药事业深沉的热爱，恪守着"奉献不言苦，追求无止境"的人生信念，肩负起传承民族医药、守护人民健康的责任担当，始终坚守在研发和生产的第一线。

伏莹积极参与蒙医器械产品注册、标准制定、小试中试试验等一系列具有时代意义的开创性工作，填补了我国蒙医器械生产领域的空白。在她的组织和带领下，项目组广泛开展临床研究、药效研究、质量标准提高等一系列纷繁复杂的工作，使得透骨灵橡胶膏被认定为国家中药保护品种且成功实现续保。

她用实际行动诠释了一名时代工匠的技艺与匠心，展现出一名蒙药人的大爱与胸襟！

✏️ **练习测试** ▶▶▶

**A 型题（最佳选择题）** 每题只有一个最佳答案

1. 取某药物约 50mg，加稀盐酸 1mL 使溶解，加入 0.1mol/L 亚硝酸钠溶液数滴，再滴加碱性 $\beta$-萘酚试液数滴，则生成橙红色沉淀。该药物应为（　　）。

  A. 盐酸肾上腺素　　　　　　　　B. 对乙酰氨基酚

  C. 盐酸普鲁卡因　　　　　　　　D. 盐酸利多卡因

2. 永停滴定法中，将滴定管尖端插入液面下约 2/3 处，滴定被测样品，其原因是（　　）。

  A. 避免亚硝酸挥发和分解　　　　B. 防止被测样品分解

  C. 防止重氮盐分解　　　　　　　D. 防止样品吸收 $CO_2$

  E. 避免样品被氧化

3. 永停滴定法用于测定具有芳伯氨基药物的含量，加酸可使反应速率加快，所用的酸为（　　）。

A. 盐酸　　　　B. 硝酸　　　　C. 硫酸　　　　D. 醋酸　　　　E. 苯甲酸

4. 重氮化反应的速率受多种因素的影响，以下列出的测定中的主要条件不正确的是（　　）。

A. 加入适量的溴化钾加快反应速率　　　B. 加过量的盐酸加速反应

C. 室温（10～30℃）条件下滴定　　　D. 滴定管尖端插入液面下滴定

E. 滴定管尖端不插入液面下滴定

5. 重氮化-偶合反应所用的偶合试剂为（　　）。

A. 碱性β-萘酚　　　　B. 酚酞　　　　　　　C. 碱性酒石酸铜

D. 三硝基酚　　　　　E. 溴酚蓝

# 第二节　酰胺类药物的分析

## 一、典型药物结构及理化性质

本类药物包括解热镇痛药对乙酰氨基酚、局麻药盐酸利多卡因和盐酸布比卡因。

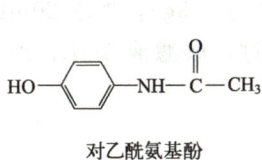

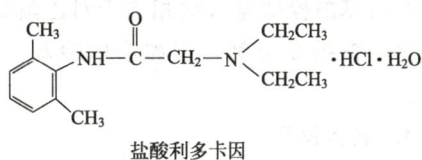

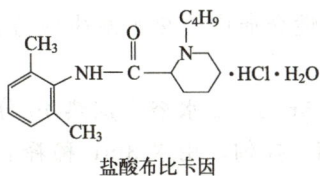

【动画】
对乙酰氨基
酚立体结构

对乙酰氨基酚

盐酸利多卡因

盐酸布比卡因

酰胺类药物的主要性质如下。

**1. 溶解性**

对乙酰氨基酚在热水或乙醇中易溶，在丙酮中溶解，在水中略溶。盐酸利多卡因在水或乙醇中易溶，在三氯甲烷中溶解，在乙醚中不溶。盐酸布比卡因在乙醇中易溶，在水中溶解，在三氯甲烷中微溶，在乙醚中几乎不溶。

**2. 芳伯氨基特性**

本类药物分子结构中具有芳酰氨基，在酸性溶液中易水解为芳伯氨基化合物，并发生重氮化-偶合反应；对乙酰氨基酚水解反应速率比较快。盐酸利多卡因和盐酸布比卡因在酰氨基邻位存在两个甲基，由于空间位阻影响，较难水解，所以其盐的水溶液比较稳定。

**3. 水解产物易酯化**

对乙酰氨基酚水解后生成醋酸，可在硫酸介质中与乙醇反应，产生醋酸乙酯的香味。

**4. 酚羟基特性**

对乙酰氨基酚具有酚羟基，可与三氯化铁发生显色反应。

**5. 弱碱性**

利多卡因和布比卡因的脂烃胺侧链叔胺氮原子，具有一定碱性可以成盐。

**6. 与重金属离子发生沉淀反应**

利多卡因和布比卡因酰氨基上的氮可在水溶液中与铜离子或钴离子发生配位反应，生成有色的配位化合物沉淀。此沉淀可溶于氯仿等有机溶剂中。

👥 **课堂互动**

如何鉴别盐酸利多卡因和盐酸普鲁卡因？

## 二、鉴别和检查

### （一）药物鉴别

**1. 三氯化铁反应**

含有酚羟基的药物，可与三氯化铁反应显蓝紫色。

取对乙酰氨基酚栓适量（约相当于对乙酰氨基酚 0.3g），加水 20mL，置 60℃水浴内加热使完全融化，振摇 5 分钟，置冰浴中冷却，滤过，取滤液 5mL，加三氯化铁试液 1 滴，即显蓝紫色。

**2. 重氮化-偶合反应**

含有芳伯氨基或者潜在芳伯氨基的药物可以发生重氮化-偶合反应。本类药物均具有潜在芳伯氨基，在盐酸酸性介质中受热水解生成芳伯氨基，可发生重氮化-偶合反应。

取对乙酰氨基酚约 0.1g，加稀盐酸 5mL，置水浴中加热 40 分钟，放冷；取 0.5mL，滴加亚硝酸钠试液 5 滴，摇匀，用水 3mL 稀释后，加碱性 $\beta$-萘酚试液 2mL，振摇，即显红色。

**3. 红外光谱法**

对乙酰氨基酚的红外吸收图谱与对照图谱（光谱集 131 图）应一致。

【动画】
对乙酰氨基酚
栓鉴别——三
氯化铁反应

### （二）杂质检查

**1. 酸度检查**

本类药物在生产过程中可能引入酸性杂质，药物水解后也会有酸生成，故《中国药典》（2020 年版）规定对本类药物要进行酸度检查。

**2. 对乙酰氨基酚片中对氨基酚及有关物质检查**

对乙酰氨基酚是以对硝基氯苯为原料，经水解后制得对硝基酚，经还原生成对氨基酚，再经乙酰化后制得；也可以以苯酚为原料经亚硝化和还原反应制得对氨基酚。在生产中可能

【动画】
对乙酰氨基酚
鉴别——重氮
化-偶合反应

引入特殊杂质对氨基酚。因此，《中国药典》（2020 年版）规定对乙酰氨基酚片需要检查对氨基酚及有关物质。

精密称定本品细粉适量（约相当于对乙酰氨基酚 0.2g），置 10mL 量瓶中，加溶剂适量，振摇使对乙酰氨基酚溶解，加溶剂稀释至刻度，摇匀，滤过，取续滤液，作为供试品溶液；取对氨基酚对照品与对乙酰氨基酚对照品各适量，精密称定，加溶剂溶解并定量稀释制成每 1mL 中各约含 20μg 的混合溶液，作为对照品溶液。照高效液相色谱法（通则 0512）测定。供试品溶液色谱图中如有与对氨基酚保留时间一致的色谱峰，按外标法以峰面积计算，含对氨基酚不得过 0.005%，其他单个杂质峰面积不得大于对照溶液中对乙酰氨基酚峰面积的 0.1 倍（0.1%），其他各杂质峰面积的和不得大于对照溶液中对乙酰氨基酚峰面积的 0.5 倍（0.5%）。

## 三、含量测定

### （一）对乙酰氨基酚原料药含量测定

对乙酰氨基酚结构中有苯环，在 0.4%氢氧化钠溶液中，于 257nm 波长处有最大吸收。《中国药典》（2020 年版）采用紫外-可见分光光度法中的吸收系数法测定其原料、片剂、咀嚼片、栓剂、胶囊剂及颗粒剂的含量。以下介绍对乙酰氨基酚原料药的含量测定方法。

测定方法：取本品约 40mg，精密称定，置 250mL 容量瓶中，加 0.4%氢氧化钠溶液 50mL 溶解后，加水稀释至刻度，摇匀，精密量取 5mL，置 100mL 容量瓶中，加 0.4%氢氧化钠溶液 10mL，加水稀释至刻度，摇匀，按照紫外-可见分光光度法，在 257nm 的波长处测定吸光度，按对乙酰氨基酚（$C_8H_9NO_2$）的百分吸收系数（$E_{1cm}^{1\%}$）为 715 计算，即得。

含量计算：

$$含量(\%)=\frac{\dfrac{A}{E_{1cm}^{1\%}}\times\dfrac{1}{100}\times V\times D}{W}$$

式中，$A$ 为供试品溶液的吸光度；$E_{1cm}^{1\%}$ 为百分吸收系数；$V$ 为供试品溶液初始体积，mL；$D$ 为稀释倍数；$W$ 为供试品的取样量，g。

### 🌸 实例解析

#### 乙酰氨基酚原料药的含量测定

对乙酰氨基酚的测定方法：取本品约 40mg，精密称定 0.0411g，置 250mL 量瓶中，加 0.4%氢氧化钠溶液 50mL 溶解后，加水至刻度，摇匀，精密量取 5mL，置 100mL 量瓶中，加 0.4%氢氧化钠溶液 10mL，加水至刻度，摇匀，照分光光度法，在 257nm 的波长处测定吸收度为 0.582，按 $C_8H_9NO_2$ 的百分吸收系数（$E_{1cm}^{1\%}$）为 715 计算，求对乙酰氨基酚的含量。

解析：

$$对乙酰氨基酚的含量(\%)=\frac{\frac{A}{E_{1cm}^{1\%}}\times\frac{1}{100}\times V\times D}{W}$$

$$=\frac{\frac{0.582}{715}\times\frac{1}{100}\times100\times\frac{250}{5}}{0.0411}$$

$$=99.02\%$$

### (二) 对乙酰氨基酚制剂的含量测定

对乙酰氨基酚泡腾片、滴剂及凝胶剂均采用高效液相色谱法测定含量。

色谱条件与系统适用性试验：用十八烷基硅烷键合硅胶为填充剂；以磷酸盐缓冲液（取磷酸二氢钠二水合物 15.04g、磷酸氢二钠 0.0627g，加水溶解并稀释至 1000mL，调节 pH 值至 4.5)-甲醇（80∶20）为流动相；检测波长为 254nm。取对氨基酚对照品和对乙酰氨基酚对照品适量；加流动相溶解并稀释成每 1mL 中含对氨基酚 10μg 和对乙酰氨基酚 0.1mg 的溶液，取 10μL 注入液相色谱仪，记录色谱图，理论板数按对乙酰氨基酚峰计不低于 5000，对乙酰氨基酚峰与对氨基酚峰的分离度应符合要求。

测定方法：取本品 10 片，精密称定，研细，精密称取适量（约相当于对乙酰氨基酚 25mg），置 50mL 量瓶中，加流动相稀释至刻度，摇匀，滤过，精密量取续滤液 10mL，置 50mL 量瓶中，用流动相稀释至刻度，摇匀，作为供试品溶液，精密量取供试品溶液 10μL 注入液相色谱仪，记录色谱图；另取对乙酰氨基酚对照品适量，精密称定，加流动相溶解并定量稀释制成每 1mL 中约含 0.1mg 的溶液，同法测定。按外标法以峰面积计算，即得。

### ✎ 练习测试 >>>

**一、A 型题（最佳选择题） 每题只有一个最佳答案**

1. 对乙酰氨基酚的化学鉴别反应，下列正确的是（　　）。

A. 直接重氮化-偶合反应　　　　B. 直接重氮化反应

C. 重铬酸钾氧化反应　　　　　　D. 水解后重氮化-偶合反应

E. 以上都不对

2. 对乙酰氨基酚中检查的特殊杂质是（　　）。

A. 对氨基苯甲酸　　　B. 间氨基酚　　　　　C. 酮体

D. 对氨基酚　　　　　E. 酸度

**二、X 型题（多项选择题） 有两个或两个以上的备选答案**

下列药物中可以用三氯化铁反应鉴别的有（　　）。

A. 苯佐卡因　　　　　B. 盐酸多巴胺　　　　C. 盐酸利多卡因

D. 盐酸普鲁卡因　　　E. 对乙酰氨基酚

# 第三节　苯乙胺类药物的分析

## 一、典型药物结构及理化性质

本类药物为拟肾上腺素药物，主要有肾上腺素、盐酸异丙肾上腺素、盐酸多巴胺和盐酸克仑特罗。

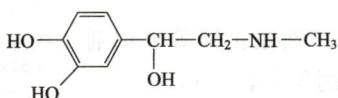

肾上腺素

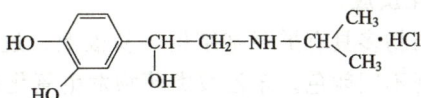

盐酸异丙肾上腺素

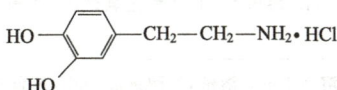

盐酸多巴胺

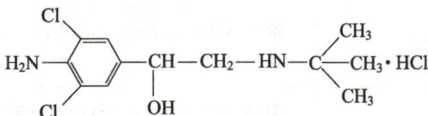

盐酸克仑特罗

苯乙胺类药物主要性质如下。

**1. 溶解性**

肾上腺素在水中极微溶解，在乙醇、三氯甲烷、乙醚、脂肪油或挥发油中不溶；在无机酸或氢氧化钠溶液中易溶，在氨溶液或碳酸钠溶液中不溶。盐酸异丙肾上腺素在水中易溶，在乙醇中略溶，在三氯甲烷或乙醚中不溶。盐酸多巴胺在水中易溶，在无水乙醇中微溶，在三氯甲烷或乙醚中极微溶解。盐酸克仑特罗在水或乙醇中溶解，在丙酮中微溶，在乙醚中不溶。

【动画】
肾上腺素
立体结构

**2. 碱性**

本类药物分子结构中具有脂烃氨基侧链，其氮为仲胺氮，故显弱碱性。其游离碱难溶于水，易溶于有机溶剂，其盐可溶于水。

**3. 酚羟基特性**

本类药物分子结构中具有邻苯二酚（或苯酚）结构，可与重金属离子配位呈色；置空气中或遇光、热易氧化，色渐变深，在碱性溶液中更易氧化变色。

**4. 旋光性**

多数药物分子结构中具有手性碳原子，具有旋光性。

**5. 其他性质**

药物分子结构中的苯环上有其他取代基，各具特性，可供分析。如盐酸克仑特罗具有芳伯氨基的结构。

## 二、鉴别和检查

### (一) 药物鉴别

**1. 三氯化铁反应**

肾上腺素、盐酸异丙肾上腺素、盐酸多巴胺药物分子中具有邻二酚羟基结构，在弱酸性条件下可与三价铁离子配位显色；碱化后，肾上腺素酚羟基还原性增强，极易被 $Fe^{3+}$ 氧化而显色，最终生成紫红色醌类化合物。

**2. 氧化反应**

本类药物多具有酚羟基结构，易被碘、过氧化氢、铁氰化钾等氧化剂氧化而呈现不同颜色。苯乙胺类药物发生氧化反应实例参见表 8-1。

【动画】
肾上腺素鉴别——三氯化铁反应

【动画】
重酒石酸去甲肾上腺素鉴别——三氯化铁反应

表 8-1　苯乙胺类药物发生氧化反应实例

| 药物名称 | 鉴别方法描述实例 |
| --- | --- |
| 肾上腺素 | 取本品 10mg，加盐酸溶液（9→1000）2mL 溶解后，加过氧化氢试液 10 滴，煮沸，即显血红色 |
| 重酒石酸去甲肾上腺素 | 取本品约 1mg，加酒石酸氢钾的饱和溶液 10mL 溶解，加碘试液 1mL，放置 5 分钟后，加硫代硫酸钠试液 2mL，溶液为无色或仅显微红色或淡紫色 |
| 盐酸去氧肾上腺素 | 取本品约 10mg，加水 1mL 溶解后，加硫酸铜试液 1 滴与氢氧化钠试液 1mL，摇匀，即显紫色；加乙醚 1mL 振摇，乙醚层应不显色 |
| 盐酸异丙肾上腺素 | 取本品约 10mg，加水 10mL 溶解后，取溶液 2mL，加盐酸滴定液（0.1mol/L）0.1mL，再加 0.1mol/L 碘溶液 1mL，放置 5 分钟，加 0.1mol/L 硫代硫酸钠溶液 4mL，即显淡红色 |
| 盐酸克仑特罗 | 取本品约 20mg，加水 1mL 溶解后，加 20% 硫酸制高锰酸钾的饱和溶液 5mL，振摇数分钟，再加草酸适量，振摇使溶液褪色并澄清，加水 5mL 后，加 2,4-二硝基苯肼的高氯酸溶液（取 2,4-二硝基苯肼 1.2g，加 30% 高氯酸溶液 50mL 使溶解），有沉淀析出 |

### 🏫 课堂互动

**区别药物**：请用合适的方法鉴别肾上腺素、重酒石酸去甲肾上腺素和盐酸异丙肾上腺素。

### (二) 杂质检查

本类药物结构中多含有酚羟基，易被氧化从而引入杂质，《中国药典》（2020 年版）规定，需要对有关物质进行杂质检查。多采用高效液相色谱法，以使药物与结构性质相近的杂质完全分离，避免干扰。

取肾上腺素约 10mg，精密称定，置 10mL 量瓶中，加盐酸 0.1mL 使溶解，用流动相稀释至刻度，摇匀，作为供试品溶液。精密量取供试品溶液 1mL，置 500mL 量瓶中，用流动相稀释至刻度，摇匀，作为对照溶液。另取本品 50mg，置 50mL 量瓶中，加浓过氧化氢溶液 1mL，放置过夜，加盐酸 0.5mL，加流动相稀释至刻度，摇匀，作为氧化破坏溶液。取重酒石酸去甲肾上腺素对照品适量，加氧化破坏溶液溶解并稀释制成每1mL中含20μg的溶液，作为系统适用性试验溶液。照高效液相色谱法（通则0512）试验。

供试品溶液色谱图中如有杂质峰，单个杂质峰面积不得大于对照溶液的主峰面积（0.2%），各杂质峰面积的和不得大于对照溶液主峰面积的2.5倍（0.5%）。

## 三、含量测定

### （一）肾上腺素原料药的含量测定

肾上腺素的烃胺侧链具有弱碱性，《中国药典》（2020年版）采用非水溶液滴定法测定含量。

测定方法：取本品约0.15g，精密称定，加冰醋酸10mL，振摇溶解后，加结晶紫指示液1滴，用高氯酸滴定液（0.1mol/L）滴定至溶液显蓝绿色，并将滴定结果用空白试验校正。每1mL高氯酸滴定液（0.1mol/L）相当于18.32mg的肾上腺素（$C_9H_{13}NO_3$）。

含量计算：

$$含量（\%）=\frac{(V-V_0)\times T\times F\times 10^{-3}}{W}$$

式中，$V$为滴定时消耗高氯酸滴定液体积，mL；$V_0$为空白试验消耗高氯酸滴定液体积，mL；$F$为高氯酸滴定液的浓度校正因子；$T$为滴定度，mg/mL；$W$为供试品的取样量，g。

### （二）盐酸肾上腺素注射液的含量测定

《中国药典》（2020年版）采用高效液相色谱法测定盐酸肾上腺素注射液的含量。方法如下：

精密量取本品适量，用流动相稀释成每1mL中含肾上腺素0.2mg的溶液，作为供试品溶液；另取肾上腺素对照品适量，精密称定，加流动相适量，加冰醋酸2~3滴，振摇使溶解，用流动相定量稀释制成每1mL中含肾上腺素0.2mg的溶液，摇匀，作为对照品溶液。除检测波长为280nm外，照肾上腺素有关物质项下的色谱条件，精密量取供试品溶液和对照品溶液各20μL，分别注入液相色谱仪，记录色谱图，按外标法以峰面积计算，即得。

## 练习测试 >>>

**一、A型题（最佳选择题）　每题只有一个最佳答案**

1. 肾上腺素中有关物质的检查，所采用的方法为（　　）。

A. HPLC法　　B. TLC法　　　　C. GC法　　　　　D. UV法　　　E. IR法

2. 肾上腺素属于（　　）药物。

A. 苯乙胺类　　　　　　　B. 甾体激素类　　　　　C. 氨基醚衍生物类

D. 苯甲酸类　　　　　　　E. 杂环类

**二、X型题（多项选择题）　每题有两个或两个以上的备选答案**

1. 以下属于苯乙胺类的药物是（　　）。

A. 盐酸利多卡因　　　　　B. 肾上腺素　　　　　　C. 苯佐卡因

D. 盐酸普鲁卡因　　　　　E. 对乙酰氨基酚

2. 需要检查有关物质的药物有（　　）。

A. 肾上腺素　　　　　　　B. 盐酸利多卡因

C. 苯佐卡因　　　　　　　D. 盐酸异丙肾上腺素

E. 对乙酰氨基酚

## 三、计算题

盐酸去氧肾上腺素（$C_9H_{13}NO_2 \cdot HCl$）的含量测定：精密称定本品 0.1098g，置碘瓶中，加水 20mL 使溶解，精密加溴滴定液（0.05mol/L）50mL，再加盐酸 5mL，立即密塞，放置 15min 并时时振摇，注意微开瓶塞，加碘化钾试液 10mL，立即密塞，振摇后，用硫代硫酸钠滴定液（0.09992mol/L）滴定，至近终点时，加淀粉指示液，继续滴定至蓝色消失，共消耗硫代硫酸钠滴定液（0.09992mol/L）18.25mL，空白试验消耗硫代硫酸钠滴定液（0.09992mol/L）50.15mL。已知每 1mL 溴滴定液（0.05mol/L）相当于 3.395mg 的 $C_9H_{13}NO_2 \cdot HCl$，按干燥品计算含 $C_9H_{13}NO_2 \cdot HCl$ 应为 98.5%～102.0%。请问该供试品含量是否合格？

# 第九章

# 杂环类药物分析

◆ **知识目标**

　　1. 掌握苯并二氮杂䓬类、吡啶类、吩噻嗪类和喹诺酮类药物的结构特征、理化性质与分析方法之间的联系。

　　2. 熟悉异烟肼、盐酸氯丙嗪、地西泮和左氧氟沙星的鉴别、杂质检查及含量测定的原理与方法。

　　3. 了解其他苯杂环类药物的结构与性质。

◆ **能力目标**

　　1. 正确理解异烟肼及其制剂、盐酸氯丙嗪及其制剂、地西泮及其制剂和左氧氟沙星及其制剂典型药物的质量分析。

　　2. 能够运用药品质量标准进行含量测定及计算。

◆ **素质目标**

　　树立团结协作、以诚待人的意识。强化锐意创新、勇于担当的职业素养。

## 【思维导图】

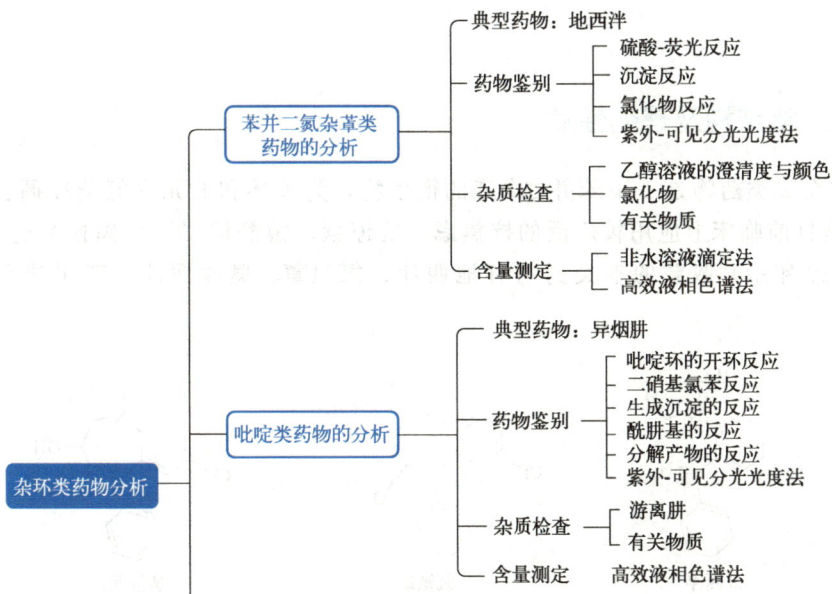

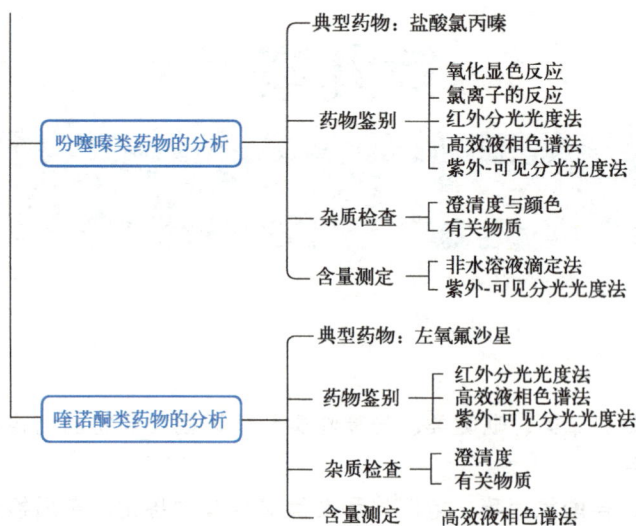

吩噻嗪类药物的分析
- 典型药物：盐酸氯丙嗪
- 药物鉴别
  - 氧化显色反应
  - 氯离子的反应
  - 红外分光光度法
  - 高效液相色谱法
  - 紫外-可见分光光度法
- 杂质检查
  - 澄清度与颜色
  - 有关物质
- 含量测定
  - 非水溶液滴定法
  - 紫外-可见分光光度法

喹诺酮类药物的分析
- 典型药物：左氧氟沙星
- 药物鉴别
  - 红外分光光度法
  - 高效液相色谱法
  - 紫外-可见分光光度法
- 杂质检查
  - 澄清度
  - 有关物质
- 含量测定
  - 高效液相色谱法

**案例导入**

　　2010 年 10 月，经江苏省食品药品检验所对标示为山西××××制药有限公司生产的批号为 090301 的盐酸左氧氟沙星片进行检查，发现盐酸左氧氟沙星片的含量测定不合格。

　　问题：1. 按结构划分，盐酸左氧氟沙星属于哪一类药物？

　　2. 如何对案例中提到的药品进行含量测定？

# 第一节　苯并二氮杂䓬类药物的分析

## 一、典型药物结构及理化性质

　　苯并二氮杂䓬类药物是 1,4-苯并二氮杂䓬的衍生物，为苯环和七元含氮杂环稠合而成的有机药物，是目前临床上应用较广泛的抗焦虑、抗惊厥、镇静催眠、肌肉松弛药物。《中国药典》（2020 年版）收载的本类药物有地西泮、氯氮䓬、奥沙西泮、艾司唑仑、阿普唑仑等。

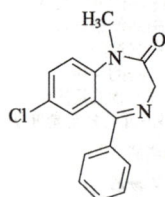

地西泮

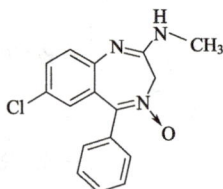

氯氮䓬

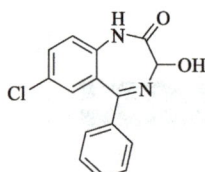

奥沙西泮

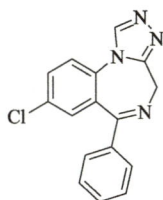

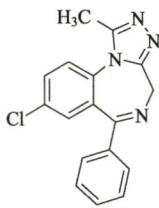

【动画】
地西泮立
体结构

艾司唑仑                 阿普唑仑

苯并二氮杂䓬类药物的主要性质如下。

**1. 药物性状和溶解性**

临床上常用的苯并二氮杂䓬类药物的性状及溶解性见表 9-1。

表 9-1　苯并二氮杂䓬类药物的性状和溶解性

| 药物 | 性状 | 溶解性 |
|---|---|---|
| 地西泮 | 白色或类白色的结晶性粉末；无臭；熔点 130～134℃ | 在丙酮或三氯甲烷中易溶，在乙醇中溶解，在水中几乎不溶 |
| 奥沙西泮 | 白色或类白色的结晶性粉末；几乎无臭；熔点 198～202℃ | 在乙醇、三氯甲烷或丙酮中微溶，在乙醚中极微溶解，在水中几乎不溶 |
| 阿普唑仑 | 白色或类白色的结晶性粉末 | 在三氯甲烷中易溶，在乙醇或丙酮中略溶，在水或乙醚中几乎不溶 |
| 氯氮䓬 | 淡黄色结晶性粉末；无臭 | 在乙醚、三氯甲烷或二氯甲烷中溶解，在水中微溶 |

**2. 弱碱性**

苯并二氮杂䓬类药物是 1,4-二氮杂䓬七元环与苯环并合结构的药物，1,4-二氮杂䓬七元环上的氮原子具有强碱性，但苯基的并合可使其碱性减弱，故母核呈弱碱性，可用非水溶液滴定法进行药物含量的测定。

**3. 水解性**

地西泮、奥沙西泮、氯氮䓬等苯并二氮杂䓬类药物，结构中的环一般比较稳定，但在酸性溶液中可水解形成相应的二苯甲酮衍生物。利用其水解产物的某些特性，可进行本类药物的鉴别和含量测定。

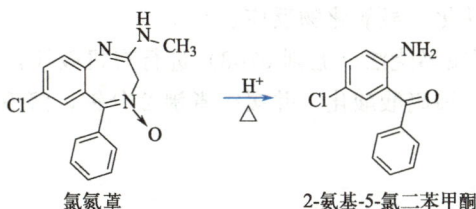

氯氮䓬                                        2-氨基-5-氯二苯甲酮

**4. 紫外吸收特性**

苯并二氮杂䓬类药物分子结构中因具有较大的共轭体系，所以具有特征的紫外吸收，可用于该类药物的鉴别和含量测定。

## 二、鉴别和检查

### （一）药物鉴别

#### 1. 硫酸-荧光反应

1,4-苯并二氮杂䓬类药物溶于硫酸后，在紫外光（365nm）下，呈现不同颜色的荧光，且在浓硫酸中荧光的颜色与在稀硫酸中的颜色不同，见表9-2。

表 9-2　苯并二氮杂䓬类药物在浓、稀硫酸中颜色对比

| 药物 | 浓硫酸 | 稀硫酸 |
|---|---|---|
| 地西泮 | 黄绿色 | 黄色 |
| 氯氮䓬 | 黄色 | 紫色 |
| 硝西泮 | 淡蓝色 | 蓝绿色 |
| 艾司唑仑 | 亮绿色 | 天蓝色 |

《中国药典》（2020 年版）对地西泮原料药及片剂采用该法进行鉴别。

取地西泮约 10mg，加硫酸 3mL，振摇使溶解，在紫外光灯（365nm）下检视，显黄绿色荧光。

#### 2. 沉淀反应

1,4-苯并二氮杂䓬类药物具有生物碱的性质，可以和一些生物碱沉淀试剂发生沉淀反应。

取地西泮注射液 2mL，滴加碘化铋钾试液，即生成橙红色沉淀。

#### 3. 紫外-可见分光光度法

苯并二氮杂䓬类药物含有较大共轭体系，具有紫外吸收特性，可以根据紫外最大吸收波长、最大吸收波长处的吸光度或吸光度比值进行鉴别。

取地西泮，加 0.5％硫酸的甲醇溶液制成每 1mL 中含 $5\mu g$ 的溶液，照紫外-可见分光光度法（通则 0401）测定，在 242nm、284nm 与 366nm 的波长处有最大吸收；在 242nm 波长处的吸光度约为 0.51，在 284nm 波长处的吸光度约为 0.23。

#### 4. 红外分光光度法

地西泮分子结构中存在苯环和特征性官能团，其红外光谱中显相应的吸收峰。《中国药典》（2020 年版）规定本品的红外吸收图谱应与对照谱图（光谱集 138）一致。

#### 5. 氯化物反应

1,4-苯并二氮杂䓬类药物大多为有机氯化物，用氧瓶燃烧法破坏，生成氯化氢，以氢氧化钠试液吸收，加稀硝酸酸化，显氯化物反应。

取地西泮 20mg，用氧瓶燃烧法（通则 0703）进行有机破坏，以 5％氢氧化钠溶液 5mL 为吸收液，燃烧完全后，用稀硝酸酸化，并缓缓煮沸 2 分钟，溶液显氯化物鉴别的反应（通则 0301）。

---

👥 **课堂互动**

地西泮的氯化物鉴别反应为什么不能直接进行？

## （二）杂质检查

《中国药典》（2020 年版）规定，地西泮应进行乙醇溶液的澄清度与颜色、氯化物、干燥失重和炽灼残渣等一般检查，还需要进行"有关物质"的检查。

**1. 乙醇溶液的澄清度与颜色**

取本品 0.10g，加乙醇 20mL，振摇使溶解，溶液应澄清无色；如显色，与黄色 1 号标准比色液（通则 0901 第一法）比较，不得更深。

**2. 氯化物**

取本品 1.0g，加水 50mL，振摇 10 分钟，滤过，分取滤液 25mL，依法检查（通则 0801），与标准氯化钠溶液 7.0mL 制成的对照液比较，不得更浓（0.014％）。

**3. 有关物质**

在合成地西泮的过程中，如果 1 位的甲基化不完全，有可能会产生去甲基地西泮杂质，去甲基地西泮再分解可得 2-甲氨基-5-氯二苯酮等杂质。《中国药典》（2020 年版）采用高效液相色谱法的不加校正因子的主成分自身对照法对地西泮原料药及其片剂的有关物质进行检查。

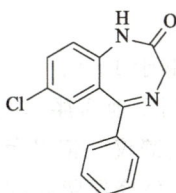

去甲基地西泮          2-甲氨基-5-氯二苯甲酮

# 三、含量测定

## （一）非水溶液滴定法

苯并二氮杂䓬类药物多为弱碱性，不能在水溶液中直接滴定，可以在非水介质中进行直接滴定。《中国药典》（2020 年版）对地西泮、奥沙西泮、氯氮䓬、阿普唑仑等均采用非水溶液滴定法测定含量，滴定剂是高氯酸的冰醋酸溶液，溶剂为冰醋酸、酸酐或冰醋酸和酸酐的混合溶液等，以电位或指示剂法指示终点。

《中国药典》（2020 年版）采用非水溶液滴定法测定地西泮原料药的含量。规定地西泮按干燥品计算，含地西泮（$C_{16}H_{13}ClN_2O$）不得少于 98.5％。

测定方法：取地西泮约 0.2g，精密称定，加冰醋酸与醋酐各 10mL 使溶解，加结晶紫指示液 1 滴，用高氯酸滴定液（0.1mol/L）滴定至溶液显绿色。每 1mL 高氯酸滴定液（0.1mol/L）相当于 28.47mg 的 $C_{16}H_{13}ClN_2O$。

含量计算：

$$含量（\%）=\frac{V \times T \times F \times 10^{-3}}{W}$$

式中，$V$ 为滴定时消耗高氯酸滴定液的体积，mL；$T$ 为滴定度，mg/mL；$F$ 为高氯酸滴定液的校正因子；$W$ 为供试品的取样量，g。

### （二）高效液相色谱法

地西泮片剂和地西泮注射液等制剂中都含有能够影响滴定分析和紫外-可见分光光度法的附加剂，比如注射剂中的苯甲酸、苯甲酸钠等。因此，《中国药典》（2020 年版）采用高效液相色谱法，将药物附加剂、分解产物等完全分离后测定制剂含量。规定地西泮注射液的含量应为标示量的 90.0%～110.0%。

色谱条件：用十八烷基硅烷键合硅胶为填充剂；以甲醇-水（70：30）为流动相；检测波长为 254nm；进样体积 $10\mu L$。

系统适用性要求：理论板数按地西泮峰计算不低于 1500。

测定方法：精密量取地西泮注射液适量（约相当于地西泮 10mg），置 50mL 量瓶中，用甲醇稀释至刻度，摇匀，精密量取 $10\mu L$ 注入液相色谱仪，记录色谱图；另取地西泮对照品约 10mg，精密称定，同法测定。记录色谱图至主成分峰保留时间的 4 倍。色谱图中如有杂质峰，各杂质峰面积的和不得大于对照溶液主峰面积（0.5%）。

含量计算：

$$含量（\%）=\frac{c_R\times\dfrac{A_X}{A_R}\times V\times D\times\overline{W}}{W\times S}$$

式中，$A_X$ 为供试品的峰面积；$A_R$ 为对照品的峰面积；$c_R$ 为对照品的浓度，mg/mL；$D$ 为供试品的稀释倍数；$\overline{W}$ 为平均片重或平均装量，g 或 mL；$W$ 为供试品的质量，g 或 mL；$V$ 为供试品初次配制的体积，mL；$S$ 为标示量，g。

### 实例解析

**地西泮片剂的含量测定**

取规格为 2.5mg 的地西泮片 20 片，精密称定，研细，精密称取适量（约相当于地西泮 10mg），置 50mL 量瓶中，加甲醇适量，振摇，使地西泮溶解，用甲醇稀释至刻度，摇匀，滤过，精密量取续滤液 $10\mu L$ 注入液相色谱仪，记录色谱图；另取地西泮对照品约 10mg，精密称定，同法测定。按外标法以峰面积计算，即得。（取样量是 0.2641g；对照品的质量是 10.09mg；对照品峰面积是 15254990；供试品峰面积是 15233595；平均片重是 0.06750g。）

解析：

$$含量(\%)=\dfrac{c_R\times\dfrac{A_X}{A_R}\times V\times D\times\overline{W}}{W\times S}$$

$$=\dfrac{\dfrac{10.09\times10^{-3}}{50}\times\dfrac{15233595}{15254990}\times50\times0.06750}{0.2641\times2.5\times10^{-3}}$$

$$=103.0\%$$

## 练习测试 >>>

**A 型题（最佳选择题） 每题只有一个最佳答案**

1. 下列方法中，《中国药典》（2020 年版）用于地西泮原料药的含量测定的是（ ）。

A. 铈量法 B. 非水溶液滴定法

C. 溴酸钾法 D. 紫外-可见分光光度法

2. 《中国药典》（2020 年版）用于地西泮中 2-甲氨基-5-氯二苯酮的检查法是（ ）。

A. TLC 法 B. HPLC 法 C. GC 法 D. 沉淀法 E. 显色法

3. 硫酸-荧光反应为地西泮的特征鉴别反应之一。地西泮加浓硫酸溶解后在紫外光下显（ ）。

A. 红色荧光 B. 橙色荧光 C. 黄绿色荧光 D. 淡蓝色荧光 E. 紫色荧色

# 第二节 吡啶类药物的分析

## 一、典型药物结构及理化性质

吡啶是一种有机化合物，是含有一个氮杂原子的六元杂环化合物。在吡啶分子中，氮原子的作用类似于硝基苯的硝基，使其邻、对位上的电子云密度比苯环低，间位上的电子云密度则与苯环相近，这样，环上碳原子的电子云密度远远低于苯环，因此像吡啶这类芳杂环又被称为"缺 π"杂环。这类杂环表现在化学性质上是亲电取代反应变难，亲核取代反应变易，氧化反应变难，还原反应变易。《中国药典》（2020 年版）收载的本类药物有异烟肼、硝苯地平、尼可刹米和尼群地平等。

异烟肼 硝苯地平 尼可刹米 尼群地平

吡啶类药物的主要性质如下。

**1. 性状**

异烟肼为无色结晶，白色或类白色的结晶性粉末；无臭；味微甜后苦；遇光渐变质。硝苯地平为黄色结晶性粉末；无臭；遇光不稳定。尼可刹米为无色至淡黄色的澄清油状液体，放置冷处，即成结晶，有轻微的特臭，味苦，有引湿性。尼群地平为黄色结晶或结晶性粉末；无臭；遇光易变质。

**2. 溶解性**

异烟肼在水中易溶，在乙醇中微溶，在乙醚中极微溶解；硝苯地平在丙酮或三氯甲烷中易溶，在乙醇中略溶，在水中几乎不溶；尼可刹米能与水、乙醇、三氯甲烷或乙醚任意混合。尼群地平在丙酮或三氯甲烷中易溶，在甲醇或乙醇中略溶，在水中几乎不溶。

**3. 吡啶环的特性**

本类药物分子结构中均含有吡啶环，可发生开环反应（特性反应）。尼可刹米、异烟肼和异烟腙的吡啶环 $\alpha$、$\alpha'$ 位未取代，而 $\beta$ 或 $\gamma$ 位被羧基衍生物所取代，丙硫异烟胺的吡啶环 $\alpha$ 位被丙基取代，而 $\gamma$ 位被硫代甲酰氨基所取代。

**4. 弱碱性**

本类药物母核吡啶环上的氮原子为碱性氮原子，吡啶环的 $pK_b$ 值为 8.8（水中），因此本类药物具有弱碱性。尼可刹米分子结构中，除了吡啶环上氮原子外，吡啶环 $\beta$ 位上被酰氨基取代，虽然氨基的化学性质不甚活泼，但遇碱水解后，释放出具有碱性的乙二胺，可用于鉴别。同时利用此性质采用非水溶液滴定法可进行含量测定。

**5. 还原性**

异烟肼分子结构中，吡啶环位上具有较强还原性的酰肼取代基，能被氧化剂氧化。也可与某些含羰基的试剂发生缩合反应，产物是有特定熔点和颜色的腙，利用此性质可进行药物鉴别和含量测定。

**6. 紫外吸收特性**

吡啶环的芳香性在紫外光区有特征吸收，利用此性质可进行药物的鉴别和含量测定。

## 二、鉴别和检查

### （一）药物鉴别

**1. 吡啶环的开环反应**

戊烯二醛反应：当溴化氰与芳香第一胺作用于吡啶环，可形成戊烯二醛的有色席夫碱类。这一反应不能由吡啶环单独发生，而是在溴化氰加到吡啶环，使环上氮原子由 3 价转变成 5 价时，吡啶环水解，形成戊烯二醛后再与芳香第一胺缩合而成。鉴别反应如下：

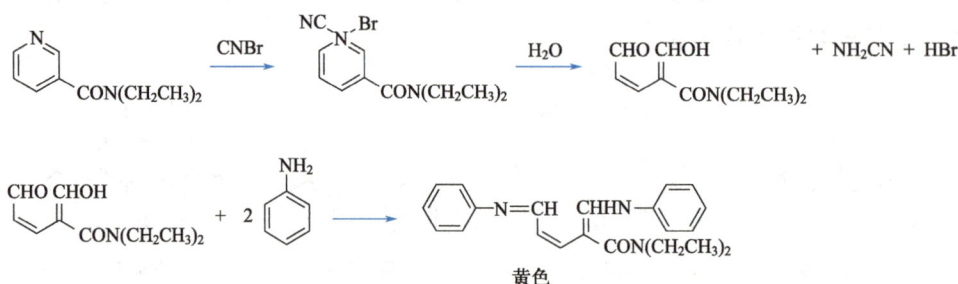

取尼可刹米 1 滴，加水 50mL，摇匀，分取 2mL，加溴化氰试液 2mL 与 2.5% 苯胺溶液 3mL，摇匀，溶液渐显黄色。

用于异烟肼鉴别时，应先用高锰酸钾或溴水氧化为异烟酸，再与溴化氰作用，然后再与芳香第一胺缩合形成有色的戊烯二醛衍生物。戊烯二醛衍生物的颜色随所用芳香第一胺不同而有所不同，如与苯胺缩合形成黄至黄棕色，与联苯胺则形成淡红至红色。

【动画】
尼可刹米的
鉴别——吡啶
环开环反应

### 2. 二硝基氯苯反应

在无水条件下，将吡啶及其某些衍生物与 2,4-二硝基氯苯混合加热至熔融，冷却后，加醇制氢氧化钾溶液将残渣溶解，溶液呈紫红色。利用本法鉴别异烟肼和尼可刹米时，需经适当处理，即将酰肼氧化成羧基或将酰胺水解为羧基后才有此反应。《中国药典》（2020 年版）采用此方法鉴别异烟腙和托吡卡胺。异烟腙的反应式如下：

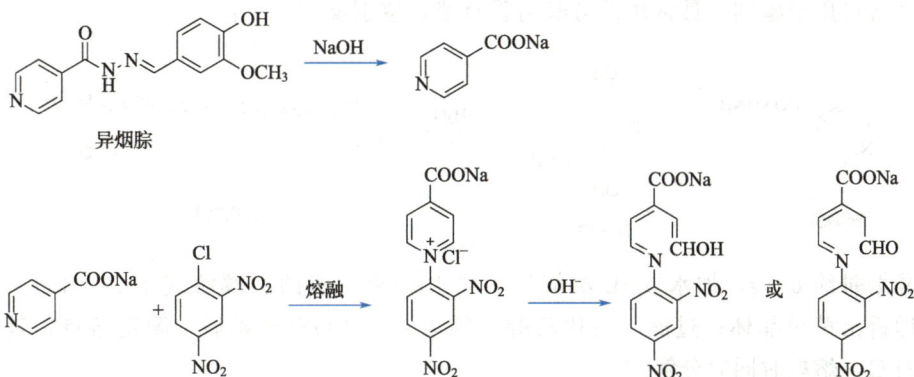

取异烟腙约 50mg，加 2,4-二硝基氯苯 50mg 与乙醇 3mL，置水浴中煮沸 2~3 分钟，放冷，加 10% 氢氧化钠溶液 2 滴，静置后，即显鲜红色。

### 3. 生成沉淀的反应

本类药物具有吡啶环结构，吡啶环上的氮原子可与重金属盐类（如氯化汞、硫酸铜、碘化铋钾）及苦味酸等生成沉淀。《中国药典》（2020 年版）通过尼可刹米与硫酸铜及硫氰酸铵作用生成草绿色配合物沉淀进行鉴别尼可刹米，鉴别反应如下：

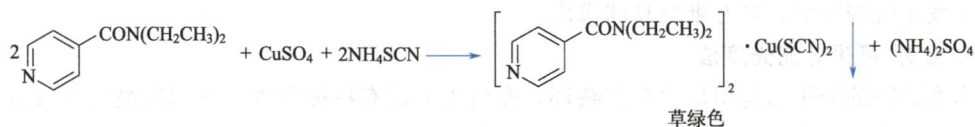

取尼可刹米 2 滴，加水 1mL，摇匀，加硫酸铜试液 2 滴与硫氰酸铵试液 3 滴，即生成草绿色沉淀。

又如，异烟肼或尼可刹米均可与氯化汞生成白色沉淀，反应式如下：

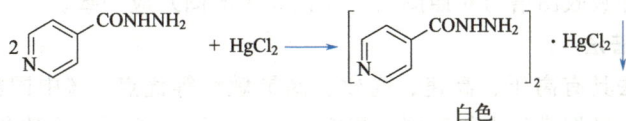

#### 4. 酰肼基的反应

（1）还原反应　异烟肼具有酰肼基，酰肼基的还原性较强，当与氨制硝酸银试液作用时，即被氧化为异烟酸银，并产生黑色浑浊和气泡（氮气），在玻璃试管壁上产生银镜。《中国药典》（2020 年版）收录的鉴别方法一：取异烟肼约 10mg，置试管中，加水 2mL 溶解后，加氨制硝酸银试液 1mL，即产生气泡与黑色浑浊，并在试管壁上生成银镜。反应式如下：

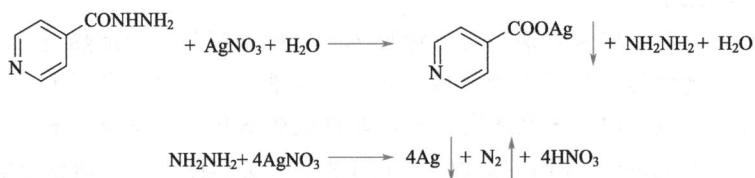

$$NH_2NH_2 + 4AgNO_3 \longrightarrow 4Ag\downarrow + N_2\uparrow + 4HNO_3$$

（2）缩合反应　异烟肼具有末端的酰肼基，可与芳醛进行缩合反应生成腙，析出晶体，可测定其熔点用于鉴别。最常用的芳醛为香草醛，鉴别反应如下：

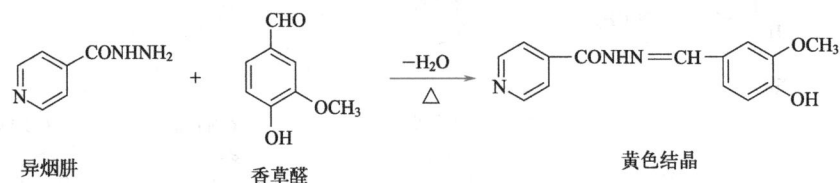

异烟肼　　　　　香草醛　　　　　　　黄色结晶

取异烟肼约 0.1g，加水 5mL 溶解后，加 10% 香草醛的乙醇溶液 1mL，摇匀，微热，放冷，即析出黄色晶体；过滤，用稀乙醇重结晶，在 105℃ 干燥后，测定熔点，其熔点为 228～231℃，熔融时同时分解。

#### 5. 分解产物的反应

（1）与氢氧化钠试液共热　尼可刹米与氢氧化钠试液共热，酰胺键水解，即可有乙二胺臭味逸出，能使湿润的红色石蕊试纸变蓝。《中国药典》（2020 年版）采用此法鉴别尼可刹米。

取尼可刹米 10 滴，加氢氧化钠试液 3mL，加热，即可产生乙二胺的臭气，能使湿润的石蕊试纸变蓝色。

（2）与无水碳酸钠或氢氧化钙共热　异烟肼、尼可刹米等与无水碳酸钠或氢氧化钙共热，可发生脱羧降解，并有吡啶臭味逸出。

#### 6. 紫外-可见分光光度法

本类药物的分子结构中均含有芳杂环，在紫外光区有特征吸收，利用其最大吸收波长及百分吸收系数可进行鉴别。

#### 7. 红外分光光度法

红外吸收光谱特征性强，能专属性地反映分子结构中的官能团信息，常用于原料药的鉴别。《中国药典》（2020 年版）对异烟肼、尼可刹米等吡啶类药物均用红外分光光度法进行鉴别。异烟肼的红外吸收图谱与对照图谱（光谱集 166 图）应一致。

#### 8. 高效液相色谱法

高效液相色谱法具有高压、高速、高效、高灵敏性等优点。《中国药典》（2020 年版）利用该法对异烟肼、异烟肼片进行鉴别。规定：在含量测定项下记录的色谱图中，供试品溶液主峰应与对照品溶液主峰保留时间一致。

### （二）杂质检查

异烟肼与尼可刹米在生产及贮藏过程中可能引入某些杂质，因此除一般杂质检查外，均必须进行特殊杂质检查。

**1. 游离肼**

异烟肼是一种不稳定的药物，其中的游离肼是由制备时原料引入，或在贮存过程中降解而产生的。而肼又是一种诱变剂和致癌物质，因此国内外药典多数规定了异烟肼原料药及其制剂中游离肼的限量检查。常用的方法有薄层色谱法，《中国药典》（2020 年版）对异烟肼原料药和注射用异烟肼中游离肼的检查均采用此法。

取异烟肼，加丙酮-水（1：1）溶解并稀释制成每 1mL 中约含 0.1g 的溶液，作为供试品溶液；另取硫酸肼对照品，加丙酮-水（1：1）溶解并稀释制成每 1mL 中含 80μg（相当于游离肼 20μg）溶液，作为对照品溶液；取异烟肼和硫酸肼各适量，加丙酮-水（1：1）溶解并稀释制成每 1mL 中分别含异烟肼 0.1g 及硫酸肼 80μg 的混合溶液，作为系统适用性试验溶液。照薄层色谱法（通则 0502）试验，吸取上述 3 种溶液各 5μL，分别点于同一硅胶 G 薄层板上，以异丙醇-丙酮（3：2）为展开剂，展开，晾干，喷以乙醇制对二甲氨基苯甲醛试液，15min 后检视。系统适用性试验溶液所显游离肼与异烟肼的斑点应完全分离。在供试品溶液主斑点前方与对照品溶液主斑点相应的位置上，不得显黄色斑点。

经展开，显色后的薄层板上，异烟肼应呈棕橙色斑点，$R_f$ 值约为 0.56。游离肼应呈鲜黄色斑点，$R_f$ 值约为 0.75。此操作方法以试验条件下检不出游离肼的鲜黄色斑点为合格。

**2. 有关物质**

《中国药典》（2020 年版）对尼可刹米中有关物质的检查照高效液相色谱法（通则 0512）测定。

供试品溶液色谱图中如有杂质峰，各杂质峰面积的和不得大于对照溶液主峰面积的 0.5 倍（0.5%）。

## 三、含量测定

《中国药典》（2020 年版）收载的异烟肼原料药及其制剂均采用高效液相色谱法测定含量。规定异烟肼的含量按干燥品计算，含异烟肼（$C_6H_7N_3O$）应为 98.0%～102.0%。

色谱条件与系统适用性试验：用十八烷基硅烷键合硅胶为填充剂；以 0.02mol/L 磷酸氢二钠溶液（用磷酸调 pH 至 6.0）-甲醇（85：15）为流动相；检测波长为 262nm。理论板数按异烟肼峰计算不低于 4000。

测定方法：取异烟肼，精密称定，加水溶解并稀释制成每 1mL 中约含 0.1mg 的溶液，精密量取 10μL 注入液相色谱仪，记录色谱图；另取异烟肼对照品，同法测定。按外标法以峰面积计算，即得。

含量计算：

$$含量（\%）=\frac{c_R \times \dfrac{A_X}{A_R} \times V \times D}{W}$$

式中，$A_X$ 为供试品的峰面积；$A_R$ 为对照品的峰面积；$c_R$ 为对照品的浓度，mg/mL；

$D$ 为供试品的稀释倍数；$W$ 为供试品的质量，g；$V$ 为供试品初次配制的体积，mL。

## 练习测试 >>>

**一、A型题（最佳选择题） 每题只有一个最佳答案**

1. 溴酸钾法测定异烟肼的含量，是利用异烟肼的（　　）。

A. 氧化性　　　　B. 还原性　　　　C. 水解性　　　　D. 酸性　　　　E. 碱性

2. 异烟肼不具有的性质或反应是（　　）。

A. 还原性　　　　　　　　　　B. 与芳醛缩合呈色反应

C. 弱碱性　　　　　　　　　　D. 重氮化-偶合反应

E. 水解性

3. 尼可刹米的鉴别可采用的反应是（　　）。

A. 戊烯二醛反应　　　　　B. 硫色素反应　　　　　C. 硫酸-荧光反应

D. 重氮化-偶合反应　　　　E. 缩合反应

**二、X型题（多项选择题） 每题有两个或两个以上的备选答案**

1. 可用于鉴别异烟肼的反应有（　　）。

A. 戊烯二醛反应　　　　　B. 硫色素反应　　　　　C. 坂口反应

D. 与氨制硝酸银反应　　　E. 与香草醛反应

2. 异烟肼的含量测定方法有（　　）。

A. 溴酸钾法　　　　　　B. 高效液相色谱法　　　　C. 红外分光光度法

D. 紫外分光光度法　　　E. 非水溶液滴定法

3. 异烟肼中游离肼检查（　　）。

A. 以游离肼为对照　　　　　B. 采用 TLC 法检查

C. 以硫酸肼为对照　　　　　D. 对二甲氨基苯甲醛显色

E. 原料和制剂均要检查

**三、计算题**

精密称取注射用异烟肼装量差异项下混合均匀的内容物 0.2018g，置 100mL 容量瓶中，加水适量，溶解并稀释至刻度，摇匀，过滤。精密量取续滤液 25.00mL，加水 50mL，盐酸 20mL，加甲基橙指示液 1 滴，用溴酸钾滴定液（0.01698mol/L）滴定至终点，消耗溴酸钾滴定液 14.32mL。已知每 1mL 溴酸钾滴定液（0.01667mol/L）相当于 3.429mg 的异烟肼（$C_6H_7N_3O$）。计算注射用异烟肼的百分含量。

# 第三节　吩噻嗪类药物的分析

## 一、典型药物结构及理化性质

吩噻嗪类药物是苯并噻嗪的衍生物，此类药物结构上具有共同的硫氮杂蒽的基本母核。基本结构如下：

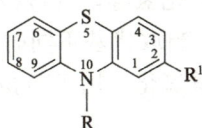

本类药物区别主要是在第 10 位氮上的 R 取代基和第 2 位上的 $R^1$ 取代基的不同。侧链 $R^1$ 常连接—H、—Cl、—$CF_3$、—COOH、—$SCH_3$ 等原子或基团。R 取代基则是含有 2~3 个碳链的二甲氨基或二乙氨基，或者是哌嗪、哌啶的衍生物等含氮杂环。

临床上常用的本类药物多为其盐酸盐。《中国药典》（2020 年版）收载的本类的典型药物有盐酸氯丙嗪、盐酸异丙嗪、盐酸氟奋乃静等。

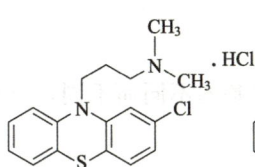

盐酸氯丙嗪

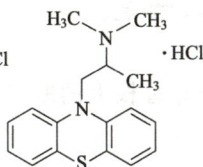

盐酸异丙嗪

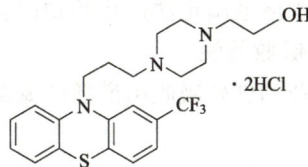

盐酸氟奋乃静

【动画】
盐酸异丙嗪
立体结构

吩噻嗪类药物的主要性质如下。

**1. 性状和溶解性**

典型吩噻嗪类药物的性状和溶解性见表 9-3。

表 9-3　典型吩噻嗪类药物的性状和溶解性

| 药物 | 性状 | 溶解性 |
| --- | --- | --- |
| 盐酸氯丙嗪 | 白色或乳白色结晶性粉末；有微臭，有引湿性；遇光渐变色；水溶液显酸性反应 | 在水、乙醇或三氯甲烷中易溶，在乙醚或苯中不溶 |
| 盐酸异丙嗪 | 白色或类白色的粉末或颗粒；几乎无臭；在空气中日久变质，显蓝色 | 在水中极易溶解，在乙醇或三氯甲烷中易溶，在丙酮或乙醚中几乎不溶 |
| 盐酸氟奋乃静 | 白色或类白色结晶粉末；无臭；遇光易变色 | 在水中易溶，在乙醇中略溶，在丙酮中极微溶，在乙醚中不溶 |

**2. 紫外吸收特性**

吩噻嗪类药物具有紫外特征吸收，主要由母核三环的 π 体系所产生。一般具有三个峰，即在 204nm～209nm（205nm 附近）、250nm～265nm（254m 附近）和 300nm～325nm（300m 附近）。最强峰多在 250nm～265nm；两个最小吸收峰则在 220nm 及 280mm 附近，2 位上的取代基不同，会引起吸收峰发生位移。利用其紫外特征吸收可进行本类药物的鉴别。

吩噻嗪类药物母核的硫为二价，易氧化，其氧化产物为亚砜或砜，与未取代的吩噻嗪母核的吸收光谱有明显不同，它们具有四个峰值。因此，可以利用紫外吸收光谱的这些特征测定药物中杂质氧化物的含量；同时也可在药物含量测定时对氧化产物的干扰进行校正。

**3. 氧化反应**

硫氮杂蒽母核中硫为二价，有较强的还原性，易被氧化显色。吩噻嗪类药物遇不同氧化剂如硫酸、硝酸、三氯化铁试液及过氧化氢等，其母核易被氧化成自由基型产物和非离子型产物（砜、亚砜、3-羟基吩噻嗪）等，当取代基不同时氧化产物呈不同的颜色，可用于药物的鉴别。在酸性介质中可被硫酸铈定量氧化，用于药物的含量测定。由于本类药物见光易氧化变色，应避光贮存。

#### 4. 与金属离子络合

与金属离子络合呈色，母核中未被氧化的 S 原子，可与金属离子（如 $Pb^{2+}$ 等）形成有色络合物，其氧化产物砜和亚砜则无此反应。利用此性质可进行鉴别和含量测定，并具有专属性，可排除氧化产物的干扰。

#### 5. 弱碱性

吩噻嗪母核中氮原子呈弱碱性，不能直接进行滴定，10 位的 R 取代基多为烃胺，碱性较强，可用非水溶液滴定法进行药物的含量测定。

#### 6. 红外光吸收特性

吩噻嗪类药物红外吸收图谱随硫氮杂蒽母核上的取代基的不同而不同，可用于鉴别。

## 二、鉴别和检查

### （一）药物鉴别

#### 1. 氧化显色反应

吩噻类药物与硫酸、硝酸、过氧化氢、三氯化铁试液等氧化剂反应时，根据药物取代基和氧化剂的不同，会生成不同颜色的产物，见表 9-4。《中国药典》（2020 年版）对盐酸氯丙嗪原料药及制剂、盐酸异丙嗪原料药及制剂、奋乃静原料药及制剂、盐酸氟奋乃静原料药及制剂等均采用氧化显色反应进行鉴别。

取盐酸氯丙嗪约 10mg，加水 1mL 溶解后，加硝酸 5 滴即显红色，渐变淡黄色。

表 9-4　典型吩噻嗪类药物的氧化显色反应

| 药物 | 硝酸 | 硫酸 | 过氧化氢 |
| --- | --- | --- | --- |
| 盐酸氯丙嗪 | 显红色，渐变淡黄色 | — | — |
| 盐酸异丙嗪 | 生成红色沉淀；加热，沉淀即溶解，溶液由红色变为橙黄色 | 显樱桃红色；放置后，色渐变深 | — |
| 奋乃静 | — | — | 显深红色；放置后，红色渐褪去 |
| 盐酸氟奋乃静 | — | 显淡红色，温热后变为红褐色 | — |

#### 2. 紫外-可见分光光度法

盐酸氯丙嗪等吩噻嗪类药物分子结构中呈现三环共轭的 π 体系，有较强的紫外吸收，《中国药典》（2020 年版）利用紫外-可见分光光度法对盐酸氯丙嗪进行鉴别。

取盐酸氯丙嗪，加盐酸溶液（9→1000）制成每 1mL 中含 5μg 的溶液，按照紫外-可见分光光度法（通则 0401）测定，在 254 与 306nm 波长处有最大吸收，在 254nm 波长处吸光度约为 0.46。

【动画】
吩噻嗪类药物
鉴别——氧化
显色反应

**3. 氯离子的反应**

盐酸氯丙嗪、盐酸异丙嗪为盐酸盐，含氯离子，其水溶液显氯化物的鉴别反应。《中国药典》（2020 年版）要求对吩噻嗪类盐酸盐药物及制剂进行氯化物鉴别，其水溶液显氯化物鉴别（1）反应（通则 0301）。

取盐酸氯丙嗪供试品溶液，加稀硝酸使呈酸性后，滴加硝酸银试液，即生成白色凝乳状沉淀；分离，沉淀加氨试液即溶解，再加稀硝酸酸化后，沉淀复生成。

**4. 红外分光光度法**

吩噻嗪类药物由于 2 位和 10 位的取代基不同，可通过红外分光光度法对原料药进行鉴别。本类药物的制剂可通过提取分离后再进行红外分光光度法鉴别。

取盐酸异丙嗪片细粉适量（约相当于盐酸异丙嗪 100mg），加三氯甲烷 10mL，研磨溶解，滤过，滤液水浴蒸干，残渣经减压干燥。依法测定。本品的红外光图谱应与对照的图谱（光谱集 350 图）一致。《中国药典》（2020 年版）规定盐酸氯丙嗪的红外吸收图谱应与对照的图谱（光谱集 391 图）一致。

**5. 高效液相色谱法**

《中国药典》（2020 年版）利用高效液相色谱法对盐酸异丙嗪片及注射液、盐酸氟奋乃静及其制剂等进行鉴别。在含量测定项下记录的色谱图中，供试品溶液主峰的保留时间应与对照品溶液的主峰保留时间一致。

## （二）杂质检查

吩噻嗪类药物的有关物质主要包括：氧化产物、在合成过程中的残留原料、中间产物和副产物。现以盐酸氯丙嗪及其制剂为例介绍澄清度与颜色、有关物质检查。

**1. 澄清度与颜色**

对盐酸氯丙嗪进行溶液的澄清度检查，目的主要是控制其中的游离氯丙嗪。由于吩噻嗪类药物容易被氧化剂氧化显色，所以对盐酸氯丙嗪进行溶液的颜色检查以控制其氧化产物的量。

取本品 0.50g，加水 10mL，振摇使溶解后，溶液应澄清无色；如显浑浊，与 1 号浊度标准液（通则 0902 第一法）比较，不得更浓；如显色，与黄色 3 号或黄绿色 3 号标准比色液（通则 0901 第一法）比较，不得更深，并不得显其他颜色。

**2. 有关物质**

《中国药典》（2020 年版）利用高效液相色谱法对盐酸氯丙嗪原料药的有关物质进行检查。避光操作。取盐酸氯丙嗪 20mg，置 50mL 量瓶中，加流动相溶解并稀释至刻度，摇匀，作为供试品溶液；精密量取供试品溶液适量，用流动相定量稀释制成每 1mL 中含 2μg 的溶液，作为对照液。照高效液相色谱法（通则 0512）试验，用辛烷基硅烷键合硅胶为填充剂；以乙腈-0.5% 三氯乙酸（用四甲基乙二胺调节 pH 至 5.3）（50∶50）为流动相；检测波长为 254nm。取对照液 10μL 注入液相色谱仪，调节检测灵敏度，使主成分色谱峰的峰高约为满量程的 20%。精密量取供试品溶液和对照液各 10μL，分别注入液相色谱仪，记录色谱图至主成分峰保留时间的 4 倍。供试品溶液的色谱图中如有杂质峰，单个杂质峰面积不得大于对照液主峰面积（0.5%），各杂质峰面积的和不得大于对照溶液主峰面积的 2 倍（1.0%）。

# 三、含量测定

## （一）非水溶液滴定法

吩噻嗪类药物母核上的氮原子碱性极弱，不能直接进行滴定，但盐酸氯丙嗪结构的 10 位侧链上连接显碱性的烃胺（—NR$_2$），可在非水介质中以高氯酸-冰醋酸液滴定。《中国药典》（2020 年版）采用非水滴定法测定盐酸氯丙嗪原料药物的含量，规定盐酸氯丙嗪按干燥品计算，含盐酸氯丙嗪（C$_{17}$H$_{19}$ClN$_2$S·HCl）不得少于 99.0%。

吩噻嗪类原料药物多采用非水碱量法测定。以高氯酸为滴定液；通常以酸性溶剂如醋酸、醋酐为溶剂，有时也有采用中性或近中性溶剂的，如丙酮、二氧六环、乙腈等。

测定方法：取盐酸氯丙嗪约 0.2g，精密称定，加冰醋酸 10mL 与醋酐 30mL，振摇溶解后，照电位滴定法（通则 0701），用高氯酸滴定液（0.1mol/L）滴定至溶液显玫瑰红色，并将滴定的结果用空白试液校正。每 1mL 的高氯酸滴定液（0.1mol/L）相当于 35.53mg 的盐酸氯丙嗪（C$_{17}$H$_{19}$ClN$_2$S·HCl）。

含量计算：

$$含量(\%)=\frac{(V-V_0)\times T\times F\times10^{-3}}{W}$$

式中，$V$ 为滴定时消耗高氯酸滴定液的体积，mL；$T$ 为滴定度，mg/mL；$V_0$ 为空白试液消耗滴定液的体积，mL；$W$ 为供试品的取样量，g；$F$ 为高氯酸滴定液的校正因子。

**注意事项：**

1. 当某些吩噻嗪类药物在冰醋酸和醋酸汞介质中用高氯酸标准液滴定时，往往会产生红色的氧化物，干扰结晶紫指示剂终点颜色变化的观察。可加入抗坏血酸消除干扰，而且不影响终点颜色变化的敏锐度。因抗坏血酸及其氧化后的产物去氢抗坏血酸对高氯酸是中性的，不干扰测定。

2. 当用电位法指示终点时，加抗坏血酸可使滴定终点的电位突跃更为敏锐。

3. 片剂与注射液，因其赋形剂与稳定剂或助溶剂的干扰，不能直接测定，需碱化提取后再用本法测定。

---

🌱 **实例解析**

### 盐酸氯丙嗪含量测定

精密称取本品 0.2092g，加冰醋酸 10mL 与酸酐 30mL 溶解后，照电位滴定法，用 0.09960mol/L 高氯酸滴定液滴定，消耗高氯酸滴定液 6.02mL，另取冰醋酸 10mL 和酸酐 30mL，同法测定，消耗高氯酸滴定液 0.06mL，请计算盐酸氯丙嗪的含量。每 1mL 高氯酸滴定液（0.1mol/L）相当于 35.53mg 的 C$_{17}$H$_{19}$ClN$_2$S·HCl。

解析：

$$含量(\%)=\frac{(V-V_0)\times T\times F\times10^{-3}}{W}$$

$$=\frac{(6.02-0.06)\times\dfrac{0.09960}{0.1}\times35.53}{0.2092\times10^3}$$

$$=100.8\%$$

## （二）紫外-可见分光光度法

吩噻嗪类药物分子结构中的吩噻嗪环呈现三环共轭的 π 体系，在紫外条件下有最大吸收。《中国药典》（2020 年版）采用紫外-可见分光光度法测定盐酸氯丙嗪片和盐酸氯丙嗪注射液等制剂的含量。规定盐酸氯丙嗪片含盐酸氯丙嗪（$C_{17}H_{19}ClN_2S \cdot HCl$）应为标示量的 93.0%～107.0%

测定方法：避光操作。取盐酸氯丙嗪片 10 片，除去包衣后，精密称定，研细，精密称取适量（约相当于盐酸氯丙嗪 10mg），置 100mL 量瓶中，加盐酸溶液（9→1000）70mL，振摇使盐酸氯丙嗪溶解，用溶剂稀释至刻度，摇匀，滤过，精密量取续滤液 5mL，置 100mL 量瓶中，加溶剂稀释至刻度，摇匀，照紫外-可见分光光度法（通则 0401），在 254nm 的波长处测定吸光度。按盐酸氯丙嗪（$C_{17}H_{19}ClN_2S \cdot HCl$）的百分吸收系数（$E_{1cm}^{1\%}$）为 915 计算，即得。

$$标示量的百分含量（\%）=\frac{\dfrac{A}{E_{1cm}^{1\%}} \times \dfrac{1}{100} \times V \times D \times \overline{W}}{W \times S}$$

式中，$A$ 为供试品溶液的吸光度；$E_{1cm}^{1\%}$ 为供试品的百分吸收系数；$D$ 为供试品的稀释倍数；$V$ 为供试品初次配制的体积，mL；$W$ 为供试品取样量，g；$\overline{W}$ 为平均片重，g；$S$ 为片剂的标示量，g。

### 📝 练习测试 >>>

**一、A 型题（最佳选择题）　每题只有一个最佳答案**

1. 吩噻嗪类药物遇光易变色的主要原因是（　　）。

A. 吩噻嗪环具有氧化性　　　　　　　　B. 吩噻嗪环具有还原性

C. 吩噻嗪环侧链具有还原性　　　　　　D. 吩噻嗪环侧链的碱性

E. 吩噻嗪环具有水解性

2. 取某吩噻嗪类药物约 5mg，加硫酸 5mL 溶解后，即显樱桃红色，放置，颜色变深，该药物应为（　　）。

A. 盐酸丁卡因　　　　　　　　　　　　B. 苯佐卡因

C. 盐酸氯丙嗪　　　　　　　　　　　　D. 盐酸异丙嗪

E. 盐酸氟奋乃静

3. 盐酸氯丙嗪注射液的含量测定采用的方法是（　　）。

A. 溴酸钾法　　　　　　　　　　　　　B. 水溶液滴定法

C. 紫外-可见分光光度法　　　　　　　　D. 高效液相色谱法

E. 薄层色谱法

**二、X 型题（多项选择题）　有两个或两个以上的备选答案**

吩噻嗪类药物的制剂常采用的含量测定的方法是（　　）。

A. 氧化还原滴定法　　　　　　　　　　B. 溴酸钾法

C. 酸碱滴定法          D. 紫外分光光度法

E. 非水溶液滴定法

# 第四节　喹诺酮类药物的分析

## 一、典型药物结构及理化性质

喹诺酮类，又称吡酮酸类或吡啶酮酸类，产生于 20 世纪 70 年代，基本结构为：4-喹诺酮-3-羧酸，如下式。

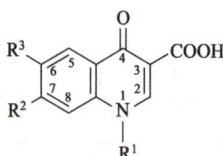

【动画】
喹诺酮类药
物母核立体
结构

喹诺酮类药物以细菌的脱氧核糖核酸（DNA）为靶，妨碍 DNA 回旋酶，进一步造成细菌 DNA 的不可逆损害，达到抗菌效果。其具有抗菌活性强、抗菌谱广且不良反应和耐药性小的特点，临床上应用广泛。《中国药典》（2020 年版）收载的本类药物有左氧氟沙星、诺氟沙星、环丙沙星等。

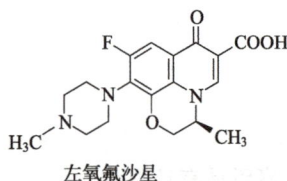

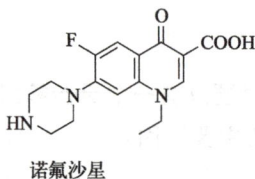

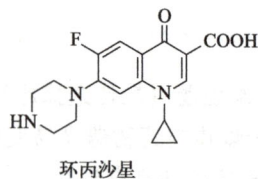

左氧氟沙星　　　　　　诺氟沙星　　　　　　环丙沙星

喹诺酮类药物的主要性质如下。

### 1. 性状与溶解性

典型喹诺酮类药物的性状和溶解性见表 9-5。

表 9-5　典型喹诺酮类药物的性状和溶解性

| 药物 | 性状 | 溶解性 |
| --- | --- | --- |
| 左氧氟沙星 | 类白色至淡黄色结晶粉末；无臭 | 在水中微溶，在乙醇中极微溶解，在乙醚中不溶，在冰醋酸中易溶，在 0.1mol/L 盐酸溶液中略溶 |
| 诺氟沙星 | 类白色至淡黄色结晶性粉末；无臭；有引湿性 | 在 $N,N$-二甲基甲酰胺中略溶，在水或乙醇中极微溶解，在醋酸、盐酸或氢氧化钠溶液中易溶 |
| 环丙沙星 | 白色至微黄色结晶性粉末；几乎无臭 | 在醋酸中溶解，在乙醇中极微溶解，在水中几乎不溶 |

### 2. 紫外光谱吸收特性

喹诺酮类药物分子结构中含有共轭体系，在紫外光区有相应的特征吸收，利用此性质可进行药物的鉴别和含量测定。

### 3. 酸碱两性

喹诺酮类药物分子结构中既含羧基又含哌嗪基，具有酸碱两性，易溶于氢氧化钠、盐酸、醋酸等溶液中。哌嗪基还能与酸酐、丙二酸等反应生成有色产物，可用于药物鉴别。

### 4. 还原性

药物结构中有哌嗪基，具有还原性，见光易被氧化，导致颜色逐渐加深。

### 5. 分解反应

喹诺酮类药物 7 位所连含氮杂环在酸性条件下，水溶液经光照可发生分解反应。

### 6. 与金属离子反应

喹诺酮类药物分子结构含羧基和哌嗪基，极易和金属离子形成螯合物。

### 7. 旋光性

氧氟沙星药物结构中有 1 个手性碳原子，有两种旋光异构体。左氧氟沙星和右氧氟沙星是旋光异构体，药物在制备过程中除了存在有效成分左氧氟沙星外，还可能存在无效的旋光异构体杂质右氧氟沙星。通过测定左氧氟沙星的比旋度可以控制药物的纯度。

### 拓展链接

左氧氟沙星为氧氟沙星的左旋异构体，其体外抗菌活性比氧氟沙星强，在制备过程中有可能存在右氧氟沙星等旋光异构体杂质。通过测定左氧氟沙星的比旋度可以起到了解、控制其纯度的作用。

### 课堂互动

牛奶和喹诺酮类药物可以一起服用吗？

### 思想加油站

#### 全国劳动模范——聂国祥

聂国祥，2020 年获得"全国劳动模范"称号。从事制药工作十几载，他在工作中不断攻克技术难关，为公司降本增效；坚持从事研发药剂、发明专利，带动一方百姓发展特色中药材产业，打牢脱贫攻坚产业的基础，实现了公司与农户双赢，使 1 万余户家庭通过种植药材实现脱贫增收目标。

聂国祥自参加工作以来，勤勤恳恳工作，对青蒿素产品进行深入工艺研究，解决了工艺设计潜在的安全隐患难题，使该产品技术水平达到行业领先，并获得了多项专利；自主研发银杏叶提取物、穿心莲内酯、白藜芦醇等产品的生产工艺，解决生产技术难题，为公司盈利上千万元。

他用实际行动诠释了匠心创造价值，实现了我国传统中药青蒿素、白藜芦醇等多个产品的大生产转化和产品上市，展现出敢于创新和敬业奉献的工匠精神。

## 二、鉴别和检查

### （一）药物鉴别

#### 1. 高效液相色谱法

左氧氟沙星等喹诺酮类药物的鉴别，《中国药典》（2020 年版）采用高效液相色谱法。

取左氧氟沙星与氧氟沙星对照品适量，分别加右氧氟沙星项下的流动相溶解并稀释制成每 1mL 中含 0.01mg 与 0.02mg 的溶液，作为供试品溶液与对照品溶液。照右氧氟沙星项下的方法试验，供试品溶液主峰的保留时间应与对照品溶液主峰中左氧氟沙星峰（后）的保留时间一致。

#### 2. 紫外-可见分光光度法

左氧氟沙星分子结构中存在共轭体系，在紫外光区有相应的特征吸收，可以利用最大、最小吸收波长进行定性鉴别。

取左氧氟沙星适量，加 0.1mol/L 盐酸溶液溶解并稀释制成每 1mL 中约含 5μg 的溶液，照紫外-可见分光光度法（通则 0401）测定，在 226nm 与 294nm 的波长处有最大吸收，在 263nm 的波长处有最小吸收。

#### 3. 红外分光光度法

利用左氧氟沙星分子结构中的喹诺酮环在红外光谱中有相应的特征吸收，进行定性鉴别。《中国药典》（2020 年版）规定左氧氟沙星的红外光吸收图谱应与对照的图谱（光谱集 1128 图）一致。

### （二）杂质检查

喹诺酮类药物在合成过程中，哌嗪等碱性化合物和多个中间体均易引入药物中，因此，《中国药典》（2020 年版）规定检查溶液澄清度和有关物质。

#### 1. 溶液澄清度

该项检查是检查碱中不溶性杂质，如哌嗪等碱性化合物。利用喹诺酮类药物在碱性溶液中易溶，而中间体均不溶于碱性溶液。但时间稍长，可分解而溶，所以检查时要迅速观察。

取诺氟沙星 5 份，各 0.50g，分别加氢氧化钠试液 10ml 溶解后，溶液应澄清；如显浑浊，与 2 号浊度标准液（通则 0902 第一法）比较，均不得更浓。

#### 2. 有关物质

《中国药典》（2020 年版）对左氧氟沙星等喹诺酮类药物的有关物质检查主要用高效液相色谱法，使用十八烷基硅烷键合硅胶色谱柱（$C_{18}$ 柱），流动相采用线性梯度洗脱，紫外检测器检测。

左氧氟沙星的供试品溶液色谱图中如有杂质峰，杂质 A（238nm）按外标法以峰面积计算，不得过 0.3%，其他单个杂质（294nm）峰面积不得大于对照溶液主峰面积（0.2%），其他各杂质（294nm）峰面积的和不得大于对照溶液主峰面积的 2.5 倍（0.5%），小于灵敏度溶液主峰面积的峰忽略不计。

## 三、含量测定

《中国药典》（2020年版）收载的左氧氟沙星原料药和左氧氟沙星片剂均采用高效液相色谱法测定含量。左氧氟沙星原料药规定含左氧氟沙星（按 $C_{18}H_{20}FN_3O_4$ 计）应为 98.5%～102.0%。

色谱条件与系统适应性试验：用十八烷基硅烷键合硅胶为填充剂；以醋酸铵高氯酸钠溶液（取醋酸铵 4.0g 和高氯酸钠 7.0g，加水 1300mL 使溶解，用磷酸调 pH 至 2.2)-乙腈（85：15）为流动相；检测波长 294nm。称取左氧氟沙星对照品、环丙沙星对照品和杂质 E 各适量，加 0.1mol/L 盐酸溶液溶解并稀释制成每 1mL 中约含左氧氟沙星 0.1mg、环丙沙星、杂质 E 各 5μg 的混合溶液，作为系统适用性溶液，取 10μL 注入液相色谱仪，记录色谱图，左氧氟沙星峰的保留时间约为 15min，左氧氟沙星峰与杂质 E 峰和左氧氟沙星峰与环丙沙星峰的分离度应分别大于 2.0 与 2.5。

测定方法：取左氧氟沙星约 50mg，精密称定，置 50mL 量瓶中，加 0.1mol/L 盐酸溶液溶解并稀释至刻度，摇匀，精密量取 5mL，置 50mL 量瓶中，用 0.1mol/L 盐酸溶液溶解并稀释至刻度，摇匀，精密量取 10μL 注入液相色谱仪，记录色谱图；另取左氧氟沙星对照品适量，同法测定，按外标法以峰面积计算，即得。

含量计算：

$$含量(\%) = \frac{c_R \times \dfrac{A_X}{A_R} \times V \times D}{W}$$

式中：$A_X$ 为供试品的峰面积；$A_R$ 为对照品的峰面积；$c_R$ 为对照品的浓度，mg/mL；$D$ 为供试品的稀释倍数；$W$ 为供试品的质量，g；$V$ 为供试品初次配制的体积，mL。

### 课堂互动

采用高效液相色谱法测定左氧氟沙星的含量，流动相中为什么要加入醋酸铵高氯酸钠溶液？试以此例分析离子对色谱的原理。

### 练习测试 >>>

**A 型题（最佳选择题）** 每题只有一个最佳答案

1. 下列药物属于喹诺酮类药物的是（　　）。

A. 诺氟沙星　　　　B. 替硝唑　　　　C. 异烟肼　　　　D. 氯丙嗪　　　　E. 氯氮䓬

2. （　　）药物具有旋光异构体，且临床既使用其外消旋体，也用左旋体。

A. 诺氟沙星　　　　　　B. 环丙沙星　　　　　　C. 依诺沙星

D. 氧氟沙星　　　　　　E. 盐酸乙胺丁醇

3. 乳酸环丙沙星注射液中"有关物质"检查方法是（　　）。

A. UV 法             B. GC 法             C. HPLC 法

D. TLC 法             E. 以上均可

4. 因喹诺酮类药物在可见区无吸收，为了限制有色杂质的量，《中国药典》规定氧氟沙星检查其（     ）。

A. 峰面积             B. 吸收波长          C. 滴定度

D. 吸光度             E. 以上均可

5. 多数氟喹诺酮类药物含有氟原子，经有机破坏后成无机氟离子，鉴别试验可用（     ）。

A. 茜素氟蓝显色法             B. 与丙二酸呈色法

C. 四氮唑比色法             D. 异烟肼比色法

E. 微生物检定法

# 第十章

# 维生素类药物分析

❖知识目标

❖知识目标

　　1. 掌握维生素 A、维生素 B₁ 和维生素 C 的鉴别试验、杂质检查及含量测定原理与方法。

　　2. 熟悉维生素 A、维生素 B₁ 和维生素 C 的结构特征、理化性质与分析方法之间的联系。

　　3. 了解其他维生素类药物的结构与性质。

❖能力目标

　　1. 能够根据维生素类药物的化学结构，选择相应的鉴别、杂质检查及含量测定方法。

　　2. 能够运用药品质量标准进行维生素 A、维生素 B₁ 和维生素 C 含量的测定并进行相关计算。

❖素质目标

　　树立学以致用、客观公正、精益求精的职业道德。强化职业责任心和风险意识。

## 【思维导图】

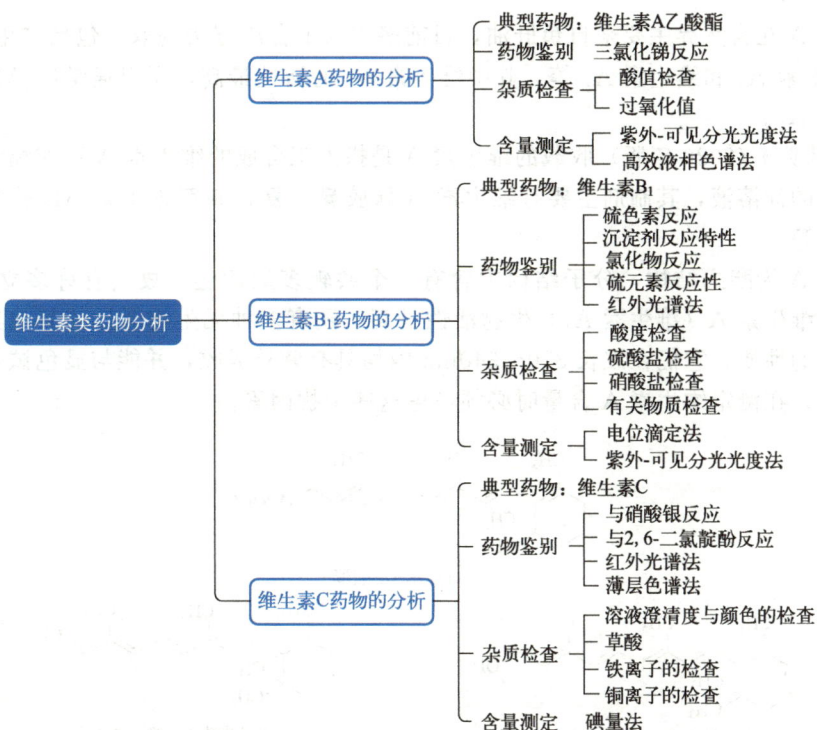

2018 年 4 月，经湖北省天门市公共检验检测中心对标示为××××药业股份有限公司生产的批号为 20160418 的复合维生素 $B_1$ 片进行检查，发现维生素 $B_1$ 的含量测定不合格。

问题：1. 维生素 $B_1$ 属于哪种维生素？

2. 如何对案例中提到的药品进行含量测定？

维生素是维持人体正常生长和代谢功能所必需的活性物质，一般不能在体内合成，需从外界摄取。它们的化学结构不相同，不属于同一类化合物，有些是醇、酯，有些是胺、酸，还有些是酚和醛。不同类型的维生素具有不同的理化性质和生理作用。按其溶解度不同，维生素可分为脂溶性维生素和水溶性维生素两类。脂溶性维生素包括维生素 A、维生素 D、维生素 E、维生素 K 等。水溶性维生素包括维生素 B 族（$B_1$、$B_2$、$B_6$、$B_{12}$）、维生素 C、烟酸、泛酸、叶酸等。本章主要讨论脂溶性维生素 A、水溶性维生素 $B_1$、维生素 C 的结构、理化性质、鉴别、杂质检查、含量测定等内容。

# 第一节　维生素 A 药物的分析

## 一、典型药物结构及理化性质

维生素 A 在自然界主要来自鱼肝油，目前多用人工合成方法制取。包括维生素 $A_1$（视黄醇）、维生素 $A_2$ 和维生素 $A_3$ 等。其中维生素 $A_1$ 的活性最高，所以通常所说的维生素 A 系指维生素 $A_1$。

《中国药典》（2020 年版）收载的维生素 A 是指人工合成的维生素 A 乙酸酯结晶加精制植物油制成的油溶液，其制剂主要有维生素 A 软胶囊、复合制剂维生素 AD 软胶囊和维生素 AD 滴剂等。

维生素 A 为酯式结构，分子结构中含有一个共轭多烯侧链，故具有许多立体异构体，其中全反式维生素 A（维生素 $A_1$）生物活性最高。还有多种无生物活性的其他异构体，它们具有相似的性质，它们在波长 310~340nm 内均具有紫外吸收，并能与显色试剂产生相近颜色。因此，在测定维生素 A 含量时必须考虑这些干扰因素。

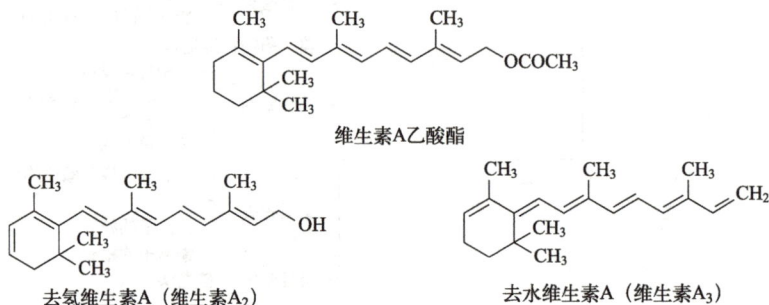

维生素A乙酸酯

去氢维生素A（维生素$A_2$）

去水维生素A（维生素$A_3$）

维生素 A 的主要性质如下。

**1. 性状**

维生素 A 为淡黄色油溶液或结晶与油的混合物（加热至 60℃应为澄清透明溶液）；无臭；在空气中易氧化，遇光易变质。

**2. 溶解性**

维生素 A 可与三氯甲烷、乙醚、环己烷或石油醚按任意比例混合，在乙醇中微溶，在水中不溶。

**3. 易氧化变质**

维生素 A 分子结构中具有共轭多烯侧链，性质不稳定，易被空气中氧或氧化剂氧化，易被紫外光裂解，遇光也易变质。特别是在受热或有金属离子存在时，更易氧化变质，生成无活性的环氧化物、维生素 A 醛和维生素 A 酸等。

**4. 与三氯化锑呈色特性**

维生素 A 在三氯甲烷中与三氯化锑试剂作用产生不稳定的蓝色，可用于鉴别。

**5. 脱水反应特性**

维生素 A 遇酸不稳定，在一定条件下（如在无水氯化氢乙醇溶液中）可发生脱水反应，生成去水维生素 A，去水维生素 A 在 348nm、367nm 和 389nm 波长处有最大吸收。

**6. 紫外吸收特性**

维生素 A 结构中具有共轭多烯侧链，因此维生素 A 的环己烷或乙醇溶液在 325～328nm 波长处有最大吸收，此特征可用于鉴别和含量测定，其吸收峰的位置因溶剂不同而有差异。

## 二、鉴别和检查

### （一）药物鉴别

在无水、无醇条件下，维生素 A 在三氯甲烷中能与三氯化锑试剂反应，形成不稳定的碳正离子，显蓝色，渐变成紫红色。其机理为维生素 A 和三氯化锑（Ⅲ）中存在的亲电试剂氯化高锑（Ⅴ）作用形成不稳定的蓝色碳正离子。反应式如下：

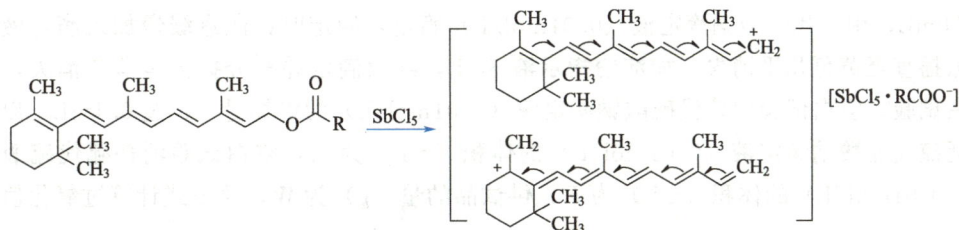

取维生素 A 1 滴，加三氯甲烷 10mL，振摇使溶解；取 2 滴，加三氯甲烷 2mL 与 25% 三氯化锑的三氯甲烷溶液 0.5mL，即显蓝色，渐变成紫红色。

🌸 **课堂互动**

思考：为什么用三氯化锑反应来鉴别维生素 A 时需要在无水、无醇的条件下进行？

## （二）杂质检查

### 1. 酸值检查

维生素 A 在制备过程中酯化不完全，或在储存过程中水解，均可生成醋酸。酸度大，不利于维生素 A 的稳定，因此需检查游离酸的含量。故《中国药典》（2020 年版）规定对其进行酸值检查。

酸值系指供试品 1g 中含有的游离脂肪酸所需氢氧化钾的量（mg），但在测定时可采用氢氧化钠滴定液（0.1mol/L）进行滴定。

取乙醇与乙醚各 15mL，置锥形瓶中，加酚酞指示液 5 滴，滴加氢氧化钠滴定液（0.1mol/L）至微显粉红色，再加本品 2.0g，振摇使溶解，用氢氧化钠滴定液（0.1mol/L）滴定，酸值应不大于 2.0（通则 0713）。

除另有规定外，按表 10-1 规定的量，精密称取供试品，置 250mL 锥形瓶中，加乙醇-乙醚（1∶1）混合液［临用前加酚酞指示液 1.0mL，用氢氧化钠滴定液（0.1mol/L）调至微显粉红色］50mL，振摇使完全溶解（如不易溶解，缓慢加热回流使溶解），用氢氧化钠滴定液（0.1mol/L）滴定，至粉红色持续 30 秒不褪。以供试品消耗氢氧化钠滴定液（0.1mol/L）的体积（mL）为 $A$，供试品的量（g）为 $W$，照下式计算酸值：

$$供试品的酸值 = \frac{A \times 5.61}{W}$$

**表 10-1　酸值测定质量表**

| 酸值 | 0.5 | 1 | 10 | 50 | 100 | 200 | 300 |
|---|---|---|---|---|---|---|---|
| 称重/g | 10 | 5 | 4 | 2 | 1 | 0.5 | 0.4 |

### 2. 过氧化值

过氧化值系指供试品 1000g 中含有的其氧化力与一定量的氧相当的过氧化物量。

除另有规定外，取供试品 5g，精密称定，置 250mL 碘瓶中，加三氯甲烷-冰醋酸（2∶3）混合液 30mL，振摇溶解后，加入碘化钾试液 0.5mL，准确振摇萃取 1 分钟，然后加水 30mL，用硫代硫酸钠滴定液（0.01mol/L）滴定，滴定时，注意缓慢加入滴定液，并充分振摇直至黄色几乎消失，加淀粉指示液 5mL，继续滴定并充分振摇至蓝色消失，同时做空白试验。空白试验中硫代硫酸钠滴定液（0.01mol/L）的消耗量不得过 0.1mL。以供试品消耗硫代硫酸钠滴定液（0.01mol/L）的体积（mL）为 $A$，空白试验消耗硫代硫酸钠滴定液（0.01mol/L）的体积（mL）为 $B$，供试品的量（g）为 $W$，照下式计算过氧化值：

$$供试品的过氧化值 = \frac{10(A-B)}{W}$$

维生素 A 分子结构中含有共轭双键，易被氧化生成过氧化物杂质。该杂质在酸性溶液中可将碘化钾氧化成碘，碘遇淀粉显紫蓝色。因此，《中国药典》（2020 年版）规定用氧化还原滴定法中的碘量法检查。

取维生素 A 1.0g，加冰醋酸-三氯甲烷（6∶4）30mL，振摇使溶解，加碘化钾饱和溶液 1mL，振摇 1min，加水 100mL 与淀粉指示液 1mL，用硫代硫酸钠滴定液（0.01mol/L）滴定至紫蓝色消失，并将滴定的结果用空白试验校正。消耗硫代硫酸钠滴定液（0.01mol/L）

不得过 1.5mL。

## 三、含量测定

维生素 A 含量的测定方法有三氯化锑比色法、紫外-可见分光光度法、高效液相色谱法。《中国药典》（2020 年版）采用紫外-可见分光光度法或高效液相色谱法测定维生素 A 及其制剂中维生素 A 的含量，以单位表示，每单位相当于全反式维生素 A 醋酸酯 $0.344\mu g$ 或全反式维生素 A 醇 $0.300\mu g$。

【动画】
维生素A杂质
检查——过
氧化值

### （一）紫外-可见分光光度法

**1. 测定原理**

维生素 A 分子中含有共轭多烯结构，在 325～328nm 波长处有最大吸收峰，可进行含量测定。在不同溶剂中维生素 A 的最大吸收峰的位置随溶剂不同而异。表 10-2 是维生素 A 醇及维生素 A 醋酸酯的最大吸收波长、吸收系数及换算因数。

表 10-2 维生素 A 醇及维生素 A 醋酸酯在不同溶剂中的紫外-可见吸收

| 溶剂 | 维生素 A 醋酸酯 | | | 维生素 A 醇 | | |
| --- | --- | --- | --- | --- | --- | --- |
| | $\lambda_{max}/nm$ | $E_{1cm}^{1\%}$ | 换算因数（F） | $\lambda_{max}/nm$ | $E_{1cm}^{1\%}$ | 换算因数（F） |
| 环己烷 | 327.5 | 1530 | 1900 | 326.5 | 1755 | 1900 |
| 异丙醇 | 325.0 | 1600 | 1830 | 325.0 | 1820 | 1830 |

由于维生素 A 制剂中含有稀释用油和维生素 A 原料混有杂质（合成中间体、异构体、副产品、氧化产物及其他杂质），所测得的吸光度不单独是维生素 A 独有的吸收。在规定条件下，非维生素 A 物质的吸收所引入的误差可用校正公式校正，以便得到正确结果。

《中国药典》（2020 年版）收载的维生素 A 测定法中紫外-可见分光光度法包含两种方法，将供试品纯度采用不同方法不同校正公式进行测定和结果校正：

直接测定法校正公式：$A_{328校正}=3.52\times(2A_{328}-A_{316}-A_{340})$

皂化法校正公式：$A_{328校正}=6.815A_{325}-2.555A_{310}-4.260A_{334}$

校正公式是采用三点法，除其中一点是在吸收峰波长处测得外，其他两点分别在吸收峰两侧的波长处测定。"三点法"也称"三波长校正法"或"三点校正法"。本法在三个波长处测得吸光度后，按校正公式计算吸光度校正值 $A_{max校正}$。校正后，再计算含量。因此仪器波长应准确，故在测定前，应对仪器波长进行校正。

其吸光度校正原理主要基于两点：①物质对光的吸收具有加和性。即在供试品溶液的吸收曲线上，各波长的吸光度是维生素 A 与干扰杂质吸光度的加和值。②干扰物质引起的吸收在波长 310～340nm 范围内呈线性，且随波长的增大吸光度变小。

**2. 测定方法**

（1）直接测定法 取供试品适量，精密称定，加环己烷溶解并定量稀释制成 1mL 中含 9～15 单位（U）的溶液，照紫外-分光光度法（通则 0401）测定其吸收峰的波长。并在表 10-3 所列波长（300nm、316nm、328nm、340nm 和 360nm）处测定吸光度，计算各吸光度与波长 328nm 处吸光度的比值和波长 328nm 处的 $E_{1cm}^{1\%}$ 值。

表 10-3 各波长处的吸光度与 328nm 波长处的吸光度理论比值

| 波长/nm | 吸光度比值($A_i/A_{328}$) | 波长/nm | 吸光度比值($A_i/A_{328}$) |
|---|---|---|---|
| 300 | 0.555 | 340 | 0.811 |
| 316 | 0.907 | 360 | 0.299 |
| 328 | 1.000 | | |

① 如果吸收峰波长在 326～329nm 之间，且所测得各波长吸光度比值不超过表 10-3 中规定的±0.02，可用下式计算含量：

$$每 1g 供试品中含有的维生素 A 的单位 = (E_{1cm}^{1\%})(328nm) \times 1900 = \frac{A_{328实测}}{cL} \times 1900 \tag{10-1}$$

制剂标示量的百分含量按下式计算：

$$标示量的百分含量(\%) = \frac{E_{1cm}^{1\%} \times 1900 \times \overline{W}}{标示量} = \frac{A_{328实测} \times D \times 1900 \times \overline{W}}{W \times 100 \times L \times 标示量} \tag{10-2}$$

式中，$A_{328实测}$ 为供试品在 328nm 波长处实际测得的吸光度；1900 为效价换算因数，即当供试品溶液的 $E_{1cm}^{1\%}$ 为 1 时，供试品的生物效价，U/g；$W$ 为供试品取量（若为胶丸，则为胶丸内容物质量），g；$\overline{W}$ 为单位制剂中用于测定部分的平均质量（若为胶丸，则为胶丸内容物平均质量），g；$D$ 为供试品溶液的稀释倍数，$D = \dfrac{各步稀释后体积的乘积}{各步稀释时所取溶液的体积的乘积}$；100 为 1mL 溶液中含有维生素 A 质量换算为 100mL 溶液中含有维生素 A 的质量的换算系数；$L$ 为比色池厚度，cm；$c$ 为供试品溶液浓度，g/100mL。

② 如果所得的各波长处吸光度比值超过表 10-3 中规定的±0.02，则可用下式求出 328nm 波长处的校正吸光度，然后以 $A_{328校正}$ 代替 $A_{328实测}$，按式（10-1）或式（10-2）计算含量。

$$A_{328校正} = 3.52 \times (2A_{328} - A_{316} - A_{340}) \tag{10-3}$$

若校正吸光度与实测吸光度相差 $\left(\dfrac{A_{328校正} - A_{328实测}}{A_{328实测}} \times 100\%\right)$ 不超过±3.0%，则仍用未校正吸光度（$A_{328实测}$）计算含量。

若校正吸光度与实测吸光度相差 $\left(\dfrac{A_{328校正} - A_{328实测}}{A_{328实测}} \times 100\%\right)$ 在 −15%～−3.0%，则用校正吸光度（$A_{328校正}$）计算含量。

若校正吸光度超过实测吸光度 $\left(\dfrac{A_{328校正} - A_{328实测}}{A_{328实测}} \times 100\%\right)$ 的 −15%～−3.0%，则供试品不能用本法测定，而应采用如下法测定。

（2）皂化法 精密称取供试品适量（约相当于维生素 A 总量 500U 以上，质量不多于 2g），置皂化瓶中，加乙醇 30mL 与 50%（质量分数）氢氧化钾溶液 3mL，置水浴中煮沸回流 30min，冷却后，自冷凝管顶端加水 10mL 冲洗冷凝管内部管壁，将皂化液移至分液漏斗中（分液漏斗活塞涂以甘油淀粉润滑剂），皂化瓶用水 60～100mL 分数次洗涤，洗液并入分液漏斗中，用不含过氧化物的乙醚振摇提取 4 次，每次振摇约 5min，第一次 60mL，以后各次 40mL，合并乙醚液，用水洗涤数次，每次约 100mL，洗涤时应缓缓旋动，避免乳化，直至水层遇酚酞指示液不显红色，乙醚液用铺有脱脂棉与无水硫酸钠的过滤器过滤，滤器用乙醚洗涤，洗液与乙醚液合并，置 250mL 容量瓶中，用乙醚稀释至刻度，摇匀；精密量取适量，置蒸发皿内，微温挥去乙醚，迅速加异丙醇溶解并定量稀释制成 1mL 中含维生素 A9～15U，照紫外-可见分光光度法（通则 0401），在 300nm、310nm、325nm 与 334nm 四个波长处测定吸光度，并测定吸收峰的波长。

① 如果测得的吸收峰的波长在 323～327nm，且在 300nm 波长处的吸光度与 325nm 波长处的吸光度的比值（$A_{300}/A_{325}$）不超过 0.73，则按下式计算校正吸光度（$A_{325校正}$），并与未校正吸光度（$A_{325实测}$）比较。

$$A_{325校正}=6.815A_{325}-2.555A_{310}-4.260A_{334}$$

$$1g \text{ 供试品中含维生素 A 单位}=E_{1cm}^{1\%}\times1830=\frac{A_{328实测}}{cL}\times1830 \tag{10-4}$$

制剂标示量的百分含量为：

$$标示量的百分含量（\%）=\frac{A_{325实测}\times D\times1830\times\overline{W}}{W\times100\times L\times标示量} \tag{10-5}$$

式（10-4）和式（10-5）中的有关符号和常数与式（10-1）和式（10-2）中的含义相同。

如果校正吸光度（$A_{325校正}$）在未校正吸光度（$A_{325实测}$）的 97%～103% 之间，则仍以未经校正的吸光度计算含量。

如果校正吸光度（$A_{325校正}$）在未校正吸光度（$A_{325实测}$）的 97%～103% 以外，则用 $A_{325校正}$ 代替 $A_{325实测}$，按式（10-4）和式（10-5）计算含量。

② 如果测定的吸收峰的波长不在 323～327nm，或 $A_{300}/A_{325}$ 的值超过 0.73，表示供试品溶液中杂质含量过高，则应自上述皂化后的乙醚提取液 250mL 中，另精密量取适量（相当于维生素 A300～400U），微温挥去乙醚至约剩 5mL，再在氮气流下吹干，立即精密加入甲醇 3mL，溶解后，采用维生素 D 测定法（通则 0722）第二法项下的净化用色谱系统（以十八烷基硅烷键合硅胶为填充剂的液相色谱柱，以甲醇-乙腈-水（50:50:2）为流动相进行分离），精密量取溶解后溶液 50μL，注入液相色谱仪，分离并准确收集含有维生素 A 的流出液，在氮气流下吹干，而后照上述方法自"迅速加异丙醇溶解"起，依法操作并计算含量。

📖 **拓展链接**

### 三点校正法中生物效价和换算因数的计算方法

维生素 A 的含量是用生物效价（单位，U）表示，维生素的单位规定如下。

1 个维生素 A 单位 = 0.300μg 的全反式维生素 A 醇

1 个维生素 A 单位 = 0.344μg 的全反式维生素 A 醋酸酯

换算因数定义为每 1 个 $E_{1cm}^{1\%}$ 数值所相当的效价。即：

$$换算因数（F）=\frac{效价（U/g）}{E_{1cm}^{1\%}（\lambda_{max}）}$$

因此，1g 维生素 A 醋酸酯相当的国际单位为：$\dfrac{1\times10^6\mu g}{0.344\mu g/U}\approx2907000U$

环己烷中 328nm 处维生素 A 醋酸酯吸收系数 $E_{1cm}^{1\%}$ 为 1530，则

$$维生素 A 醋酸酯的换算因数=\frac{2907000}{1530}=1900$$

同理可算得维生素 A 醇的换算因数 F 为 1830。

## （二）高效液相色谱法

本法适用于维生素 A 醋酸酯原料及其制剂中维生素 A 的含量测定。

色谱条件与系统适用性试验：用硅胶为填充剂；以正己烷-异丙醇（997∶3）为流动相；检测波长为 325nm。取系统适用性试验溶液 10μL，注入液相色谱仪，调整色谱系统，维生素 A 醋酸酯峰与其顺式异构体峰的分离度应大于 3.0。精密量取对照品溶液 10μL，注入液相色谱仪，连续进样 5 次，主成分峰面积的相对标准偏差不得过 3.0%。

系统适用性溶液制备：取维生素 A 对照品适量（约相当于维生素 A 醋酸酯 300mg），置烧杯中，加入碘试液 0.2mL，混匀，放置约 10min，定量转移至 200mL 容量瓶中，加正己烷稀释至刻度，再精密量取 1mL，置 100mL 量瓶中，加正己烷稀释至刻度，摇匀。

精密称定供试品适量（约相当于 15mg 维生素 A 醋酸酯），置 100mL 量瓶中，加正己烷稀释至刻度，摇匀，再精密量取 5mL，置 50mL 量瓶中，加正己烷稀释至刻度，摇匀，作为供试品溶液。另精密称定维生素 A 对照品适量（约相当于 15mg 维生素 A 醋酸酯），同法制成对照品溶液。精密量取供试品溶液、对照品溶液及系统适用性溶液各 10μL，注入液相色谱仪，记录色谱图，按外标法以峰面积计算，含量应符合规定。

### 练习测试 >>>

**一、A 型题（最佳选择题）** 每题只有一个最佳答案

1. 取某药物 1 滴，加三氯甲烷 10mL，振摇使溶解；取 2 滴，加三氯甲烷 2mL 与 25% 三氯化锑的三氯甲烷溶液 0.5mL，即显蓝色，渐变成紫红色。该药物为（　　）。

A. 维生素 E 　　 B. 尼克刹米 　　 C. 维生素 A 　　 D. 氨苄西林 　　 E. 异烟肼

2. 三点校正紫外-可见分光光度法测定维生素 A 醋酸酯含量时，$\lambda_{max}$ 为（　　）。

A. 316nm 　　 B. 340nm 　　 C. 360nm 　　 D. 328nm 　　 E. 382nm

3. 三点校正紫外-可见分光光度法测定维生素 A 醋酸酯含量时，采用的溶剂是（　　）。

A. 乙醇 　　 B. 乙醚 　　 C. 丙酮 　　 D. 三氯甲烷 　　 E. 环己烷

4. 具有共轭多烯结构的药物是（　　）。

A. 维生素 A 　　 B. 头孢氨苄 　　 C. 维生素 $B_1$ 　　 D. 维生素 C 　　 E. 维生素 E

**二、X 型题（多项选择题）** 有两个或两个以上的备选答案

维生素 A 含量测定法为（　　）。

A. 三氯化锑比色法 　　　　　　　　B. 三点校正紫外-可见分光光度法

C. 碘量法 　　　　　　　　　　　　D. 高效液相色谱法

**三、计算题**

称取标示量为每 1g 含维生素 A 50 万单位的供试品 0.1785g，用环己烷配成 100mL 溶液，精密量取此溶液 1mL，用环己烷稀释为 100mL。其吸光峰波长为 328nm，该波长处的吸光度为 0.4638。在 300、316、340 和 360nm 波长处的吸光度与波长 328nm 处吸光度的比值符合药典规定不需校正吸光度的数值，求该供试品的含量为标示量的百分之几。

# 第二节　维生素 B₁ 药物的分析

## 一、典型药物结构及理化性质

维生素 B₁,又名盐酸硫胺,是由氨基嘧啶环和噻唑环通过亚甲基连接而成的季铵化合物的盐酸盐。维生素 B₁ 具有维持糖代谢及神经传导与消化的正常功能,主要用于治疗维生素 B₁ 缺乏症、多发性神经炎和胃肠道疾病。其广泛存在于米糠、麦麸和酵母中,目前多用人工合成。《中国药典》(2020 年版)收载有维生素 B₁ 及其片剂和注射液。维生素 B₁ 的结构式如下:

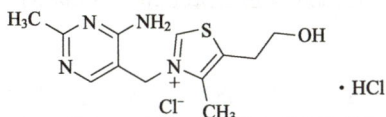

$$H_3C \quad N \quad NH_2 \quad S \quad OH$$
$$N \quad N^+ \quad CH_3 \quad \cdot HCl$$
$$Cl^-$$

维生素 B₁ 的主要性质如下。

**1. 性状**

维生素 B₁ 为白色结晶或结晶性粉末;有微弱的特臭,味苦;干燥品在空气中迅即吸收约 4% 的水分。

**2. 溶解性**

本品在水中易溶,在乙醇中微溶,在乙醚中不溶。

**【动画】**
**维生素B₁的**
**立体结构**

**3. 硫色素反应特性**

维生素 B₁ 分子结构中的噻唑环在碱性溶液中,可被铁氰化钾等氧化剂氧化生成具有荧光的硫色素。硫色素溶于正丁醇(或异丁醇)中,显蓝色荧光。

**4. 生物碱沉淀反应特性**

维生素 B₁ 分子结构中碱性氮原子,显生物碱特征,可与碘化汞钾、硅钨酸等生物碱沉淀试剂反应生成沉淀。

**5. 氯化物反应特性**

维生素 B₁ 是一种盐酸盐,供试品水溶液显氯化物的鉴别(1)反应[《中国药典》(2020 年版)通则 0301]。

**6. 紫外吸收特性**

维生素 B₁ 分子结构中含有嘧啶环,对紫外光有吸收。取维生素 B₁ 精密称定,加盐酸溶液(9→1000)溶解并定量稀释成每 1mL 约含 12.5 μg 的溶液,按照紫外-可见分光光度法(通则 0401),在 246nm 波长处测定吸光度,吸收系数($E_{1cm}^{1\%}$)为 406～436。

## 二、鉴别和检查

### （一）药物鉴别

#### 1. 硫色素反应

硫色素反应为维生素 $B_1$ 的专属反应，维生素 $B_1$ 中的噻唑环在碱性介质中可开环，再与嘧啶环上的氨基环合，经铁氰化钾氧化生成硫色素。硫色素溶于正丁醇中，显蓝色荧光。《中国药典》（2020 年版）采用该反应作为维生素 $B_1$ 的鉴别反应。

取维生素 $B_1$ 约 5mg，加氢氧化钠试液 2.5mL 溶解后，加铁氰化钾试液 0.5mL 与正丁醇 5mL，强力振摇 2min，放置使分层，上面的醇层显强烈的蓝色荧光；加酸使成酸性，荧光即消失；再加碱使成碱性，荧光又显出。

【动画】
维生素$B_1$鉴别——硫色素反应

#### 2. 沉淀剂反应特性

维生素 $B_1$ 与不同生物碱沉淀试剂反应生成沉淀。沉淀的形式与颜色见表 10-4。

表 10-4　维生素 $B_1$ 与生物碱沉淀试剂反应生成沉淀的形式与颜色

| 试剂 | 沉淀生成形式 | 沉淀颜色 |
| --- | --- | --- |
| 碘 | $[B] \cdot HI \cdot I_2$ | 红色 |
| 碘化汞钾 | $[B] \cdot K_2HgI_4$ | 淡黄色 |
| 硅钨酸 | $[B]_2 \cdot SiO_2(OH)_2 \cdot 12WO_3 \cdot 4H_2O$ | 白色 |
| 苦酮酸 | $[B] \cdot 2(C_{10}H_8N_4O_5)$ | 白色 |

注：[B] 表示维生素 $B_1$。

#### 3. 氯化物反应

维生素 $B_1$ 是一种盐酸盐，故本品的水溶液显氯化物鉴别（1）的反应。试验方法收载于《中国药典》（2020 年版）通则 0301。

#### 4. 硫元素反应

维生素 $B_1$ 与 NaOH 共热，分解产生硫化钠，可与硝酸铅反应生成黑色的硫化铅沉淀。反应式为：

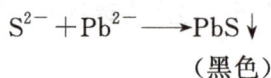

$$S^{2-} + Pb^{2+} \longrightarrow PbS \downarrow$$
（黑色）

#### 5. 红外光谱法

红外光谱法可以鉴别维生素 $B_1$，《中国药典》（2020 年版）收录此法鉴别维生素 $B_1$。

取维生素 $B_1$ 适量，加水溶解，水浴蒸干，在 105℃ 干燥 2 小时测定。本品的红外吸收图谱应与对照的图谱（光谱集 1205 图）一致。

👥 课堂互动

如何鉴别维生素 $B_1$？

## （二）杂质检查

**1. 酸度检查**

取本品 0.50g，加水 20mL 溶解后，依法测定（通则 0631），pH 值应为 2.8～3.3。

**2. 溶液的澄清度与颜色**

取本品 1.0g，加水 10mL 溶解后，溶液应澄清无色；如显色，与对照液（取比色用重铬酸钾液 0.1mL，加水适量使成 10mL）比较，不得更深。

**3. 硫酸盐检查**

取本品 2.0g，依法检查（通则 0802），与标准硫酸钾溶液 2.0mL 制成的对照液比较，不得更浓（0.01%）。

**4. 硝酸盐检查**

维生素 $B_1$ 在合成过程中需使用硝酸盐，所以对其进行检查。

取本品 1.0g，加水溶解并稀释至 100mL，取 1.0mL，加水 4.0mL 与 10%氯化钠溶液 0.5mL，摇匀，精密加稀靛胭脂试液〔取靛胭脂试液，加等量的水稀释。临用前，量取本液 1.0mL，用水稀释至 50mL，照紫外-可见分光光度法（通则 0401），在 610nm 的波长处测定，吸光度应为 0.3～0.4〕1mL，摇匀，沿管壁缓缓加硫酸 5.0mL，立即缓缓振摇 1min，放置 10min，与标准硝酸钾溶液（精密称取在 105℃ 干燥至恒重的硝酸钾 81.5mg，置 50mL 量瓶中，加水溶解并稀释至刻度，摇匀，精密量取 5mL，置 100mL 量瓶中，用水稀释至刻度，摇匀。每 1mL 相当于 50μg 的 $NO_3$）0.50mL 用同法制成的对照液比较，不得更浅（0.25%）。

**5. 有关物质检查**

维生素 $B_1$ 原料及其制剂均采用高效液相色谱法进行有关物质的检查。

取本品适量，精密称定，用流动相稀释制成每 1mL 中含维生素 $B_1$ 1mg 的溶液，作为供试品溶液；精密量取供试品溶液 1mL，置 100mL 容量瓶中，用流动相稀释至刻度，摇匀，作为对照溶液。照高效液相色谱法（通则 0512）试验，用十八烷基硅烷键合硅胶为填充剂；以甲醇-乙腈-0.02mol/L 庚烷磺酸钠溶液（含 1%三乙胺，用磷酸调 pH 至 5.5）（9：9：82）为流动相，检测波长为 254nm，理论板数按维生素 $B_1$ 计算不低于 2000，主峰与相邻峰的分离度应符合要求。精密量取供试品溶液与对照溶液各 20μL，分别注入液相色谱仪，记录色谱图至主峰保留时间的 3 倍。限度：供试品溶液色谱图如有杂质峰，各杂质峰面积的和不得大于对照溶液主峰面积 0.5 倍（0.5%）。

**6. 铁盐检查**

取本品 1.0g，加水 25mL 溶解后，依法检查（通则 0807），与标准铁溶液 2.0mL 制成的对照液比较，不得更深（0.002%）。

**7. 总氯量**

取本品约 0.2g，精密称定，加水 20mL 溶解后，加稀醋酸 2mL 与溴酚蓝指示液 8～10 滴，用硝酸银滴定液（0.1mol/L）滴定至显蓝紫色。每 1mL 硝酸银滴定液（0.1mol/L）相当于 3.54mg 的氯（Cl）。按干燥品计算，含总氯量应为 20.6%～21.2%。

### 三、含量测定

#### （一）维生素 $B_1$ 原料药的含量测定

维生素 $B_1$ 分子结构中含有两个碱性基团，即氨基和季铵基团，在非水溶液中，均可被高氯酸滴定，反应系数比为 $1:2$，根据消耗的高氯酸的量，计算其含量，以电位法指示滴定终点。《中国药典》（2020 年版）规定采用电位滴定法测定维生素 $B_1$ 的含量。

测定方法：取本品约 $0.12g$，精密称定，加冰醋酸 $20mL$ 微热使溶解后，放冷，加醋酐 $30mL$，照电位滴定法（通则 0701），用高氯酸滴定液（$0.1mol/L$）滴定，并将滴定的结果用空白试验校正。每 $1mL$ 高氯酸滴定液（$0.1mol/L$）相当于 $16.86mg$ 的 $C_{12}H_{17}ClN_4OS \cdot HCl$。

含量计算：

$$含量(\%) = \frac{(V - V_0) \times F \times T \times 10^{-3}}{W}$$

式中，$V$ 为滴定消耗高氯酸滴定液的体积，$mL$；$T$ 为滴定度，$mg/mL$；$V_0$ 为空白试验消耗高氯酸滴定液的体积，$mL$；$W$ 为供试品的取样量，$g$；$F$ 为高氯酸滴定液的浓度校正因子。

### 拓展链接

#### 电位滴定法

电位滴定法是容量分析法中用以确定终点或核对指示剂变色域的方法。电位滴定法是在滴定过程中，通过测量电位变化以确定滴定终点的方法。在滴定到达终点前后，滴定液中的待测离子浓度往往连续变化 $n$ 个数量级，引起电位的突跃，被测成分的含量通过消耗滴定剂的量来计算。

电位滴定法选用两支不同的电极。一支为指示电极，另一支为参比电极。在到达滴定终点时，被分析成分的离子浓度的急剧变化引起指示电极的电位突然变化，此转折点称为突跃点。可用于弱酸性和弱碱性药物及其盐类的含量测定。

仪器装置（图 10-1）：电位滴定可用电位滴定仪、酸度计或电位差计。

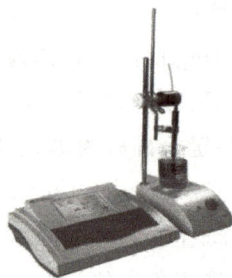

**图 10-1　电位滴定装置**

### 实例解析

#### 维生素 $B_1$ 原料药的含量测定

精密称取本品 $0.1204g$，照电位滴定法，用高氯酸滴定液（$0.1001mol/L$）滴定至溶液显天蓝色，消耗滴定液 $7.10mL$，并将滴定的结果用空白试验校正，消耗体积为 $0.02mL$。

1mL 高氯酸滴定液（0.1mol/L）相当于 16.86mg 的 $C_{12}H_{17}ClN_4OS \cdot HCl$。已知高氯酸滴定液（0.1mol/L）的浓度校正因子为 1.005。《中国药典》（2020 年版）规定：本品按干燥品计算，含 $C_{12}H_{17}ClN_4OS \cdot HCl$ 不得少于 99.0%。本品含量测定结果是否符合规定？

解析：

$$含量(\%) = \frac{(V-V_0) \times F \times T \times 10^{-3}}{W}$$

$$= \frac{(7.10-0.02) \times 1.005 \times 16.86 \times 10^{-3}}{0.1204}$$

$$= 99.6\%$$

因为 99.6%＞99.0%，所以本品含量符合规定。

### （二）维生素 $B_1$ 片和注射液的含量测定

维生素 $B_1$ 分子结构中具有共轭双键，对紫外光有吸收，可在 246nm 波长处测定吸光度，进行含量测定。《中国药典》（2020 年版）规定维生素 $B_1$ 片和注射液均采用紫外-可见分光光度法（通则 0401）测定。

**1. 维生素 $B_1$ 片的含量测定**

测定方法：取维生素 $B_1$ 片 20 片，精密称定，研细，精密称取适量（约相当于维生素 $B_1$ 25mg），置 100mL 容量瓶中，加盐酸溶液（9→1000）约 70mL，振摇 15min 使维生素 $B_1$ 溶解，用盐酸溶液（9→1000）稀释至刻度，摇匀，用干燥滤纸过滤，精密量取滤液 5mL，置另一个 100mL 容量瓶中，再加盐酸溶液（9→1000）稀释至刻度，在 246nm 波长处测定吸光度，按 $C_{12}H_{17}ClN_4OS \cdot HCl$ 的吸收系数（$E_{1cm}^{1\%}$）为 421 计算，即得。《中国药典》（2020 年版）规定：本品含维生素 $B_1$（$C_{12}H_{17}ClN_4OS \cdot HCl$）应为标示量的 90.0%～110.0%。

含量计算：

$$标示量的百分含量(\%) = \frac{\dfrac{A}{E_{1cm}^{1\%}} \times \dfrac{1}{100} \times V \times D \times \overline{W}}{W \times S}$$

式中，$A$ 为供试品溶液的吸光度；$W$ 为供试品取样量，g；$D$ 为供试品的稀释倍数；$V$ 为供试品初次配制的体积，mL；$E_{1cm}^{1\%}$ 为供试品的百分吸收系数；$\overline{W}$ 为平均片重，g；$S$ 为片剂的标示量，g。

**课堂互动**

维生素 $B_1$ 原料药与片剂的含量测定方法一致吗？为什么？

**2. 维生素 $B_1$ 注射液的含量测定**

测定方法：精密量取本品适量（约相当于维生素 $B_1$ 50mg），置 200mL 量瓶中，用水稀释至刻度，摇匀，精密量取 5mL，置 100mL 量瓶中，用盐酸溶液（9→1000）稀释至刻度，摇匀，配成供试品溶液。取供试品溶液，照紫外-可见分光光度法（通则0401），在 246nm 的波长处测定吸光度，按 $C_{12}H_{17}ClN_4OS \cdot HCl$ 的吸收系数（$E_{1cm}^{1\%}$）为 421 计算，即得。含维生素 $B_1$（$C_{12}H_{17}ClN_4OS \cdot HCl$）应为标示量的 93.0%～107.0%。

含量计算：

$$标示量的百分含量（\%）= \frac{\dfrac{A}{E_{1cm}^{1\%}} \times \dfrac{1}{100} \times V \times D \times 每支容量}{W \times S}$$

### 练习测试 >>>

**一、A 型题（最佳选择题） 每题只有一个最佳答案**

1. 具有硫色素反应的药物为（    ）。
A. 维生素 $B_1$      B. 阿托品      C. 硫酸奎宁      D. 异烟肼      E. 链霉素
2. 《中国药典》（2020 年版）收载的维生素 $B_1$ 原料药的含量测定方法是（    ）。
A. 碘量法      B. 酸性染料比色法      C. 双向滴定法
D. 酸碱滴定法      E. 电位滴定法
3. 电位滴定法测定维生素 $B_1$ 时，维生素 $B_1$ 与高氯酸的摩尔比是（    ）。
A. 1∶5      B. 1∶4      C. 1∶3      D. 1∶2      E. 1∶1
4. 关于维生素 $B_1$ 的叙述，不正确的是（    ）。
A. 维生素 $B_1$ 在酸性下显蓝色荧光      B. 硫色素反应是维生素 $B_1$ 的特征反应
C. 分子中具有嘧啶环            D. 分子中具有噻唑环

**二、计算题**

取维生素 $B_1$ 注射液（规格 2mL∶100mg）1mL，置 200mL 容量瓶中，加水稀释至刻度，摇匀，精密量取 5mL，置于 100mL 容量瓶中，加盐酸溶液（9→1000）稀释至刻度，照紫外-可见分光光度法，在 246nm 的波长处测定吸光度为 0.522，按 $C_{12}H_{17}ClN_4OS \cdot HCl$ 的吸收系数（$E_{1cm}^{1\%}$）为 421 计算，本品含量测定是否符合规定？《中国药典》（2020 年版）规定：维生素 $B_1$（$C_{12}H_{17}ClN_4OS \cdot HCl$）应为标示量的 93.0%～107.0%。

# 第三节 维生素 C 药物的分析

## 一、典型药物结构及理化性质

维生素 C 又称抗坏血酸，在化学结构上和糖类十分相似，有四种旋光异构体，其中以 L-构型右旋体的生物活性最强。《中国药典》（2020 年版）收载有维生素 C 原料药及其片剂、泡腾片、泡腾颗粒、颗粒剂和注射剂。

维生素 C 分子中具有与羰基共轭的烯二醇结构和内酯环，化学性质极为活泼，且有两个手性碳原子，因此具有旋光性。维生素 C 结构式如下：

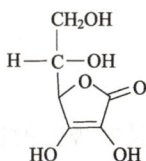

维生素 C 主要理化性质如下。

**1. 性状及溶解性**

本品为白色结晶或结晶性粉末；无臭，味酸；久置色渐变微黄。在水中易溶，水溶液显酸性反应，在乙醇中略溶，在三氯甲烷或乙醚中不溶。

**2. 旋光性**

分子中有两个手性碳原子，因而具有旋光性。本品的 0.10g/mL 的水溶液，比旋度为 $+20.5°\sim+21.5°$。

**3. 熔点**

本品的熔点（通则 0612）为 190～192℃，熔融时同时分解。

**4. 糖类的性质**

维生素 C 结构与糖类类似，具有糖类性质。分子结构中的烯二醇具有极强的还原性，易被氧化为二酮基而成为去氢维生素 C，加氢氢化又可还原为维生素 C。去氢维生素 C 在碱性溶液或强酸性溶液中，可进一步水解生成为二酮古罗糖酸而失去活性。

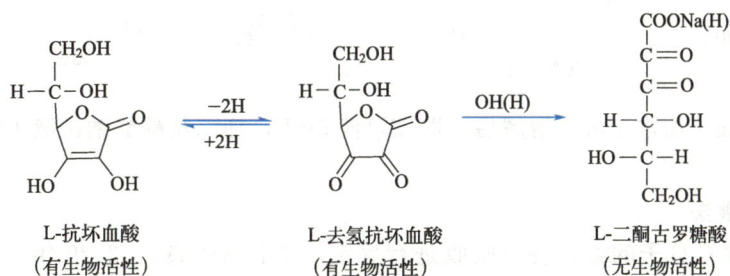

**5. 酸性**

维生素 C 分子中具有烯二醇结构，C2-OH 由于形成分子内氢键，导致酸性极弱（$pK_{a_2}=11.5$）；C3-OH 酸性较强（$pK_{a_1}=4.17$）。故维生素 C 一般表现为一元酸，能与碳酸氢钠作用生成钠盐。

**6. 水解性**

维生素 C 分子中的内酯受到双键影响，变得较一般内酯稳定，但在强碱中，内酯环可水解，生成酮酸盐。

**7. 紫外吸收特性**

维生素 C 分子结构中具有共轭双键，在稀盐酸溶液中，在 243nm 波长处有最大吸收；若在中性或碱性条件下，则波长红移至 265nm。

## 二、鉴别和检查

### (一) 药物鉴别

#### 1. 与硝酸银反应

维生素 C 分子中有烯二醇的结构，具有极强的还原性，可被硝酸银氧化为去氢维生素 C，同时产生黑色银沉淀。

取本品 0.2g 加水 10mL 溶解后，取该溶液 5mL，加硝酸银试液 0.5mL，即生成银的黑色沉淀。

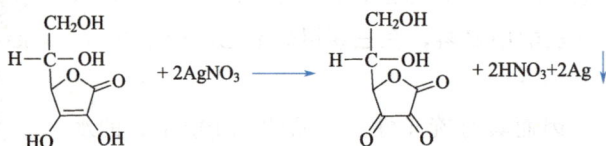

【动画】
维生素C鉴别——硝酸银反应

#### 2. 与 2,6-二氯靛酚反应

2,6-二氯靛酚是具有氧化性的染料，其氧化型在酸性介质中为玫瑰红色，碱性介质中为蓝色。当 2,6-二氯靛酚钠与维生素 C 作用后，被还原成无色的酚亚胺。

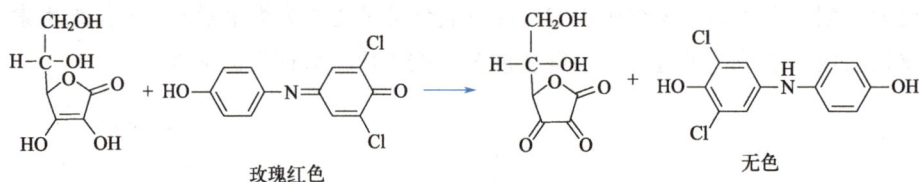

玫瑰红色　　　　　　　　　　　　无色

取本品 0.2g，加水 10mL 溶解后，取该溶液 5mL，加二氯靛酚钠试液 1～2 滴，试液的颜色即消失。

#### 3. 红外光谱法

利用维生素 C 分子的红外特征吸收进行鉴定，《中国药典》（2020 年版）中维生素 C 原料药采用此法进行鉴别，本品的红外吸收谱图应与对照的图谱（光谱集 450 图）一致。

#### 4. 薄层色谱法

《中国药典》（2020 年版）中维生素 C 的制剂均采用薄层色谱法鉴别。例如，维生素 C 片的鉴别方法为：照薄层色谱法（通则 0502）试验。

【动画】
维生素C鉴别——2,6-二氯靛酚反应

色谱条件：采用硅胶 $GF_{254}$ 薄层板，以乙酸乙酯-乙醇-水（5∶4∶1）为展开剂。

测定方法：取本品的细粉适量（约相当于维生素 C 10mg），加水 10mL，振摇使维生素 C 溶解，滤过，取滤液作为供试品溶液；另取维生素 C 对照品适量，加水溶解并稀释成 1mL 中约含 1mg 的溶液，作为对照品溶液；吸取供试品溶液与对照品溶液各 2μL，分别点于同一薄层板上，展开，晾干，立即（1 小时内）置紫外光灯（254nm）下检视。

结果判定：供试品溶液所显主斑点的颜色和位置应与对照品溶液的主斑点相同。

#### （二）杂质检查

**1. 溶液澄清度与颜色的检查**

维生素 C 及其制剂性质不稳定，久置颜色逐渐变黄，尤其在水溶液中更易变质，当有微量的铁、铜离子存在时，可加速其颜色变化。维生素 C 的水溶液在高于或低于 pH5～6 时，受外界因素如空气中的氧、紫外线和温度等影响，分子内的内酯可发生水解，进一步脱羧，生成糠醛并发生聚合而显示颜色，所生成的有色杂质在 420nm 处有紫外吸收，而维生素 C 在此波长无吸收。因此，《中国药典》（2020 年版）通过对测定吸光度对其进行检查。维生素 C 原料药及其制剂溶液澄清度与颜色的检查见表 10-5。

**表 10-5 维生素 C 原料药及其制剂溶液澄清度与颜色的检查**

| 药品 | 浓度/(mg/mL) | 波长/nm | 吸光度限量 |
| --- | --- | --- | --- |
| 维生素 C 原料药 | 200① | 420 | 0.03 |
| 维生素片 | 50 | 440 | 0.07 |
| 维生素注射液 | 50 | 420 | 0.06 |

① 维生素 C 原料药过滤前浓度。

> **课堂互动**
>
> 维生素 C 原料药及其片剂、注射剂，均应检查溶液的颜色。同学们可以自己动手查阅《中国药典》（2020 年版）对比总结维生素 C 原料药及其制剂溶液澄清度与颜色的检查方法的异同。

**2. 草酸**

草酸是维生素 C 的代谢产物之一，能与某些金属离子作用生成沉淀，可通过比浊法测定草酸的含量。

取本品 0.25g，加水 4.5mL，振摇使维生素 C 溶解，加氢氧化钠试液 0.5mL、稀醋酸 1mL 与氯化钙试液 0.5mL，摇匀，放置 1 小时，作为供试品溶液；另精密称取草酸 75mg，置 500mL 量瓶中，加水溶解并稀释至刻度，摇匀，精密量取 5mL，加稀醋酸 1mL 与氯化钙试液 0.5mL，摇匀，放置 1 小时，作为对照溶液。供试品溶液产生的浑浊不得浓于对照溶液（0.3%）。

**3. 铁离子的检查**

取本品 5.0g 两份，分别置 25mL 的容量瓶中，一份中加 0.1mol/L 硝酸溶液溶解并稀释至刻度，摇匀，作为供试品溶液（B）；另一份中加标准铁溶液（精密称取硫酸铁铵 863mg，置 1000mL 容量瓶中，加 1mol/L 硫酸溶液 25mL，用水稀释至刻度，摇匀，精密量取 10mL，置 100mL 容量瓶中，用水稀释至刻度，摇匀）1.0mL，加 0.1mol/L 硝酸溶液溶解并稀释至刻度，摇匀，作为对照溶液（A）。照原子吸收分光光度法（通则 0406），在 248.3nm 的波长处分别测定，供试溶液（B）测得吸光度为 $b$，对照溶液（A）测得吸光度为 $a$，则（$a-b$）为标准铁的吸收。A 和 B 溶液测得吸光度应符合规定要求 $b<(a-b)$。

**4. 铜离子的检查**

取本品 2.0g 两份，分别置 25mL 量瓶中，一份中加 0.1mol/L 硝酸溶液溶解并稀释至刻度，摇匀，作为供试品溶液（B）。另一份中加标准铜溶液（精密称取硫酸铜393mg，置1000mL容量瓶中，加水溶解并稀释至刻度，摇匀，精密量取10mL，置100mL容量瓶中，加水稀释至刻度，摇匀）1.0mL，加0.1mol/L硝酸溶液溶解并稀释至刻度，摇匀，作为对照溶液（A）。照原子吸收分光光度法（通则0406），在324.8nm的波长处分别测定，应符合规定（要求同上）。

## 三、含量测定

利用维生素C具有强还原性，进行含量测定的方法有很多：碘量法、2,6-二氯靛酚法、碘酸钾法、铈量法、溴酸钾法、铁氰化钾法等，其他还有比色法、紫外分光光度法、荧光法及高效液相色谱法等。《中国药典》（2020年版）采用碘量法测定维生素C原料药、片剂、泡腾片、注射剂、颗粒的含量。

维生素C具有强的还原性，在稀醋酸溶液中，可被碘定量氧化，以淀粉为指示剂，终点溶液显蓝色。根据碘滴定液消耗的体积，可计算出维生素C的含量。

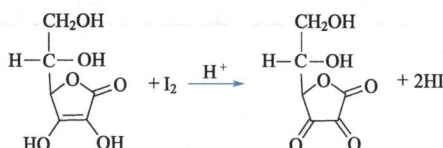

测定方法：取本品约0.2g，精密称定，加新沸过的冷水100mL与稀醋酸10mL使溶解，加淀粉指示液1mL，立即用碘滴定液（0.05mol/L）滴定，至溶液显蓝色并在30s内不褪色。每1mL碘滴定液（0.05mol/L）相当于8.806mg的$C_6H_8O_6$。

含量计算：

$$含量(\%)=\frac{V \times T \times F}{W}$$

式中，$V$为供试品消耗滴定液的体积，mL；$F$为滴定浓度校正因子（$F=c_实/c_理$）；$T$为1mL滴定液相当于被测组分的质量（即滴定度），g/mL或mg/mL；$W$为称取供试品的质量，g。

**注意事项：**

① 滴定时应加入10mL稀乙酸，在酸性介质中进行。因为在酸性介质中维生素C在滴定时受空气中氧的氧化速度减慢，但供试品溶于稀乙酸后仍需立即进行滴定，以减少空气中氧的干扰。

② 加新沸过的冷水是为了减少水中溶解氧对滴定的影响。

---

拓展链接

### 2,6-二氯靛酚滴定法测定维生素C片剂及口服液的含量

维生素C具有强还原性，可使作为指示剂的染料，从氧化型转变为还原型，从而发生显著的颜色改变。如2,6-二氯靛酚的氧化型在酸性中显红色，还原型为无色。滴定时2,6-二氯靛酚与维生素C定量发生氧化还原反应，终点前溶液为无色，终点时，2,6-二氯

靛酚稍过量（一滴）即可使溶液显玫瑰红色，无须另加指示剂，采用自身指示剂法指示终点。

测定方法：精密量取本品适量（约相当于维生素 C 50mg）置 100mL 量瓶中，加偏磷酸-醋酸试液 20mL，用水稀释至刻度，摇匀。精密量取适量（约相当于维生素 C 2mg）置 50mL 锥形瓶中，加偏磷酸-醋酸试液 5mL，用 2,6-二氯靛酚滴定液滴定至溶液显玫瑰红色，并持续 5s 不褪。另取偏磷酸-醋酸试液 5.5mL，加水 15mL，作为空白，用 2,6-二氯靛酚滴定液滴定，以进行校正。

**注意事项：**

① 还原性物质对测定有干扰，但维生素 C 较干扰物质的氧化速度快，故应快速滴定以减少干扰物质的影响，同时也减少了滴定过程中维生素 C 受空气的氧化破坏。

② 2,6-二氯靛酚滴定液贮存时易缓缓分解，故须临用前配制并标定。

③ 本法的专属性较强，可用于含维生素 C 的制剂及食品中维生素 C 的分析。

### ➡️ 思想加油站

#### 中企强势突围，成为维生素 C 生产大国

维生素 C 又叫作 L-抗坏血酸，有助于改善机体免疫系统的功能，是维持人类健康生活不可或缺的物质。

1928 年，匈牙利化学家圣捷尔吉首次提取出维生素 C 这种物质。

1933 年瑞士化学家莱希施特发明维生素 C 的工业化生产方法——"莱氏法"。

中国科技人员另辟蹊径，用生物氧化来代替化学氧化，在不断试错、改进之后，终于打破西方技术垄断，研发出生产成本更低的"二步发酵法"。该工艺在 1983 年获得了国家科技发明二等奖。其优点在于大大减少化工原料污染，改善工人劳动条件，缩短流程，并使生产成本明显降低。该工艺具有巨大的经济效益和社会效益，从而使我国一跃成为世界生产维生素 C 的大国。

### ✏️ 练习测试 >>>

**一、A 型题（最佳选择题） 每题只有一个最佳答案**

1.《中国药典》（2020 年版）用碘量法测定加有亚硫酸氢钠的维生素 C 注射液，在滴定前应加入（　　）。

  A. 丙酮　　　　　　B. 乙醇　　　　　C. 草酸　　　　　D. 盐酸　　　　　E. 氯化钠

2. 可与 2,6-二氯靛酚试液反应的药物是（　　）。

  A. 维生素 A　　　　B. 维生素 $B_1$　　C. 维生素 C　　　　D. 维生素 D　　　E. 维生素 E

3. 维生素 C 原料药及其制剂含量测定的方法是（　　）。

  A. 碘量法　　　　　　　　　B. 高锰酸钾法　　　　　　C. 薄层色谱法

  D. 原子吸收分光光度法　　E. 气相色谱法

4. 维生素 C 中铁、铜离子的检查采用（　　）。

A. 荧光分光光度法          B. 红外分光光度法

C. 原子吸收分光光度法       D. 紫外分光光度法

E. 气相色谱法

5. 下列（　　）不是维生素 C 的性质。

A. 水溶液显酸性　　B. 旋光性　　　C. 还原性　　　　D. 强氧化性　　　E. 水解性

二、计算题

取维生素 C 原料药 0.2058g，用碘滴定液（0.0502mol/L）滴定至终点时共用 23.18mL。按 1mL 碘滴定液（0.05mol/L）相当于 8.806mg 的 $C_6H_8O_6$ 计算，该原料药的含量为多少？

# 第十一章

# 抗生素类药物分析

❖ 知识目标
 1. 掌握 β-内酰胺类、氨基糖苷类和四环素类抗生素的结构、性质及与分析方法的关系。
 2. 熟悉 β-内酰胺类和氨基糖苷类药物的理化鉴别、特殊杂质检查和含量测定方法。
 3. 了解其他抗生素类药物结构和性质。

❖ 能力目标
 1. 能够根据 β-内酰胺类、氨基糖苷类和四环素类抗生素的结构特点，选择合适的鉴别方法。
 2. 能够运用药品质量标准进行抗生素的特殊杂质检查。
 3. 能够运用药品质量标准进行抗生素含量测定。

❖ 素质目标
 树立终身学习的理念，养成善于学习、勤于思考的习惯。强化健康中国建设观念。

## 【思维导图】

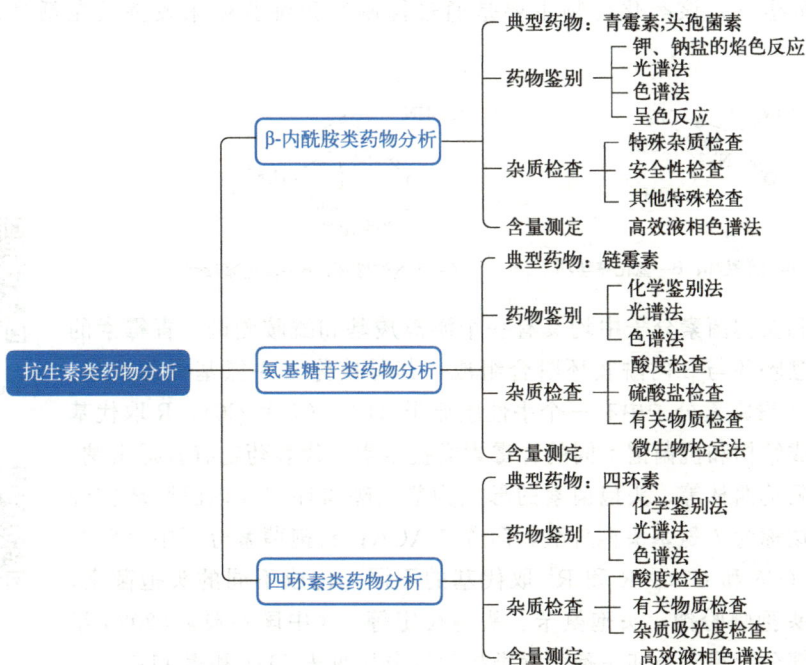

2021 年 3 月，经上海市食品药品检验所对标示为××××制药股份有限公司生产的批号为 200816 的注射用头孢呋辛钠进行检查，发现可见异物不符合规定。

问题：1. 可见异物属于哪一项检查？

2. 如何对案例中提到的药品进行可见异物检查？

抗生素是临床上常用的一类重要药物，主要由生物合成，经过发酵和提纯两步制得，也有少数是通过半合成或全合成制得。由于生物发酵的生产技术比较复杂、异物污染的可能性较大，虽然经过精制提纯，成品中仍不可避免含有杂质，如无机盐、脂肪、各种蛋白质及其降解产物，以及色素、热原、毒性物质等；此外大多数抗生素的性质不够稳定，分解后使疗效降低或失效，甚至引起毒副作用。为保证临床用药的安全和有效，根据抗生素的性质以及生产方法的特殊性和复杂性，各国药典均对抗生素类药物制定了严格的质量控制标准。《中国药典》（2020 年版）共收录近 300 个抗生素类原料药及其制剂品种。本章重点讨论 β-内酰胺类、氨基糖苷类和四环素类抗生素的分析。

## 第一节　β-内酰胺类药物分析

### 一、典型药物结构及理化性质

本类抗生素包括青霉素类和头孢菌类，由于其分子结构中均含有 β-内酰胺环，故统称为 β-内酰胺类抗生素。该类化合物主要是通过抑制细菌细胞壁来发挥抗菌活性。化学结构如下。

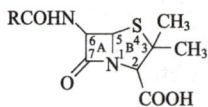

青霉素

A—β-内酰胺环；B—氢化噻唑环

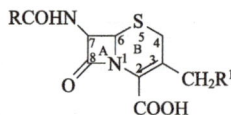

头孢菌素

A—β-内酰胺环；B—氢化噻嗪环

【动画】青霉素立体结构

【动画】头孢菌素立体结构

青霉素和头孢菌素分子中均具有一个游离羧基和酰胺侧链。青霉素的母核为氢化噻唑环与 β-内酰胺环骈合组成，其母核称为 6-氨基青霉烷酸，简称 6-APA；青霉素分子中有三个手性碳原子（C2、C5 和 C6），R 取代基的不同，构成结构和抗菌谱不同的青霉素类抗生素，代表药物有青霉素钠、氨苄西林、阿莫西林等。头孢菌素的母核为氢化噻嗪环与 β-内酰胺环骈合组成，其母核称为 7-氨基头孢烷酸，简称 7-ACA；头孢菌素分子中有两个手性碳原子（C6 和 C7）。R 和 $R^1$ 取代基的不同，构成不同的头孢菌素，代表药物有头孢噻吩钠、头孢氨苄、头孢拉定等。《中国药典》（2020 年版）收录的部分青霉素类和头孢菌素类抗生素分别见表 11-1 和表 11-2。

表 11-1　《中国药典》（2020 年版）收录的部分青霉素类抗生素

青霉素

| 药物名称 | R | R¹ |
|---|---|---|
| 青霉素钠 | （苄基） | Na |
| 阿莫西林 | HO-苯基-CH(NH₂)- | H |
| 阿莫西林钠 | HO-苯基-CH(NH₂)- | Na |
| 氨苄西林 | 苯基-CH(NH₂)- | H |
| 苯唑西林钠 | 3-苯基-5-甲基异噁唑基 | Na |
| 羧苄西林钠 | NaOOC-CH(苯基)- | Na |

表 11-2　《中国药典》（2020 年版）收录的部分头孢菌素类抗生素

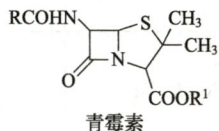

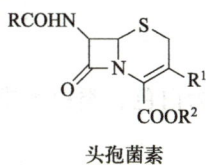

头孢菌素

| 药物名称 | R | R¹ | R² |
|---|---|---|---|
| 头孢拉定 | 环己二烯基-CH(NH₂)- | $CH_3$ | H |
| 头孢羟氨苄 | HO-苯基-CH(NH₂)- | $CH_3$ | H |
| 头孢噻吩钠 | 噻吩基-CH₂- | $CH_2OOCCH_3$ | Na |

| 药物名称 | R | R¹ | R² |
|---|---|---|---|
| 头孢噻肟钠 | (2-氨基噻唑基，=N—OCH₃肟结构) | CH₂—O—C(=O)—CH₃ | Na |
| 头孢地尼 | (2-氨基噻唑基，=N—OH肟结构) | —CH=CH₂ | H |
| 头孢丙烯 | (对羟基苯基—CH(NH₂)—) | —CH=CH—CH₃ | H |
| 头孢曲松钠 | (2-氨基噻唑基，=N—O—CH₃肟结构) | —CH₂—S—(三嗪环，O、ONa、N—CH₃) | Na |
| 头孢呋辛酯 | (呋喃基，=N—OCH₃肟结构) | —CH₂—O—C(=O)—NH₂ | CH₃—CH—O—C(=O)—CH₃ |
| 头孢克肟 | (2-氨基噻唑基，=N—O—CH₂—COOH肟结构) | —CH=CH₂ | H |

β-内酰胺类药物的主要性质如下。

**1. 性状**

青霉素类和头孢菌素类抗生素均为白色、类白色或微黄色结晶性粉末。

**2. 酸性及溶解性**

青霉素类和头孢菌素类抗生素分子中的游离羧基具有较强的酸性，大多数青霉素类化合物的 $pK_a$ 值在 $2.5\sim2.8$，能与无机碱或某些有机碱作用成盐，如青霉素钠（钾）、氨苄西林钠等，其碱金属盐易溶于水，青霉素的碱金属盐水溶液遇酸则析出游离酸的白色沉淀；其有机碱盐难溶于水，易溶于甲醇等有机溶剂。

**3. 旋光性**

青霉素类和头孢菌素类抗生素的母核中均含有手性碳原子（青霉素类有 3 个手性碳，头孢菌素类有 2 个手性碳），都具有旋光性。利用这一特点，可对这两类药物进行定性和定量分析。如阿莫西林比旋度为 $+290°$ 至 $+315°$，头孢氨苄比旋度为 $+149°$ 至 $+158°$。

**4. β-内酰胺环的不稳定性**

β-内酰胺环是本类抗生素的活性中心，也是结构中最不稳定的部分。干燥条件下，青霉素和头孢菌素较稳定，在室温下可密封保存三年以上。但其水溶液不稳定，与酸、碱、青霉素酶、羟胺及某些金属离子（铜、铅、汞、银）等作用时，易发生水解和分子重排，导致 β-

内酰胺环破坏而失去抗菌活性。

头孢菌素类水溶液于 25℃ 放置 24h 约损失活性 8%，遇酸、碱、β-内酰胺酶、胺类（包括胺、氨基酸、羟胺等）均能促使供试品降解。与青霉素相比，头孢菌素较不易发生开环反应，对青霉素酶和稀酸比较稳定。

**课堂互动**

青霉素的 β-内酰胺环被破坏，主要发生哪些降解反应？

### 5. 紫外吸收

青霉素类药物分子中的母核无紫外吸收，但其侧链酰胺基团上 R 基如具有苯环或共轭系统，则有紫外吸收特性。如青霉素钾（钠）的 R 为苄基，其水溶液在 264nm 波长处具有较强吸收。头孢菌素由于母核部分具有 $O{=}C{-}N{-}C{=}C$ 共轭结构，故有紫外吸收，如头孢呋辛水溶液在 274nm 处有最大吸收。

**拓展链接**

**青霉素的发现**

1928 年，英国细菌学家弗莱明发现青霉菌能分泌一种物质杀死细菌，他将这种物质命名为"青霉素"。

1929 年，弗莱明发表了他的论文，但这篇论文发表后没有受到科学界的重视。

1940 年冬，德国化学家钱恩提炼出了一点点青霉素，但离临床应用还差得很远。

1941 年，澳大利亚病理学家弗洛里使青霉素的产量从 $2U/cm^3$ 提高到了 $40U/cm^3$。

研究发现，生长在烂甜瓜表面的菌种最好；用玉米粉调配的培育液最利于繁殖；在 24℃ 的温度下最利于大量生产。青霉素终于大批量生产起来，成为一种价格便宜的特效药物。

1945 年，弗莱明和弗洛里、钱恩共享了诺贝尔生理学或医学奖。

有人在评论青霉素的发现时说：弗莱明发现青霉素可以说是既偶然又幸运。然而这与弗莱明的苦心寻找、细致的工作是分不开的。正如法国著名微生物学家巴斯德所说：在观察的领域中，机遇只偏爱那种有准备的头脑。

## 二、鉴别和检查

### （一）药物鉴别

#### 1. 钾、钠盐的焰色反应

青霉素类和头孢菌素类药物多是制成钾盐或钠盐供临床使用，因而可利用其焰色反应进行鉴别。钾盐在无色火焰中燃烧，火焰即显紫色，若有少量钠盐混存时，须隔蓝色钴玻璃透视辨认。钠盐在无色火焰中燃烧，火焰即显鲜黄色。钾、钠盐的焰色反应收录在《中国药典》（2020 年版）通则 0301。

**2. 光谱法**

（1）紫外-可见分光光度法　本类药物的紫外-可见光谱鉴别法主要是采用最大吸收波长鉴别法。将供试品配成适当浓度的水溶液，直接采用紫外-可见分光光度法检测，根据其吸收光谱的最大吸收波长进行鉴别。

头孢唑林钠加水溶解并定量稀释至每 1mL 约含 $16\mu g$ 的溶液，照紫外-可见分光光度法（通则 0401），在 272nm 的波长处有最大吸收。

（2）红外吸收光谱法　红外吸收光谱反映了分子的结构特征，β-内酰胺环的环张力，导致环中羟基具有较高的伸缩振动频率（$1815\sim1770cm^{-1}$）。β-内酰胺类抗生素基本都有这样的特征红外吸收光谱，专属性强，可以采用本法进行鉴别。

头孢拉定用此法鉴别：加甲醇适量使头孢拉定溶解，于室温挥发至干，取残渣照红外分光光度法（通则 0402）测定，本品的红外光吸收图谱应与对照的图谱（光谱集 722 图）一致。

**3. 色谱法**

《中国药典》（2020 年版）采用薄层色谱法和高效液相色谱法对 β-内酰胺类抗生素进行鉴别。

（1）薄层色谱法　通过比较供试品溶液所显主斑点与对照品溶液主斑点的位置和颜色是否一致。《中国药典》（2020 年版）采用薄层色谱法鉴别阿莫西林、氨苄西林、头孢拉定、头孢克洛等。

如头孢拉定的鉴别：取本品适量，加水溶解并稀释制成每 1mL 中约含 6mg 的溶液，作为供试品溶液；取头孢拉定对照品适量，加水溶解并稀释制成每 1mL 中约含 6mg 的溶液，作为对照品溶液。硅胶 G 薄层板经 105℃活化后，置 5%（mL/mL）正十四烷的正己烷溶液中，展开至薄层板的顶部，晾干，以 0.1mol/L 枸橼酸溶液－0.2mol/L 磷酸氢二钠溶液-丙酮（60：40：1.5）为展开剂。吸取供试品溶液与对照品溶液各 $5\mu L$，分别点于同一薄层板上，展开，取出，于 105℃加热 5min，立即喷以显色剂（用展开剂制成的 0.1%茚三酮溶液），在 105℃加热 15 分钟后，检视，供试品溶液所显主斑点的位置和颜色应与对照品溶液所显主斑点的位置和颜色相同。此鉴别试验收载于《中国药典》（2020 年版）。

（2）高效液相色谱法　通过比较供试品与对照品色谱行为的一致性进行鉴别。在含量测定项下的高效液相色谱图中，通过比较供试品溶液和对照品溶液主峰的保留时间（$t_R$）应一致。《中国药典》（2020 年版）采用高效液相色谱法测定青霉素 V 钾、青霉素钠、头孢氨苄、头孢他啶、头孢克肟、头孢丙烯、头孢呋辛酯等。

**4. 呈色反应**

（1）羟肟酸铁反应　青霉素和头孢菌素在碱性介质中与羟胺作用，β-内酰胺环被破坏，生成羟肟酸；调 pH 为酸性，加入高铁离子与羟肟酸络合，不同的青霉素和头孢菌素的配合物显示不同的颜色，反应式如下：

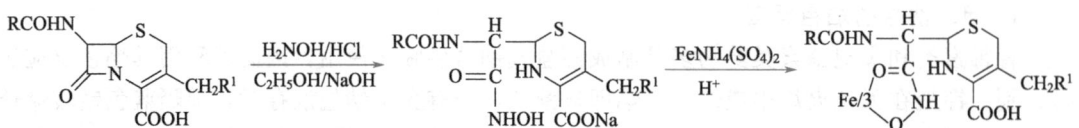

《中国药典》（2020 年版）采用该反应鉴别哌拉西林、头孢哌酮和拉氧头孢钠等药物，

哌拉西林和头孢哌酮显红棕色，拉氧头孢钠显棕褐色。

取哌拉西林 10mg，加水 2mL 与盐酸羟胺溶液［取 34.8% 盐酸羟胺溶液 1 份、醋酸钠-氢氧化钠溶液（取醋酸钠 10.3g 与氢氧化钠 86.5g，加水溶解使成 1000mL）1 份与乙醇 4 份，混匀］3mL，振摇溶解后，放置 5 分钟，加酸性硫酸铁铵试液 1mL，摇匀，显红棕色。

（2）三氯化铁反应　利用 R 或 R$^1$ 基团的官能团反应，可以对一些特定的抗生素进行鉴别。如头孢羟氨苄 7 位侧链含有酚基时，能与三氯化铁发生显色反应，显棕黄色。

取头孢羟氨苄适量，加水适量，超声使溶解并稀释制成每 1mL 中约含 12.5mg 的溶液，取溶液 1mL，加三氯化铁试液 3 滴，即显棕黄色。

（3）类似于肽键的反应　本类药物含有类似肽键（—CONH—）结构，一些结构中含有 $\alpha$-氨基酸结构，可产生双缩脲和茚三酮反应。

### （二）杂质检查

$\beta$-内酰胺类抗生素生产工艺复杂，不易控制，易引入多种杂质。$\beta$-内酰胺类抗生素结构复杂，本身也不稳定，易产生高分子聚合物、降解杂质、异构体等多种杂质。因此，$\beta$-内酰胺类抗生素需进行残留溶剂、水分、炽灼残渣、重金属、可见异物、不溶性微粒、细菌内毒素、无菌等常规检查和安全性检查，还需进行高分子聚合物、有关物质、异构体等特殊杂质检查，个别药物还需进行结晶性、抽针试验、吸碘物质等有效性检查。

**1. 特殊杂质检查**

（1）高分子聚合物检查　临床应用青霉素时，需进行皮试，以避免发生严重过敏反应。经过研究证明，引发 $\beta$-内酰胺抗生素过敏反应的是其高分子聚合物。高分子聚合物是分子量大于药物分子的杂质总称，按其来源可分为外源性杂质和内源性杂质（药物自身聚合物）。外源性杂质一般来源于发酵工艺，随着生产工艺改进和优化，外源性杂质日趋减少。因此，内源性杂质的控制已成为抗生素类药物的质量控制的重点。《中国药典》（2020 年版）采用分子排阻色谱法（通则 0514）测定高分子聚合物杂质，固定相为葡聚糖凝胶 G-10，采用自身对照外标法检查阿莫西林、青霉素 V 钾、头孢他啶、头孢噻肟钠、头孢曲松钠等药品的高分子聚合物。

阿莫西林聚合物的检查方法：照分子排阻色谱法（通则 0514）测定。临用新制。

色谱条件：用葡聚糖凝胶 G-10（40～120$\mu$m）为填充剂；玻璃柱内径 1.0～1.4cm，柱长 30～40cm；以 pH 8.0 的 0.05mol/L 磷酸盐缓冲液［0.05mol/L 磷酸氢二钠溶液—0.05mol/L 磷酸二氢钠溶液（95：5）］为流动相 A，以水为流动相 B；流速为 1.5mL/min；检测波长为 254nm；进样体积 100～200$\mu$L。

系统适用性试验：取本品约 0.2g，精密称定，置 10mL 量瓶中，加 2% 无水碳酸钠溶液 4mL 使溶解，用水稀释至刻度，摇匀，作为供试品溶液；取青霉素对照品适量，精密称定，加水溶解并定量稀释制成每 1mL 中约含 0.2mg 的溶液，作为对照溶液；取蓝色葡聚糖 2000 适量，加水溶解并稀释制成每 1mL 中约含 0.2mg 的溶液，作为系统适用性溶液（1）；称取阿莫西林约 0.2g，置 10mL 量瓶中，加 2% 无水碳酸钠溶液 4mL 使溶解后，用 0.3mg/mL 的蓝色葡聚糖 2000 溶液稀释至刻度，摇匀，作为系统适用性溶液（2）。量取系统适用性溶液（1）100～200$\mu$L，注入液相色谱仪中，分别以流动相 A 与流动相 B 为流动相进行测定，记录色谱图，按蓝色葡聚糖 2000 峰计算，理论板数均不低于 500，拖尾因子均应小于 2.0，蓝色葡聚糖 2000 的保留时间比值应在 0.93～1.07 之间。量取系统适用性溶液（2）100～200$\mu$L，注入液相色谱仪中，以流动相 A 为流动相进行测定，记录色谱图，高聚体的峰高与单体和高聚体之间的谷高比应大于 2.0。对照溶液色谱图中主峰与供试品溶液色谱图中聚合物峰，与相应色谱系统中蓝色葡聚糖 2000 峰的保留时间的比值均应在 0.93～1.07 之间。以流动相 B 为流动相，精密量取对照溶液连续进样 5 次，峰面积的相对标准偏差应不大于 5.0%。

测定法：以流动相 A 为流动相，精密量取供试品溶液，注入液相色谱仪，记录色谱图；以流动相 B 为流动相，精密量取对照溶液，注入液相色谱仪，记录色谱图。限度：外标法以青霉素峰面积计算，并乘以校正因子 0.1，阿莫西林聚合物的量不得过 0.15%。

### 拓展链接

#### 分子排阻色谱法

分子排阻色谱法是根据待测组分的分子大小进行分离的一种液相色谱技术。分子排阻色谱法的分离原理为凝胶色谱法的分子筛机制。色谱柱填充剂多为亲水硅胶、凝胶或经过修饰的凝胶，如葡聚糖凝胶（Sephadex）和琼脂糖凝胶（Sepharose）。这些填充剂表面分布着不同孔径尺寸的孔，药物分子进入色谱柱后，它们中的不同组分按其分子大小进入相应的孔内，大于所有孔径的分子不能进入填充剂颗粒内部，在色谱过程中不被保留，最早被流动相洗脱至柱外，保留时间较短；小于所有孔径的分子能自由进入填充剂表面的所有孔中，在色谱柱中的滞留时间较长，保留时间也较长；其余分子按分子大小依次被洗脱。

（2）有关物质和异构体的检查　β-内酰胺类药物多采用半合成方法制备，青霉素类和头孢菌素类分别由 6-APA、7-ACA 与相应侧链取代基结合而成，在制备中易引入原料和有关物质，也可能生成异构体。《中国药典》（2020 年版）对有关物质和异构体的检查均采用高效液相色谱法。

**2. 安全性检查**

（1）细菌内毒素的检查　细菌内毒素是革兰阴性菌细胞壁的组分，由脂多糖组成，具有致热性，引起血液粒细胞减少，激活凝血系统，血压下降，引起淋巴细胞有丝分裂等生物活性，是主要的热原物质。因此，细菌内毒素的控制是抗生素类药物质量控制的重要指标。细菌内毒素的量用内毒素单位（EU）表示。《中国药典》（2020 年版）采用鲎试剂测定药品细菌内毒素的含量，以判断供试品中细菌内毒素是否符合规定，以确保药品不因内毒素导致患病者发热反应。

《中国药典》（2020 年版）规定注射用头孢他啶应检查细菌内毒素，方法如下：取本品，依法检查（通则 1143），每 1mg 头孢他啶（按 $C_{22}H_{22}N_6O_7S_2$）中含内毒素的量应小于 0.10EU（先加 1% 无内毒素的碳酸钠溶液供试品溶解并稀释制成每 1mL 中含 80mg 的溶液，再用内毒素检查用水稀释至所需要浓度）。

（2）热原检查　热原是指某些药品中含有的能引起体温升高的杂质，主要来源于细菌的内毒素。抗生素类药物由于制备工艺的特点，多检查热原或细菌内毒素。《中国药典》（2020 年版）热原检查法（通则 1142）采用家兔作为试验动物模型，将一定剂量的供试品，静脉注入家兔体内，在规定的时间内，观察家兔体温升高的情况，以判定供试品中含热原的限度是否符合规定。在头孢菌素类药物中，基本由细菌内毒素检查取代热原检查。

（3）无菌检查　无菌检查法系用于检查药典要求无菌的药品、生物制品、医疗器械、原料、辅料及其他品种是否无菌的一种方法。若供试品符合无菌检查法的规定，仅表明了供试品在该检验条件下未发现微生物污染。用微生物发酵工艺提取的头孢菌素类抗生素容易引入细菌，为保证用药安全，《中国药典》（2020 年版）规定头孢菌素类抗生素原料药及注射用制剂进行无菌检查。

头孢呋辛钠的无菌检查，方法为：取本品，用 0.9% 无菌氯化钠溶液溶解并稀释成每 1mL 中含 50mg 的溶液，经薄膜过滤法处理，用 pH7.0 无菌氯化钠-蛋白胨缓冲液分次冲洗（每膜不少于 500mL），每管培养基中加入不少于 300 万单位的青霉素酶，以金黄色葡萄球菌为阳性对照菌，依法检查（通则 1101），应符合规定。若供试品符合无菌检查法的规定，仅表明供试品在该检查条件下未发生微生物污染。

**3. 其他特殊检查**

（1）结晶性检查　如头孢丙烯需检查结晶性，《中国药典》（2020 年版）收录的试验方法：取本品，依法检查（通则 0981），应符合规定。

> **拓展链接**
>
> **结晶性检查法**
>
> 《中国药典》（2020 年版）规定结晶性检查方法共有以下三种：
>
> **1. 偏光显微镜法**
>
> 晶体具有光学各向异性的基本特征，即当光线通过晶体时会发生双折射现象。利用晶体对光的基本特性可实现固态物质的结晶性检查。
>
> **2. 粉末 X 射线衍射法**
>
> 当 X 射线照射到供试品上，晶态物质应呈现特征的衍射图（尖锐的衍射峰），而非晶态的衍射图则呈弥散状。对于相同化合物的不同晶型固体物质状态亦可采用该方法进行晶型种类鉴别。
>
> **3. 差示扫描量热法**
>
> 差示扫描量热法可实现对晶态物质的尖锐状吸热峰或非晶态物质的弥散状（或无吸热峰）特征进行结晶性检查。当相同化合物的不同晶型固体物质状态吸热峰位置存在差异时，亦可采用该方法进行晶型种类鉴别。

（2）抽针试验　如注射用普鲁卡因青霉素需进行悬浮时间与抽针试验，《中国药典》（2020 年版）收录的试验方法：取本品 1 瓶，按每 40 万单位加水 1mL 使成混悬液，摇匀，静置 2 分钟，不得有颗粒下沉或明显的分层。用装有 $4\frac{1}{2}$ 号针头的注射器抽取，应能顺利通过，不得阻塞。

## 三、含量测定

β-内酰胺类药物由于含有不稳定的 β-内酰胺环，药典曾采用碘量法、汞量法、酸碱滴定法等方法测定其含量。但《中国药典》（2020 年版）除少数几个 β-内酰胺类药物采用抗生素微生物检定法测定外，大多数采用高效液相法进行 β-内酰胺类药物的含量测定。因为 β-内酰胺类药物中杂质种类复杂，含有残留的原料、中间体、异构体、有关物质和降解产物等杂质，采用高效液相色谱法不但可快速测定药物含量，还能有效分离供试品中存在的各种杂质并准确定量。《中国药典》（2020 年版）采用该方法测定阿莫西林、青霉素 V 钾、苯唑西林钠、头孢氨苄、头孢丙烯、头孢他啶、头孢克洛、头孢克肟、头孢呋辛酯等品种。

## （一）高效液相色谱法

以头孢曲松钠的含量测定为例，照高相液相色谱法（通则0512）测定。

色谱条件与系统适用性试验：用十八烷基硅烷键合硅胶为填充剂；以0.02mol/L正辛胺溶液-乙腈（73：27）并用磷酸调节pH值至6.5为流动相；检测波长为254nm。取头孢曲松对照品和头孢曲松反式异构体对照品各适量，加流动相溶解并稀释制成每1mL中分别含0.22mg的溶液，作为系统适用性溶液，量取20μL注入液相色谱仪，记录系统适用性溶液色谱图，头孢曲松峰和头孢曲松反式异构体峰之间的分离度应大于6.0。

测定方法：取本品适量（约相当于头孢曲松22mg），精密称定，置100mL量瓶中，加流动相溶解并稀释至刻度，摇匀，作为供试品溶液；取头孢曲松对照品适量，精密称定，加流动相溶解并定量稀释制成每1mL中约含头孢曲松0.22mg的溶液，作为对照品溶液；精密量取供试品溶液与对照品溶液，进样体积为20μL，分别注入液相色谱仪，记录色谱图。按外标法以峰面积计算供试品中$C_{18}H_{18}N_8O_7S_3$的含量。按无水物计算，含头孢曲松（$C_{18}H_{18}N_8O_7S_3$）不得少于84.0%。

含量计算：

$$含量(\%) = \frac{c_R \times \dfrac{A_X}{A_R} \times D \times V}{W}$$

式中，$c_R$为对照品溶液的浓度，mg/mL（备注：需根据购买对照品的实际效价进行换算）；$A_X$为供试品的峰面积；$A_R$为对照品的峰面积；$D$为供试品溶液的稀释倍数；$V$为供试品溶液初次配制的体积，mL；$m$为供试品的取样量，g。

## （二）微生物检定法

《中国药典》（2020年版）采用本法测定磺苄西林钠及其制剂注射用磺苄西林钠的含量。

精密称取磺苄西林钠适量，用灭菌水溶解并定量稀释制成每1mL中约含1000单位的溶液，照抗生素微生物检定法（通则1201第一法）测定。1000磺苄西林单位相当于1mg的$C_{16}H_{18}N_2O_7S_2$。按无水物计算，每1mg的效价不得少于900磺苄西林单位。

### ➔〕思想加油站

#### 中国抗生素事业先驱——童村

童村，医学家、微生物学家。早年从事医学临床、教学和微生物学研究工作，后来致力于抗生素研究。在20世纪50年代中国工业基础较薄弱的情况下，他主持领导青霉素研究工作，在较短时间内实现青霉素工业化生产，奠定了中国抗生素事业的基础，是中国抗生素事业的先驱者。

新中国成立以后，童村负责主持青霉素工业化生产研究，解决了青霉素发酵的原料问题，发现了青霉素发酵染菌的原因，制定了预防措施；他所在的团队于1951年成功试制我国第一批青霉素。

如今我国的科研能力越来越强，要感谢先辈们不求回报地付出，他们艰苦奋斗、无私奉献的精神值得我们铭记和学习。

**一、A 型题（最佳选择题）** 每题只有一个最佳答案

1.《中国药典》（2020 年版）青霉素 V 钾的含量测定方法是（　　）。

A. 微生物法　　　　　B. 酸性染料比色法　　　C. 碘量法

D. 高效液相色谱法　　　E. 气相色谱法

2. 具有 β-内酰胺环结构的药物是（　　）。

A. 头孢氨苄　　　　B. 链霉素　　　　C. 庆大霉素　　　　D. 四环素　　　　E. 罗红霉素

3. 具有 7-ACA 母核的药物是（　　）。

A. 阿莫西林　　　　B. 头孢拉定　　　C. 阿米卡星　　　　D. 氯霉素　　　　E. 阿奇霉素

4. 可发生火焰反应的药物是（　　）。

A. 青霉素 V 钾　　　B. 四环素　　　　C. 链霉素　　　　D. 氯霉素　　　　E. 罗红霉素

5. 青霉素的作用机制是（　　）。

A. 抑制核酸复制　　　　　　　　B. 抑制蛋白质合成

C. 抑制细胞壁合成　　　　　　　D. 抑制细胞膜合成

**二、X 型题（多项选择题）** 有两个或两个以上的备选答案

以下能发生羟肟酸铁反应的药物有（　　）。

A. 阿莫西林　　　B. 头孢拉定　　　C. 头孢曲松钠　　　D. 青霉素 V 钾　　　E. 链霉素

# 第二节　氨基糖苷类药物分析

## 一、典型药物结构及理化性质

氨基糖苷类抗生素由碱性环己多元醇（苷元）和氨基糖缩合而成，主要包括链霉素、阿米卡星、卡那霉素、依替米星、庆大霉素、妥布霉素等。

链霉素是由一分子链霉胍、一分子链霉糖和一分子 N-甲基-L-葡萄糖胺以糖苷键结合而成的碱性苷。其中，链霉胍通过苷键与链霉糖相连，链霉糖以另一个苷键与 N-甲基-L-葡萄糖胺连接成链霉双糖胺。

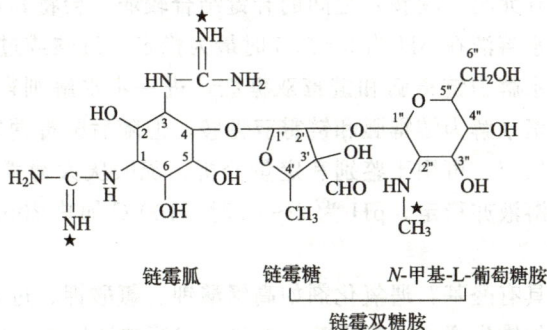

链霉胍　　　链霉糖　　　N-甲基-L-葡萄糖胺

链霉双糖胺

庆大霉素是由绛红糖胺、2-脱氧链霉胺和加洛糖胺缩合而成的苷。它是庆大霉素 C 的复合物，主要组分为庆大霉素 $C_1$、庆大霉素 $C_2$、庆大霉素 $C_{1a}$、庆大霉素 $C_{2a}$，各组分的基本结构相似，仅在绛红糖胺 C6 位及氨基上甲基化程度不同，结构见表 11-3。其中庆大霉素 $C_{2a}$ 是庆大霉素 C 的异构体。

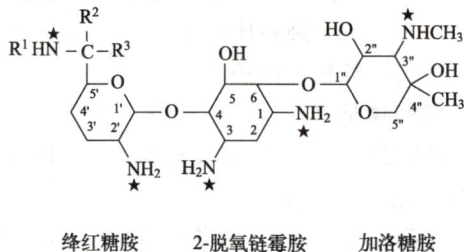

绛红糖胺　　2-脱氧链霉胺　　加洛糖胺

表 11-3　庆大霉素 $C_1$、$C_2$、$C_{1a}$、$C_{2a}$ 的结构

| 庆大霉素 | $R^1$ | $R^2$ | $R^3$ |
|---|---|---|---|
| $C_1$ | $CH_3$ | $CH_3$ | H |
| $C_2$ | H | $CH_3$ | H |
| $C_{1a}$ | H | H | H |
| $C_{2a}$ | H | H | $CH_3$ |

氨基糖苷类药物的主要性质如下。

**1. 性状**

一般为白色或类白色粉末；有引湿性。

**2. 溶解性**

本类药物分子中含有多个羟基，易溶于水，不溶于乙醇、三氯甲烷等有机溶剂。

**3. 碱性**

本类药物分子中含有多个碱性基团，能与无机酸或有机酸形成可溶于水的盐，临床多用其硫酸盐。链霉素分子中有三个碱性中心（分子式中★号处），庆大霉素有五个碱性中心。

**4. 旋光性**

本类药物分子结构中含有多个氨基糖，具有旋光性。例如，硫酸庆大霉素的比旋度为 $+107°\sim+121°$（水），硫酸卡那霉素的比旋度为 $+102°\sim+110°$（水）。

**5. 水解性与稳定性**

本类抗生素含有二糖胺结构，其中氨基葡萄糖与链霉糖或 D-核糖之间的苷键较强，而链霉胍与链霉双糖胺（苷元与二糖胺）之间的苷键结合较弱，会将其水解为一分子苷元和一分子双糖。硫酸链霉素水溶液在 pH 为 $5\sim7.5$ 时最为稳定，过酸或过碱条件下易水解失效，在酸性条件下，链霉素水解为链霉胍和链霉双糖胺，进一步水解则得 N-甲基-L-葡萄糖胺；在弱碱性条件下，链霉素水解为链霉胍和链霉双糖胺，但随后链霉糖发生分子重排，生成麦芽酚，这是链霉素特有反应，可用于鉴别和定量分析。硫酸庆大霉素、硫酸奈替米星对光、热、空气均较稳定，水溶液亦稳定，pH 为 $2\sim12$ 时，100℃加热 30min 活性无明显变化。

**6. 氧化还原性**

链霉素分子结构中具有醛基，遇氧化剂如高锰酸钾、氯酸钾、过氧化氢等易被氧化成链霉酸而失效；遇还原剂如维生素 C、葡萄糖、半胱氨酸等被还原为双氢链霉素，毒性增加。

**结核菌的克星——链霉素**

1924年，美国微生物学家瓦克斯曼所在的研究所，接受了结核病协会提出的科研课题：寻找进入土壤的结核菌。瓦克斯曼带着一个学生，经过3年的追踪，确认结核菌进入土壤后很快消失了。瓦克斯曼坚信土壤中存在着至少一种可杀死结核菌的微生物，立志要找到它。

瓦克斯曼天天待在实验室里，像查户口一样，对土壤中那些微生物"居民"逐一进行检查。1940年到1941年间，他鉴定了7000多种细菌；1942年，他鉴定了8000种；1943年，当瓦克斯曼鉴定的细菌种数已达1万种后不久，他发现一种灰色放线菌，对结核菌有很强的抑制作用，且没有毒性。瓦克斯曼把放线菌的分泌物称为链霉素。

1952年，瓦克斯曼获得了诺贝尔生理学或医学奖。

## 二、鉴别和检查

### （一）药物鉴别

#### 1. 化学鉴别法

（1）茚三酮反应　本类抗生素为氨基糖苷结构，具有羟基胺类和 $\alpha$-氨基酸的性质，可与茚三酮缩合成蓝紫色化合物。《中国药典》（2020年版）采用此法鉴别硫酸小诺霉素及其制剂、硫酸妥布霉素注射液。

取硫酸小诺霉素原料药约5mg，加水溶解后，加0.1%茚三酮的水饱和正丁醇溶液1mL与吡啶0.5mL，在水浴中加热5min，即显紫蓝色。其反应式如下：

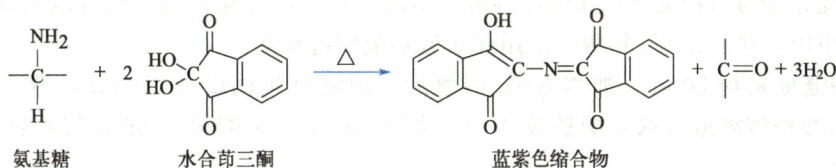

（2）糠醛反应（Molisch反应）　氨基糖苷类抗生素结构中含有五碳糖或六碳糖结构，经酸水解后，在盐酸（或硫酸）作用下脱水生成糠醛（五碳糖）或甲基醛（六碳糖），这些产物遇 $\alpha$-萘酚或蒽酮即显色。《中国药典》（2020年版）采用此法鉴别硫酸卡那霉素。

取硫酸卡那霉素约1mg，加水2mL溶解后，加0.2%蒽酮的硫酸溶液4mL，在水浴中加热15分钟，冷却，即显蓝紫色。反应式为：

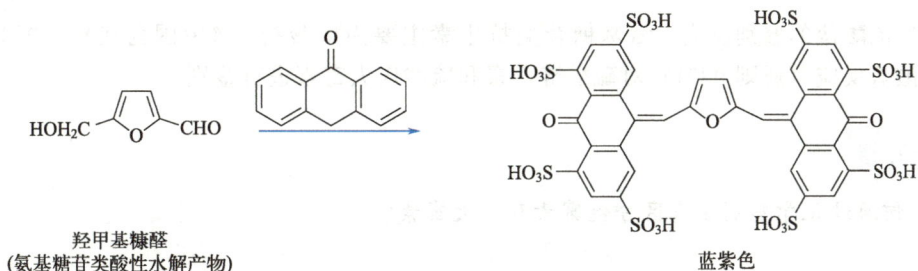

羟甲基糠醛
（氨基糖苷类酸性水解产物）　　　　　　　　　　蓝紫色

（3）*N*-甲基葡萄糖胺反应（Elson-Morgan 反应）　氨基糖苷类抗生素水解产生葡萄糖胺衍生物，如链霉素中的 *N*-甲基葡萄糖胺、硫酸新霉素中的 D-葡萄糖胺，在碱性溶液中与乙酰丙酮缩合生成吡啶配合物（Ⅰ），与对二甲氨基苯甲醛的酸性醇溶液（Ehrlich 试剂）反应生成樱桃红色的缩合物（Ⅱ），《中国药典》（2020 年版）采用此法鉴别硫酸新霉素。

取硫酸新霉素约 10mg，加水 1mL 溶解后，加盐酸溶液（9→100）2mL，在水浴中加热 10 分钟，加 8% 氢氧化钠溶液 2mL 与 2% 乙酰丙酮水溶液 1mL，置水浴中加热 5min，冷却后，加对二甲氨基苯甲醛试液 1mL，即显樱桃红色。

（4）坂口（Sakaguchi）反应　在碱性溶液中，链霉素的水解产物链霉胍和 8-羟基喹啉（或 $\alpha$-萘酚）分别与次溴酸钠反应，其各自的产物再相互作用生成橙红色化合物，此为链霉素水解产物链霉胍的特有反应。《中国药典》（2020 年版）采用此法鉴别硫酸链霉素。

取硫酸链霉素约 0.5mg，加水 4mL 溶解后，加氢氧化钠试液 2.5mL 与 0.1%8-羟基喹啉的乙醇溶液 1mL，放冷至约 15℃，加次溴酸钠试液 3 滴，即显橙红色。

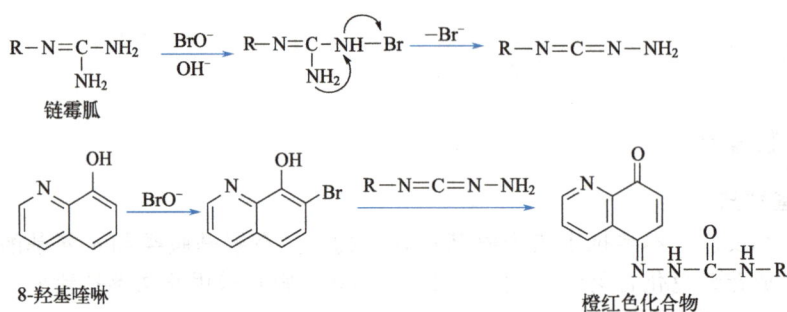

（5）麦芽酚（Maltol）反应　链霉素在碱性溶液中，水解生成的链霉糖经分子重排使环扩大形成六元环，然后消除 *N*-甲基葡萄糖胺，再消除链霉胍生成麦芽酚（$\alpha$-甲基-$\beta$-羟基-$\gamma$-吡喃酮），麦芽酚与高铁离子在微酸性溶液中形成紫红色配位化合物，此反应为链霉素的特征反应。《中国药典》（2020 年版）采用此法鉴别硫酸链霉素。

取硫酸链霉素约 20mg，加水 5mL 溶解后，加氢氧化钠试液 0.3mL，置水浴上加热 5min，加硫酸铁铵溶液（取硫酸铁铵 0.1g，加 0.5mol/L 硫酸溶液 5mL 使溶解）0.5mL，即显紫红色。

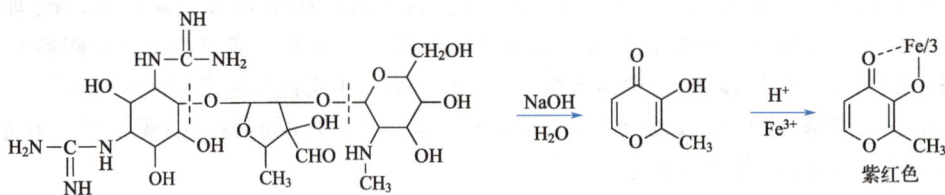

（6）硫酸盐的鉴别反应　氨基糖苷类抗生素主要为硫酸盐，《中国药典》（2020 年版）利用硫酸盐反应（通则 0301）对硫酸链霉素和硫酸庆大霉素进行鉴别。

### 课堂互动

如何通过化学鉴别法来区分链霉素和庆大霉素？

### 2. 色谱法

（1）薄层色谱法　　《中国药典》（2020 年版）采用薄层色谱法（通则 0502）鉴别硫酸庆大霉素、妥布霉素、硫酸巴龙霉素等。多以硅胶 G 为薄层板，三氯甲烷（二氯甲烷)-甲醇-浓氨溶液为展开剂，茚三酮或碘蒸气为显色剂。

取妥布霉素，加水制成每 1mL 中约含 10mg 的溶液，作为供试品溶液。取妥布霉素标准品，加水制成每 1mL 中约含 10mg 的溶液，作为标准品溶液。取卡那霉素对照品、新霉素标准品与妥布霉素标准品，加水制成每 1mL 中约含上述三种对照品或标准品各 10mg 的混合溶液，作为系统适应性溶液。采用硅胶 G 薄层板（临用前于 105℃活化 2 小时），以二氯甲烷-甲醇-浓氨溶液（1∶3∶2）为展开剂，吸取上述三种溶液各 2μL，分别点于同一薄层板上，展开，晾干，喷以 1％茚三酮的水饱和正丁醇溶液，在 105℃加热 2min，系统适用性溶液应显三个完全分离的斑点。取本品与妥布霉素标准品分别加水制成每 1mL 中含 10mg 的溶液，各吸取 2μL，分别点于同一薄层板上，同法测定，供试品溶液所显主斑点的位置和颜色应与标准品溶液主斑点的位置和颜色相同。

（2）液相色谱法　　本类药物可根据组分测定、含量测定或有关物质项下记录的色谱图，通过比较供试品溶液和对照品溶液，要求供试品溶液各主峰的保留时间应与对照品溶液各主峰的保留时间一致。《中国药典》（2020 年版）采用本法鉴别硫酸庆大霉素、硫酸阿米卡星、硫酸巴龙霉素、硫酸奈替米星、硫酸小诺霉素等。

### 3. 红外吸收光谱法

氨基糖苷类抗生素可采用红外吸收光谱法鉴别，《中国药典》（2020 年版）采用本法鉴别硫酸庆大霉素、硫酸新霉素、硫酸巴龙霉素、硫酸卡那霉素，硫酸庆大霉素的红外吸收图谱应与对照的图谱（光谱集 485 图）一致。

## （二）杂质检查

### 1. 酸度检查

本类药物属于碱性、水溶性抗生素，临床上应用的主要是其硫酸盐，其水溶液在过酸或过碱条件下易水解失效，故《中国药典》（2020 年版）规定对本类药物要进行酸度检查。

取硫酸链霉素，加水制成每 1mL 中含 20 万单位的溶液，依法测定 [《中国药典》（2020 年版）通则 0631]，pH 值应为 4.5～7.0。

### 2. 硫酸盐检查

氨基糖苷类抗生素通常为硫酸盐，需要对硫酸盐进行检查。《中国药典》（2020 年版）采用乙二胺四醋酸二钠（EDTA）络合滴定法测定硫酸盐含量。

取硫酸链霉素 0.25g，精密称定，置碘量瓶中，加水 100mL 使溶解，用氨试液调节 pH 值至 11，精密加入氯化钡滴定液（0.1mol/L）10mL 与酞紫指示液 5 滴，用乙二胺四醋酸二钠滴定液（0.1mol/L）滴定，注意保持滴定过程中的 pH 值为 11，滴定至紫色开始消褪，加乙醇 50mL，继续滴定至紫蓝色消失，并将滴定结果用空白试验校正。每 1mL 氯化钡滴定液（0.1mol/L）相当于 9.606mg 的硫酸盐（$SO_4$）。按干燥品计算，含硫酸盐应为 18.0％～21.5％。

### 3. 有关物质检查

氨基糖苷类抗生素常存在衍生物、异构体等杂质，此类药物检查项下，基本收载有关物质的检查及分析，《中国药典》（2020 年版）主要采用高效液相色谱法和薄层色谱法对本类抗生素的有关物质进行检查。

**4. 组分测定**

氨基糖苷类抗生素多为同系物组成的混合物，同系物的效价、毒性各不相同，为保证药品的质量，必须控制各组分的相对含量。庆大霉素 $C_1$、$C_2$、$C_{1a}$ 对微生物的活性无明显差异，但其毒副作用和耐药性有差异，导致各组分的多少影响产品的效价和临床疗效。《中国药典》（2020 年版）采用高效液相色谱法（通则 0512）对硫酸庆大霉素中 C 组分进行测定。

## 三、含量测定

氨基糖苷类药物常用抗生素微生物检定法测定其效价，《中国药典》（2020 年版）采用此法测定大多数氨基糖苷类药物的效价，例如硫酸链霉素、硫酸庆大霉素、硫酸新霉素、妥布霉素、硫酸巴龙霉素等原料及制剂均采用此法测定效价。以硫酸链霉素为例，介绍抗生素微生物检定法测定其效价。

精密称取链霉素适量，加灭菌水溶解并定量稀释制成每 1mL 中约含 1000 单位的溶液，照抗生素微生物检定法（通则 1201）测定。1000 链霉素单位相当于 1mg 的 $C_{12}H_{39}N_7O_{12}$。按干燥品计算，每 1mg 的效价不得少于 720 链霉素单位。

✏️ 练习测试 >>>

**一、A 型题（最佳选择题） 每题只有一个最佳答案**

1. 链霉素具有的特征反应是（　　）。

A. 硫色素反应　　　　　　B. 坂口反应　　　　　　C. 戊烯二醛反应

D. 差向异构反应　　　　　E. 茚三酮反应

2. 可用糠醛反应（Molisch 反应）鉴别的药物是（　　）。

A. 阿莫西林　　　　　　　B. 卡那霉素　　　　　　C. 头孢氨苄

D. 四环素　　　　　　　　E. 头孢曲松

3. 可发生麦芽酚反应的药物是（　　）。

A. 庆大霉素　　B. 卡那霉素　　C. 链霉素　　D. 头孢曲松钠　　E. 氨苄西林

4. 链霉素的抑菌机制是（　　）。

A. 破坏膜的结构　　　　　　　　B. 阻碍细胞壁的合成

C. 阻碍 70S 核糖体对蛋白质的合成　D. 阻止核糖体组装

**二、X 型题（多项选择题） 每题有两个或两个以上的备选答案**

1. 能用于链霉素鉴别的有（　　）。

A. $N$-甲基葡萄糖胺反应　B. 麦芽酚反应　　　　　C. 坂口反应

D. 硫色素反应　　　　　　E. 茚三酮反应

2. 氨基糖苷类药物的含量测定方法是（　　）。

A. 红外分光光度法　　　　　　　B. 高效液相色谱法

C. 气相色谱法　　　　　　　　　D. 抗生素微生物检定法

E. 薄层色谱法

# 第三节 四环素类药物分析

## 一、典型药物结构及理化性质

四环素类抗生素的化学结构由 A、B、C、D 四个环组成，故称为四环素。本类药物可看作为四并苯或萘并萘的衍生物，其中 R、$R^1$、$R^2$ 和 $R^3$ 不同。常见的四环素类药物有四环素、金霉素、土霉素、多西环素、米诺环素和美他环素，结构见表 11-4。该类抗生素的抗菌机制为抑制细菌蛋白质的合成，其结构为：

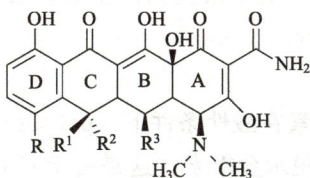

### 表 11-4 代表性四环素类药物

| 药物名称 | R | $R^1$ | $R^2$ | $R^3$ |
|---|---|---|---|---|
| 盐酸四环素 | H | $CH_3$ | OH | H |
| 盐酸土霉素 | H | $CH_3$ | OH | OH |
| 盐酸金霉素 | Cl | $CH_3$ | OH | H |
| 盐酸多西环素 | H | $CH_3$ | H | OH |
| 盐酸米诺环素 | $N(CH_3)_2$ | H | H | H |
| 盐酸美他环素 | H | $=CH_2$ | | OH |

四环素类药物的主要性质如下。

**1. 性状**

此类药物一般为黄色结晶性粉末；无臭。四环素和土霉素遇光色渐变深，在碱性溶液中易破坏失效。

**2. 溶解性**

此类药物主要是盐酸盐形式，其中盐酸四环素在水中溶解，在乙醇中微溶，在乙醚中不溶。

**3. 酸碱两性**

本类抗生素分子中既含有酚羟基和烯醇结构，显弱酸性，又含有二甲氨基，显弱碱性，故为酸碱两性化合物。遇酸或碱均能生成相应的盐，临床多为盐酸盐。其盐类在水中能水解，当溶液浓度较大时，会析出游离碱。

**4. 旋光性**

本类抗生素分子中含有多个手性碳原子，因此具有旋光性，可用于定性、定量分析。

《中国药典》（2020年版）规定盐酸四环素的比旋度为－240°至－258°，盐酸金霉素的比旋度为－235°至－250°，盐酸多西环素的比旋度为－105°至－120°。

**5. 稳定性**

四环素类抗生素遇各种氧化剂（包括空气中的氧）以及酸和碱均不稳定。干燥的四环素类游离碱及其盐较稳定，但在贮存中遇光易被氧化使颜色变深。其水溶液随 pH 的不同会发生差向异构化、降解等反应，尤其在碱性水溶液中特别易氧化，发生降解反应。

（1）差向异构化　四环素类抗生素在弱酸性（pH2.0～6.0）的溶液中，由于 A 环上手性碳原子 C4 构型的改变，发生差向异构化，形成差向异构体。此反应是可逆的，达到平衡时溶液中差向化合物的含量可达 40%～60%。四环素、金霉素很容易发生差向异构化，产生 4-差向四环素（ETC）和 4-差向金霉素（具有蓝色荧光），其抗菌活性极弱或完全消失。而土霉素、多西环素、美他环素由于 C5 上的羟基和 C4 上的二甲氨基形成氢键，因而较稳定，C4 上不易发生差向异构化。溶液中某些阴离子如磷酸根、枸橼酸根、醋酸根离子的存在，可加速差向异构化反应的进行。

（2）降解反应

① 酸性降解：四环素和金霉素在酸性条件下（pH＜2），特别是在加热的情况下极易脱水，生成脱水四环素（ATC）和脱水金霉素。这是由于 C 环 C6 上的羟基易脱落与 C5 上的氢反应生成水，而在 C5 和 C6 之间形成双键，导致 C11-C11a-C12 上双键发生转移，使 C 环发生芳构化，导致共轭双键的数目增加，因此颜色加深，对光的吸收程度也增大。橙黄色的脱水四环素和脱水金霉素分别在 445nm 及 435nm 处有最大吸收。此性质可作为四环素和金霉素的比色测定依据。脱水四环素也可形成差向异构体，称为差向脱水四环素（EATC）。脱水四环素、差向脱水四环素的细胞毒性比四环素大 250 倍，差向四环素的细胞毒性比四环素大 70 倍，所以四环素类药物中必须控制这些杂质。

四环素的差向异构化和酸性条件下的降解反应式为：

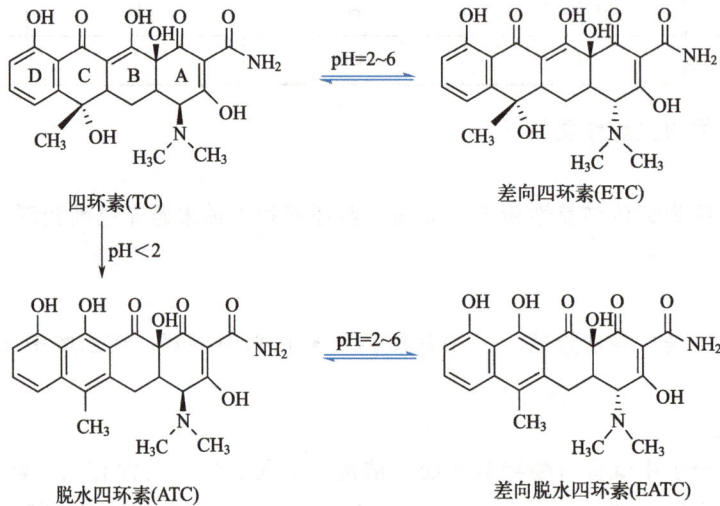

四环素(TC)　　差向四环素(ETC)

脱水四环素(ATC)　　差向脱水四环素(EATC)

② 碱性降解：四环素类抗生素在碱性溶液中，由于氢氧离子的作用，C6 上的羟基形成氧负离子，向 C11 发生分子内亲核进攻，经电子转移，C 环破裂，形成无活性的具有内酯结构的异构体。反应式为：

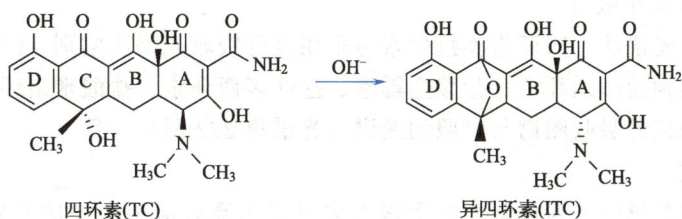

四环素(TC) → 异四环素(ITC)

### 6. 与金属离子形成配位化合物

四环素类抗生素分子中具有酚羟基和烯醇基，能与许多金属离子形成不溶性盐类或有色配位化合物。如与钙离子、镁离子形成不溶性的钙盐或镁盐，与铁离子形成红色配位化合物，与铝离子形成黄色配位化合物。配位化合物的性质依赖于金属离子的种类和电荷，在pH3～7.5范围内，多价阳离子与酚二酮系统形成的配位化合物具有较强荧光，可用于四环类抗生素的分析鉴定。

## 二、鉴别和检查

### （一）药物鉴别

#### 1. 化学鉴别法

（1）与硫酸或三氯化铁的显色反应　四环素类抗生素遇硫酸立即产生不同的颜色，可用于鉴别和区分不同结构的四环素类抗生素。此外，分子结构中具有酚羟基的四环素类，遇三氯化铁试液立即产生不同的颜色。常见四环素类药物与硫酸或三氯化铁显色反应现象见表11-5。

表 11-5　四环素类药物与硫酸或三氯化铁显色反应现象

| 药品名称 | 硫酸显色 | 三氯化铁显色 |
| --- | --- | --- |
| 盐酸四环素 | 深紫色 | 红棕色 |
| 盐酸土霉素 | 深朱红色→黄色 | 橙褐色 |
| 盐酸金霉素 | 蓝色、橄榄绿色→金黄色或棕黄色 | 深褐色 |
| 盐酸多西环素 | 黄色 | 褐色 |
| 盐酸米诺环素 | 亮黄色→淡黄色 | — |
| 盐酸美他环素 | 橙红色 | — |

取盐酸四环素约0.5mg，加硫酸2mL，即显深紫色，再加三氯化铁试液1滴，溶液变为红棕色。

（2）氯化物的鉴别反应　四环素类抗生素大多为盐酸盐，《中国药典》（2020年版）用其水溶液显氯化物鉴别（1）的反应（通则0301）。

#### 2. 光谱分析法

（1）紫外-可见分光光度法　本类抗生素分子内含有共轭双键系统，在紫外光区有吸收。《中国药典》（2020年版）采用本法鉴别盐酸美他环素和盐酸多西环素。

取盐酸多西环素适量，加甲醇溶解并稀释制成每1mL中含20μg的溶液，照紫外-可见分光光度法（通则0401）测定，在269nm和354nm的波长处有最大吸收，在234nm和

296nm 的波长处有最小吸收。

（2）红外吸收光谱法　四环素类抗生素可采用红外吸收光谱法鉴别，《中国药典》（2020年版）采用本法鉴别盐酸四环素、盐酸金霉素、盐酸多西环素、盐酸米诺环素、盐酸美他环素。盐酸四环素的红外吸收图谱与对照的图谱（光谱集 332 图）一致。

**3. 色谱分析法**

（1）高效液相色谱法　四环素类抗生素大多可采用高效液相色谱法鉴别，《中国药典》（2020 年版）用此法鉴别盐酸四环素、盐酸土霉素、盐酸金霉素、盐酸多西环素、盐酸米诺环素、盐酸美他环素，在含量测定项下记录的色谱图中，供试品溶液主峰的保留时间应与对照品溶液主峰的保留时间一致。

（2）薄层色谱法　《中国药典》（2020 年版）采用薄层色谱法对盐酸土霉素进行鉴别，照薄层色谱法（通则 0502）试验。

色谱条件：采用硅胶 G(H)F$_{254}$ 薄层板 [将 10％乙二胺四醋酸二钠溶液（10mol/L 氢氧化钠溶液调节 pH 值至 7.0）10mL 均匀喷在板上，平放晾干，110℃干燥 1 小时后备用]，以水-甲醇-二氯甲烷（6∶35∶59）为展开剂。

系统适用性及测定方法：取本品，加甲醇溶解并稀释制成每 1mL 中约含 1mg 的溶液，作为供试品溶液；取土霉素对照品，加甲醇溶解并稀释制成每 1mL 中约含 1mg 的溶液，作为对照品溶液；取土霉素与盐酸四环素对照品，加甲醇溶解并稀释制成每 1mL 中各约含 1mg 的混合溶液，作为系统适用性溶液。分别吸取上述三种溶液各 1μL，分别点于同一薄层板上，展开，晾干，置紫外光灯（365nm）下检视，系统适用性溶液应显两个完全分离的斑点。结果判定：供试品溶液所显主斑点的位置和荧光应与对照品溶液主斑点的位置和荧光相同。

### （二）杂质检查

**1. 酸度检查**

四环素类药物属于酸碱两性化合物，一般为盐酸盐，酸性和碱性条件下容易降解产生杂质，需控制其酸度。《中国药典》（2020 年版）规定盐酸四环素的水溶液（本品加水制成每 1mL 约含 10mg 的溶液）的 pH 值应为 1.8～2.8，盐酸多西环素 pH 值应为 2.0～3.0。

**2. 有关物质检查**

四环素类抗生素的生产和贮存过程中易形成异构杂质、降解杂质（ETC、ATC、EATC）等。《中国药典》（2020 年版）均采用高效液相色谱法检查该类药物的有关物质。

如盐酸四环素有关物质检查：照高效液相色谱法（通则 0512）测定。临用新制。

色谱条件：用十八烷基硅烷键合硅胶为填充剂；以醋酸铵溶液 [0.15mol/L 醋酸铵溶液－0.01mol/L 乙二胺四醋酸二钠溶液-三乙胺（100∶10∶1），用醋酸调节 pH 值至 8.5]-乙腈（83∶17）为流动相；检测波长为 280nm；进样体积为 10μL。

系统适用性试验及测定方法：取 4-差向四环素对照品、土霉素对照品、差向脱水四环素对照品、盐酸金霉素对照品及脱水四环素对照品各约 3mg 与盐酸四环素对照品约 48mg，置 100mL 量瓶中，加 0.1mol/L 盐酸溶液 10mL 使溶解后，用水稀释至刻度，摇匀，即得系统适应性溶液。精密量取系统适用性溶液 10μL，注入液相色谱仪，记录色谱图。系统适用性溶液色谱图中，出峰顺序为：4-差向四环素、土霉素、差向脱水四环素。四环素、金霉素、脱水四环素。四环素峰的保留时间约为 14min；4-差向四环素峰、土霉素峰、差向脱水四环素峰、四环素峰、金霉素峰各峰间的分离度均应符合要求。金霉素峰与脱水四环素峰之间的分离度应大于1.0。取本品，加0.01mol/L盐酸溶液溶解并稀释制成每1mL中约含0.8mg的溶液，作为供试品溶液；精密量取供试品溶液2mL，置100mL量瓶中，用0.01mol/L盐酸溶液稀释至刻度，摇匀，作为对照溶液；取对照溶液2mL，置100mL量瓶中，用0.01mol/L盐酸溶液稀释至刻度摇匀，作为灵敏度溶液。量取灵敏度溶液10μL注入液相色谱仪，记录色谱图，主成分色谱峰峰高的信噪比应大于10。精密量取供试品溶液与对照溶液各10μL，分别注入液相色谱仪，记录色谱图至主成分峰保留时间的2.5倍。

限度：供试品溶液色谱图中如有杂质峰，土霉素、4-差向四环素、盐酸金霉素、脱水四环素、差向脱水四环素按校正后的峰面积（分别乘以校正因子1.0、1.42、1.39、0.48与0.62）分别不得大于对照溶液主峰面积的0.25倍（0.5%）、1.5倍（3.0%）、0.5倍（1.0%）、0.25倍（0.5%）、0.25倍（0.5%），其他各杂质峰面积的和不得大于对照溶液主峰面积的0.5倍（1.0%），小于灵敏度溶液主峰面积的峰忽略不计。

**3. 杂质吸光度检查**

四环类抗生素多为黄色结晶性粉末，其异构体、降解产物颜色较深。如差向四环素为淡黄色，因其不稳定又易变成黑色；脱水四环素为橙红色；差向脱水四环素为砖红色。此类杂质的存在均可使四环素类抗生素的外观色泽变深。《中国药典》（2020年版）采用紫外-可见光光度法检查盐酸四环素、盐酸土霉素、盐酸多西环素、盐酸金霉素和盐酸美他环素杂质吸光度。

取盐酸四环素，在20～25℃时，加0.8%氢氧化钠溶液制成每1mL中含10mg的溶液，照紫外-可见分光光度法（通则0401），置4cm的吸收池中，自加0.8%氢氧化钠溶液起5min时，在530nm的波长处测定，吸光度不得过0.12。

---

👥 **课堂互动**

四环素类抗生素进行杂质吸光度检查有哪些注意事项？

---

## 三、含量测定

《中国药典》（2020年版）采用高效液相色谱法测定四环素类抗生素的含量。

如盐酸四环素的含量测定方法：照高效液相色谱法（通则0512）测定。

色谱条件和系统适用性：见本节"有关物质检查"项下的盐酸四环素有关物质色谱条件；除灵敏度以外，其余按照本节"有关物质检查"项下的盐酸四环素有关物质系统适用性。

测定方法：取本品约25mg，精密称定，置50mL量瓶中，加0.01mol/L盐酸溶液溶解并稀释至刻度，摇匀，精密量取5mL，置25mL量瓶中，用0.01mol/L盐酸溶液稀释至刻度，摇匀，作为供试品溶液；取盐酸四环素对照品适量，精密称定，加0.01mol/L盐酸溶液溶解并定量稀释制成每1mL中约含0.1mg的溶液，作为对照品溶液，精密量取供试品溶液与对照品溶液各10μL，分别注入液相色谱仪，记录色谱图，按外标法以峰面积计算。按干燥品计算，含盐酸四环素（$C_{22}H_{24}N_2O_8 \cdot HCl$）不得少于95.0%。

**一、A 型题（最佳选择题） 每题只有一个最佳答案**

1. 各国药典中四环素类药物的主要含量测定方法是（ ）。

A. 气相色谱法 　　　　B. 微生物检定法 　　　C. 比色法

D. 高效液相色谱法 　　　E. 紫外-可见光分光光度法

2. 在弱酸性（pH＝2.0～6.0）溶液中可发生差向异构化的药物是（ ）。

A. 四环素 　　　B. 土霉素 　　　C. 青霉素 　　　D. 链霉素 　　　E. 美他环素

3. 在酸性条件下可发生脱水反应的药物是（ ）。

A. 链霉素 　　　B. 氨苄西林 　　　C. 头孢氨苄 　　　D. 庆大霉素 　　　E. 四环素

**二、X 型题（多项选择题） 有两个或两个以上的备选答案**

具有旋光性的抗生素药物有（ ）。

A. 多西环素 　　　　B. 链霉素 　　　　C. 头孢氨苄

D. 阿莫西林 　　　　E. 盐酸金霉素

# 参考文献

[1] 国家药典委员会. 中华人民共和国药典.2020 年版. 北京：中国医药科技出版社，2020.

[2] 刘德洪，李从军，李家庆. 药物分析技术. 北京：化学工业出版社，2022.

[3] 边虹铮，卢海刚. 药物分析检验技术.3 版. 北京：化学工业出版社，2022.

[4] 王炳强. 药物分析.4 版. 北京：化学工业出版社，2021.

[5] 欧阳卉，唐倩. 药物分析.4 版. 北京：中国医药科技出版社，2021.

[6] 刘文英. 药物分析.6 版. 北京：人民卫生出版社，2007.

[7] 杭太俊. 药物分析.9 版. 北京：人民卫生出版社，2022.

[8] 王炳强，谢茹胜. 全国职业院校技能竞赛药品检测技术试题集. 北京：高等教育出版社，2018.

[9] 2023 年全国职业院校技能大赛赛项规程与赛题.

高等职业教育"十四五"药品类专业系列教材

# 药物分析与检测技术

## （工作页）

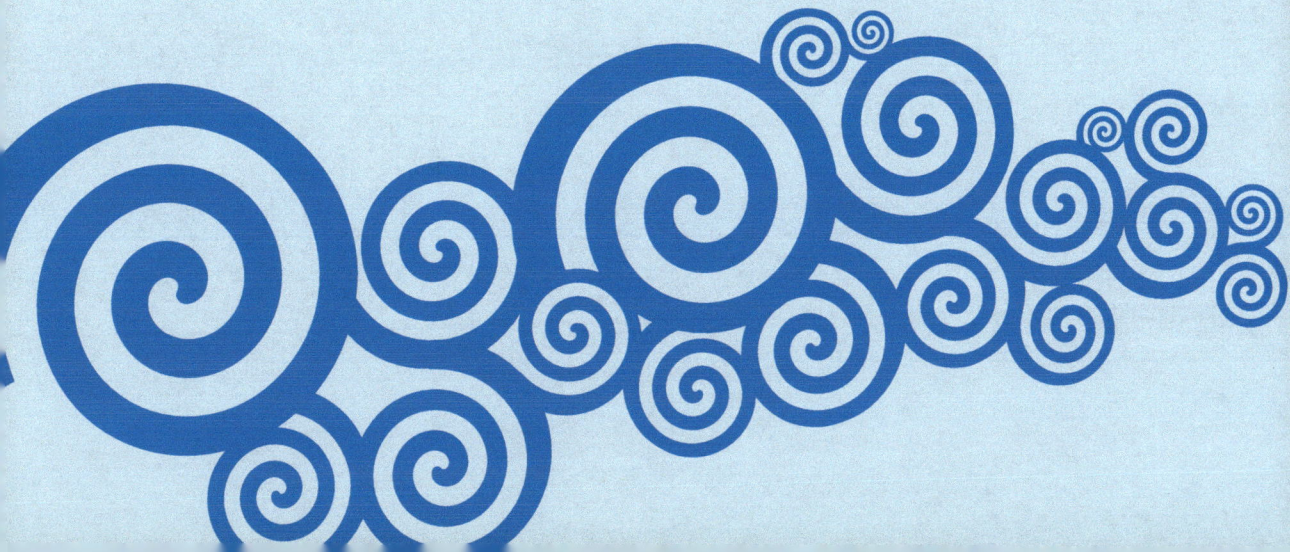

# 目录

# 实训仿真资源二维码一览表

| 序号 | 实训仿真资源二维码名称 | 页码 |
|---|---|---|
| 1 | 《中国药典》的查阅和使用 | 1 |
| 2 | 葡萄糖比旋度的测定 | 2 |
| 3 | 复方丹参滴丸的薄层色谱法鉴别 | 4 |
| 4 | 葡萄糖重金属检查 | 7 |
| 5 | 牛黄解毒片砷盐的检查 | 9 |
| 6 | 对乙酰氨基酚片的重量差异检查 | 11 |
| 7 | 对乙酰氨基酚片溶出度的测定 | 14 |
| 8 | 藿香正气水中乙醇含量的测定 | 18 |
| 9 | 薄层色谱法鉴别牛黄解毒片 | 22 |
| 10 | 高效液相色谱法测定甲硝唑注射液含量 | 24 |
| 11 | 减量法称量阿司匹林 | 27 |
| 12 | 阿司匹林含量测定 | 30 |
| 13 | 永停滴定法测定磺胺嘧啶含量 | 33 |
| 14 | 原子吸收分光光度法检查维生素 C 中铜离子 | 35 |

# 技能训练 1
# 《中国药典》（2020 年版）的查阅和使用

## 一、技能操作目的

1. 根据查阅内容，正确选择《中国药典》及其相应的部分。
2. 正确认识《中国药典》各组成部分的主要内容和体例格式。
3. 正确理解《中国药典》中的有关术语。

## 二、技能操作规程

按照表 1 中的项目，查阅《中国药典》（2020 年版），填写查阅结果。

表 1　查询项目

| 序号 | 查阅项目 | 药典(第几部,哪部分) | 页数 | 查阅结果 |
|------|----------|---------------------|------|----------|
| 1 | 氢化可的松的鉴别 | | | |
| 2 | 甲硝唑片的含量测定 | | | |
| 3 | 硫酸盐的检查 | | | |
| 4 | 稀硫酸的配制方法 | | | |
| 5 | 乙醇的性状 | | | |
| 6 | pH 测定方法 | | | |
| 7 | 重量差异检查法 | | | |
| 8 | 肝素的生物检定法 | | | |

| 实训课出勤 | 预习情况 | 实训态度 | 实训操作 | 实训结果 | 书写报告 | 文明操作 | 总成绩 |
|------------|----------|----------|----------|----------|----------|----------|--------|
| | | | | | | | |
| | | | | | | | |
| | | | | | | | |
| | | | | | | | |
| | | | | | | | |

实训结束，指导教师确认实训结果，签名＿＿＿＿＿＿＿

# 技能训练 2
# 葡萄糖比旋度的测定

## 一、技能操作目的

1. 掌握葡萄糖鉴别的原理、方法和操作。
2. 熟悉旋光仪的操作及注意事项，能规范操作自动旋光仪。
3. 学会比旋度的计算。

## 二、技能操作规程

### （一）检验前准备

**1. 检验依据**

平面偏振光通过含有某些旋光性化合物的液体或溶液时，能引起旋光现象，使偏振光的平面向左或向右旋转。旋转的度数，称为旋光度。在一定波长与温度下，偏振光透过每 1mL 含有 1g 旋光性物质的溶液且光路长为 1dm 时，测得的旋光度称为比旋度。比旋度（或旋光度）可以用于鉴别或检查旋光性药品的纯杂程度，亦可用于测定旋光性药品的含量。

对固体供试品：
$$[\alpha]_D^t = \frac{100 \times \alpha}{l \times c}$$

**2. 仪器的准备**

旋光仪、容量瓶、电子分析天平等。

**3. 药品的准备**

葡萄糖、氨试液。

### （二）检验操作

1. 样品置入 100mL 烧杯并溶解，转移至 100mL 容量瓶，量取氨水 0.2mL 稀释。摇匀置于水浴锅中，恒温至 25℃。

2. 打开旋光度仪开关，打开旋光度仪钠灯开关，按"测量"键。

3. 取出样品管，注入空白液（蒸馏水），放入旋光仪的试样槽中，盖上盖子，仪器自动检测。

4. 零点校正，打开盖子，取出样品管，用待测葡萄糖溶液润洗样品管。

5. 将样品管放入旋光仪的试样槽中，盖上盖子，仪器自动检测，完成第一次测定；按"复测"键进行第二次测量，再次按复测键进行第三次测量，按"平均"键完成平均值测定。

## 三、检验原始记录

### 葡萄糖的比旋度测定原始记录

温度/℃：　　　　　　　　相对湿度/%：　　　　　　　　编号：

| 检品名称 | | 批号 | | 检验日期 | |
|---|---|---|---|---|---|
| 包装 | | 规格 | | 生产单位 | |
| 检验依据 | | | | | |
| 检验记录 | | | | | |
| | 第一次 | | | | |
| | 第二次 | | | | |
| | 第三次 | | | | |
| | 平均值 | | | | |
| | 结论 | | | | |
| 检验者 | | | 复核者 | | |

| 实训课出勤 | 预习情况 | 实训态度 | 实训操作 | 实训结果 | 书写报告 | 文明操作 | 总成绩 |
|---|---|---|---|---|---|---|---|
| | | | | | | | |
| | | | | | | | |
| | | | | | | | |
| | | | | | | | |
| | | | | | | | |

实训结束，指导教师确认实训结果，签名_____

3

# 技能训练 3
## 复方丹参滴丸的薄层色谱法鉴别

### 一、技能操作目的

1. 掌握薄层色谱法的操作。
2. 掌握薄层色谱法的原理、方法、计算结果判定。

### 二、技能操作规程

#### （一）检验前准备

**1. 检验依据**

鉴别依据：供试品色谱中，在与对照品色谱相应的位置上，显相同颜色的斑点。

各斑点的比移值以在 0.2～0.8 之间为宜。

**2. 仪器的准备**

研钵、移动涂布器、玻璃板、烘箱、干燥器、展开缸、超声仪、漏斗、烧杯、毛细管、硅胶 G 薄层板、铅笔、格尺等。

**3. 药品的准备**

复方丹参滴丸、冰片、无水乙醇、环己烷、乙酸乙酯、1％香草醛硫酸等。

#### （二）取样

1. 成品在入库前，生产车间应填写成品请验单送交质管部门，请验单内容包括品名、批号、规格、数量等。

2. 由检验室指派专人到成品存放地/在线包装地按批取样，每批成品在不同的包装内抽取一定的小包装，使抽取的样品具有代表性，并可供三次检验量。

3. 按请验单的内容与成品的标签进行核对，无误后方可取样，取样后再随机取样检验，登记检验台账。

4. 取样的准备工作、取样过程、结束阶段均应执行《取样管理规定》和《取样操作规程》。

#### （三）检验操作

**1. 薄层制备**

将 1 份固定相和 3 份水（加 0.2％～0.5％羟甲基纤维素钠水溶液）在研钵中按同一方向研磨混合，去除表面的气泡后，倒入涂布器中，在玻璃板上平稳地移动涂布器进行涂布（厚度为 0.2～0.3mm），取下涂好薄层的玻璃板，置水平台上于室温下晾干，使用前检查其均匀度，在反射光及透视光下检视，表面应均匀、平整、光滑，并且无麻点、无气泡、无破损及污染。于 110℃活化 30 分钟，随即置于有干燥剂的干燥器中备用。

**2. 供试品溶液的制备**

取本品 40 丸，薄膜衣丸压破包衣，加无水乙醇 10mL，超声处理 10 分钟，滤过，滤液作为供试品溶液。

**3. 对照品溶液的制备**

另取冰片对照品，加无水乙醇制成每 1mL 含 1mg 的溶液，作为对照品溶液。

**4. 展开剂的制备**

以环己烷-乙酸乙酯（17：3）为展开剂。注意适时将需要的展开剂提前置于展开缸中预饱和。

**5. 点样**

照薄层色谱法（通则 0502）试验，用微升毛细管吸取供试品溶液和对照品溶液各 5～10μL，分别点于同一硅胶 G 薄层板上，点样基线距底边 1.5cm 点样，点样直径小于 4mm，点样距离 8mm。

**6. 展开**

将点好样的薄层板放入展开缸，浸入展开剂的深度为距原点 5mm，密闭，展距 10cm，取出薄层板，晾干。

**7. 喷雾显色**

喷以 1％香草醛硫酸溶液，在 105℃加热至斑点显色清晰。

**8. 检视**

日光下检视，观察现象，测量所需距离，计算比移值 $R_f$。

$$R_f（比移值）= \frac{从基线至展开斑点中心的距离}{从基线至展开剂前沿的距离}$$

**9. 结果**

供试品色谱中，在与对照品色谱相应的位置上，显相同颜色的斑点。

**10. 结论**

鉴别符合《中国药典》（2020 年版）规定。

## 三、检验原始记录

**复方丹参滴丸薄层鉴别的原始记录**

温度/℃：　　　　　　　相对湿度/％：　　　　　　　　　　编号：

| 检品名称 | | 批号 | | 检验日期 | |
|---|---|---|---|---|---|
| 包装 | | 规格 | | 生产单位 | |
| 检验依据 | | | | | |
| 检验记录 | | | | | |
| 实验仪器 | | | | | |
| 展开剂 | | | | 比例 | |
| 薄层板材料 | | | | 展开装置 | |
| 显色剂 | | | | | |
| 点样编号 | | 1 | | 2 | |
| 点样浓度/(mg/mL) | | | | | |

| 点样量/(μL) | | |
|---|---|---|
| 点样性质 | 对照品溶液 | 供试品溶液 |
| 溶剂前沿高度/cm | | |
| 斑点颜色 | | |
| 斑点高度 $L$/cm | | |
| 比移值($R_f$) | | |
| 结论 | | |
| 检验者 | | 复核者 |

## 四、注意事项

1. 薄层色谱分析一般包括薄层板的制备、点样、展开、显色与检视等步骤。

2. 在实际鉴别工作中，一般采用对照品（或标准品）比较法，即将供试品与对照品（或标准品）按药品标准的规定，用同种溶剂配成相同浓度的溶液，在同一薄层板上点样，展开并检视，供试品溶液所显主斑点的颜色（或荧光）、位置应与对照品（或标准品）溶液的主斑点一致，而且主斑点的大小与颜色的深浅也应大致相同。

## 五、思考题

在进行薄层色谱的点样操作时应注意什么？

| 实训课出勤 | 预习情况 | 实训态度 | 实训操作 | 实训结果 | 书写报告 | 文明操作 | 总成绩 |
|---|---|---|---|---|---|---|---|
| | | | | | | | |
| | | | | | | | |
| | | | | | | | |
| | | | | | | | |
| | | | | | | | |

实训结束，指导教师确认实训结果，签名_____

# 技能训练 4
# 葡萄糖重金属检查

## 一、技能操作目的

1. 掌握重金属的检查原理、方法和相关计算。
2. 熟悉对照法的原则、操作及注意事项。
3. 能依据《中国药典》进行葡萄糖中重金属的检查。

## 二、技能操作规程

### （一）检验前准备

**1. 检验依据**

硫代乙酰胺在醋酸盐缓冲液的酸性（pH 3.5）条件下水解，产生硫化氢，与微量重金属杂质（以 $Pb^{2+}$ 为代表）反应生成黄色至棕黑色的硫化物混悬液。与一定量的标准铅溶液经同法操作后生成的有色混悬液所呈颜色进行比较，不得更深。

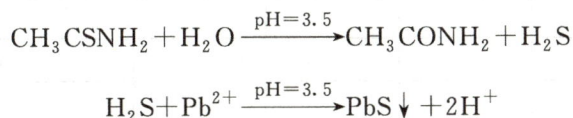

$$CH_3CSNH_2 + H_2O \xrightarrow{pH=3.5} CH_3CONH_2 + H_2S$$

$$H_2S + Pb^{2+} \xrightarrow{pH=3.5} PbS\downarrow + 2H^+$$

**2. 仪器的准备**

纳氏比色管、量筒、电子天平。

**3. 药品的准备**

葡萄糖、标准铅贮备液、硫代乙酰胺试液、醋酸-醋酸钠缓冲溶液。

### （二）检验操作

取 25mL 纳氏比色管 3 支，甲管（标准管）中加入 2.0mL 标准铅贮备液与醋酸-醋酸钠缓冲液（pH 3.5）2mL，加水使成 25mL，作为对照溶液；乙管（供试管）中加入本品 4.0g，加水 23mL 溶解后，加醋酸-醋酸钠缓冲液（pH 3.5）2mL，作为供试溶液；丙管（标准加样管）中加入与乙管相同质量的供试品，加水适量使溶解，再加入与甲管相同量的标准铅贮备液与醋酸-醋酸钠缓冲液后，用水稀释成 25mL。分别向甲、乙、丙 3 管中加入硫代乙酰胺试液 2mL，摇匀，放置 2 分钟，同置白色背景下，自上向下透视比色，当丙管中显出的颜色不浅于甲管时，乙管中显示的颜色与甲管比较，不得更深（含重金属不得超过百万分之五）。如丙管中显出的颜色浅于甲管，应取样按《中国药典》（2020 年版）四部 0821 重金属检查法第二法重新检查。

## 三、检验原始记录

### 葡萄糖重金属检查原始记录

温度/℃：　　　　　　　相对湿度/%：　　　　　　　编号：

| 检品名称 | | 批号 | | 检验日期 | |
|---|---|---|---|---|---|
| 包装 | | 规格 | | 生产单位 | |
| 检验依据 | | | | | |

检验记录

| 检验项目 | 标准规定 | 操作步骤 | 实验现象或原始数据及计算过程 |
|---|---|---|---|
| | | | |
| | | | |
| | | | |
| | | | |
| | 结论 | | |
| 检验者 | | 复核者 | |

| 实训课出勤 | 预习情况 | 实训态度 | 实训操作 | 实训结果 | 书写报告 | 文明操作 | 总成绩 |
|---|---|---|---|---|---|---|---|
| | | | | | | | |
| | | | | | | | |
| | | | | | | | |
| | | | | | | | |
| | | | | | | | |

实训结束，指导教师确认实训结果，签名_____

8

# 技能训练 5
# 牛黄解毒片砷盐的检查

## 一、技能操作目的

1. 掌握砷盐的检查原理、方法和计算。
2. 熟悉对照法的原则、操作及注意事项。
3. 能依据《中国药典》（2020 年版）进行牛黄解毒片砷盐的检查。

## 二、技能操作规程

### （一）检验前准备

#### 1. 检验依据

药物中微量砷盐的检查原理是利用金属锌与酸作用生成新生态的氢，与药物中微量砷盐作用生成具有挥发性的砷化氢气体，遇溴化汞试纸，产生黄色至棕色的砷斑，与相同条件下一定量标准砷溶液所生成的砷斑比较，以判定药物中砷盐的含量。其反应方程式如下：

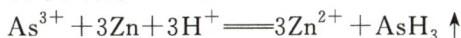

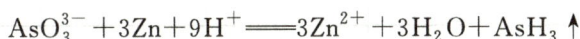

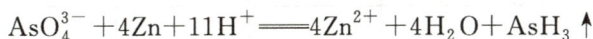

$$As^{3+}+3Zn+3H^+ = 3Zn^{2+}+AsH_3\uparrow$$

$$AsO_3^{3-}+3Zn+9H^+ = 3Zn^{2+}+3H_2O+AsH_3\uparrow$$

$$AsO_4^{3-}+4Zn+11H^+ = 4Zn^{2+}+4H_2O+AsH_3\uparrow$$

#### 2. 仪器的准备

古蔡氏法砷盐检查装置、量筒、量瓶、电子天平、研钵、玻璃棒。

#### 3. 药品的准备

牛黄解毒片、稀盐酸、标准砷贮备液、锌粒、醋酸铅棉花、酸性氯化亚锡。

### （二）检验操作

取本品适量（包衣片除去包衣），研细，精密称取 1.52g，加稀盐酸 20mL，稀释溶解搅拌 1 小时，滤过，残渣用稀盐酸洗涤 2 次，每次 10mL，搅拌 10 分钟，洗液与滤液合并，置 500mL 量瓶中，加水稀释至刻度，摇匀。精密量取 5mL，置 10mL 量瓶中，加水至刻度，摇匀。精密量取 2mL，加盐酸 5mL 与水 21mL，照砷盐检查法（通则 0822 第一法）检查，所显砷斑颜色不得深于标准砷斑。

## 三、检验原始记录

### 牛黄解毒片的砷盐检查原始记录

温度/℃：　　　　　　相对湿度/%：　　　　　　　　　　　编号：

| 检品名称 | | 批号 | | 检验日期 | |
|---|---|---|---|---|---|
| 包装 | | 规格 | | 生产单位 | |
| 检验依据 | | | | | |

检验记录

| 检验项目 | 标准规定 | 操作步骤 | 实验现象或原始数据及计算过程 |
|---|---|---|---|
| | | | |
| | | | |
| 结论 | | | |
| 检验者 | | 复核者 | |

| 实训课出勤 | 预习情况 | 实训态度 | 实训操作 | 实训结果 | 书写报告 | 文明操作 | 总成绩 |
|---|---|---|---|---|---|---|---|
| | | | | | | | |
| | | | | | | | |
| | | | | | | | |
| | | | | | | | |
| | | | | | | | |

实训结束，指导教师确认实训结果，签名_____

# 技能训练 6
## 对乙酰氨基酚片的重量差异检查

### 一、技能操作目的

1. 掌握重量差异检查法的操作。

2. 掌握分析天平的使用方法、重量差异检查的操作步骤、结果计算和判断标准。

### 二、技能操作规程

#### （一）检验前准备

**1. 检验依据**

《中国药典》（2020 年版）四部通则片剂检查（通则 0101）重量差异检查项下内容。

**2. 仪器的准备**

分析天平感量 0.1mg（适用于平均片重 0.30g 以下的片剂）或感量 1mg（适用于平均片重 0.30g 或 0.30g 以上的片剂），扁形称量瓶，弯头或平头手术镊子。

**3. 药品的准备**

对乙酰氨基酚片。

#### （二）取样

1. 成品在入库前，生产车间应填写成品请验单送交质管部门，请验单内容包括品名、批号、规格、数量等。

2. 由检验室指派专人到成品存放地/在线包装地按批取样，每批成品在不同的包装内抽取一定的小包装，使抽取的样品具有代表性，并可供三次检验量。

3. 按请验单的内容与成品的标签进行核对，无误后方可取样，取样后再随机取样检验，登记检验台账。

4. 取样的准备工作、取样过程、结束阶段均应执行《取样管理规定》和《取样操作规程》。

#### （三）检验操作

1. 取空扁形瓶置分析天平上，回零，精密称定重量；再取供试品 20 片，置此扁形称量瓶中，精密称定。记录重量（$m$）。此重量除以 20，得平均重量（$\overline{m}$）。保留三位有效数字，准确至 0.001g。

2. 从已称定总重量的供试品中，依次用弯头镊子取出 1 片，分别精密称定重量，得各片重量（$m_i$）并记录。

3. 记录与计算

① 记录每次称量数据。

② 求出平均片重（$\overline{m}$），保留三位有效数字。修约至两位有效数字，按表 1 中规定的重量差异限度，求出允许片重范围（$\overline{m}\pm\overline{m}\times$重量差异限度），将称得的各片重量进行比较。

$$重量差异（\%）=\frac{m_i-\overline{m}}{\overline{m}}$$

表 1　片剂重量差异限度表

| 剂型 | 供试品数量/片 | 平均片量或标示片重 | 重量差异限度 |
|------|------|------|------|
| 片剂 | 20 | 0.3g 以下 | ±7.5% |
| | | 0.3g 或 0.3g 以上 | ±5% |

**4. 结果判断**

① 每片重量均未超出允许片重范围。

② 与平均重量相比较，均未超出重量差异限度。

③ 超出重量差异限度的供试品不多于 2 片，且均未超出限度 1 倍。

以上情况均判为"符合规定"，否则判为"不符合规定"。

## 三、检验原始记录

**对乙酰氨基酚片的重量差异检查原始记录**

温度/℃：　　　　　　　　相对湿度/%：　　　　　　　　编号：

| 检品名称 | | 批号 | | 检验日期 | |
|------|------|------|------|------|------|
| 包装 | | 规格 | | 生产单位 | |
| 检验依据 | | | | | |

| 检验记录 | | | | | |
|------|------|------|------|------|------|
| 20 片总重量/g | | | | | |
| 每片重量/g | 1 | 2 | 3 | 4 | 5 |
| | | | | | |
| | 6 | 7 | 8 | 9 | 10 |
| | | | | | |
| | 11 | 12 | 13 | 14 | 15 |
| | | | | | |
| | 16 | 17 | 18 | 19 | 20 |
| | | | | | |
| 平均片重/g | | | | | |
| 允许片重范围/g | | | | | |
| 超限片数 | | | | | |
| 超限 1 倍的片数 | | | | | |
| 结论 | | | | | |
| 检验者 | | 复核者 | | | |

## 四、注意事项

1. 在称量前后，均应仔细查对供试品的批号与数量。称量过程中，应避免用手直接接触供试品。已取出的供试品，不得再放回供试品原包装容器内。

2. 称量瓶应预先洗净并干燥。如有检出超出重量差异限度的供试品，宜另器保存。供必要时复核之用。

3. 糖衣片的片芯应检查重量差异并符合规定，包糖衣后不再检查重量差异。

4. 薄膜衣片应在包薄膜衣后检查重量差异并符合规定。

5. 凡规定检查含量均匀度的片剂，一般不再进行重量差异检查。

6. 栓剂、丸剂、膜剂、单剂量包装的干混悬剂，以及眼、耳、鼻用的固体制剂，重量差异测定方法基本相同，主要区别是供试品数量和重量差异限度不同。

## 五、思考题

对乙酰氨基酚片 20 片总重量 4.0326g，各片片重测定数据见表 2。重量差异检查是否合格？

**表 2　对乙酰氨基酚片重记录表**　　　　　　　单位：g

| | | | | |
|---|---|---|---|---|
| 0.2102 | 0.1999 | 0.1999 | 0.2037 | 0.2015 |
| 0.2105 | 0.1999 | 0.2015 | 0.1999 | 0.1981 |
| 0.1978 | 0.1999 | 0.2011 | 0.2115 | 0.1899 |
| 0.2101 | 0.2000 | 0.2012 | 0.1812 | 0.2136 |

| 实训课出勤 | 预习情况 | 实训态度 | 实训操作 | 实训结果 | 书写报告 | 文明操作 | 总成绩 |
|---|---|---|---|---|---|---|---|
| | | | | | | | |
| | | | | | | | |
| | | | | | | | |
| | | | | | | | |
| | | | | | | | |

实训结束，指导教师确认实训结果，签名_____

# 技能训练 7
# 对乙酰氨基酚片溶出度的测定

## 一、技能操作目的

1. 掌握溶出度检查的操作。

2. 掌握溶出法测定药物含量的基本方法、有关计算及结果判定。

## 二、技能操作规程

### （一）检验前准备

**1. 检验依据**

对乙酰氨基酚的芳环共轭体系具有紫外吸收特性，可采用紫外-可见分光光度法测定含量，照紫外-可见分光光度法（通则0401）。

溶出度测定，参照《中国药典》（2020年版）四部通则0931溶出度与释放度测定法（第一法）测定。

**2. 仪器的准备**

容量瓶、移液管、紫外-可见分光光度计、溶出仪、烧杯。

**3. 药品的准备**

对乙酰氨基酚片、稀盐酸、0.04%氢氧化钠溶液。

### （二）取样

1. 成品在入库前，生产车间应填写成品请验单送交质管部门，请验单内容包括品名、批号、规格、数量等。

2. 由检验室指派专人到成品存放地/在线包装地按批取样，每批成品在不同的包装内抽取一定的小包装，使抽取的样品具有代表性，并可供三次检验量。

3. 按请验单的内容与成品的标签进行核对，无误后方可取样，取样后再随机取样检验，登记检验台账。

4. 取样的准备工作、取样过程、结束阶段均应执行《取样管理规定》和《取样操作规程》。

### （三）检验操作

对乙酰氨基酚片溶出度的测定采用第一法篮法，具体内容如下。

**1. 仪器操作法**

（1）装置　转篮、溶出杯6套测定装置。

（2）测定法　测定前，应对仪器装置进行必要的调试，使转篮底部距溶出杯的内底部25mm±2mm。分别量取经脱气处理的溶出介质，置各溶出杯内，实际量取的体积与规定体积的偏差应不超过±1%，待溶出介质温度恒定在37℃±0.5℃后，取供试品6片，分别投入6个干燥的转篮内，将转篮降入溶出杯中，注意供试品表面不要有气泡，按各品种项下规定的转速启动仪器，计时；至规定的取样时间（实际取样时间与规定时间的差异不得过±2%），吸取溶出液适量（取样位置应在转篮顶端至液面的中点，距溶出杯内壁不小于10mm处；须多次取样时，所量取溶出介质的体积之和应在溶出介质的1%之内，如超过总体积的1%时，应及时补充相同体积的温度为37℃±0.5℃的溶出介质，或在计算时加以校正），立即用适当的微孔滤膜滤过，自取样至滤过应在30秒内完成，取澄清滤液，照该品种项下规定的方法测定，计算每片（粒、袋）的溶出量。

**2. 检查内容**

照通则0931溶出度与释放度测定法（第一法）测定。

（1）溶出条件　以稀盐酸24mL加水至1000mL为溶出介质，转速为100r/min，依法操作，经30分钟时取样。

（2）测定方法　取溶出液适量，滤过，精密量取续滤液适量，用0.04%氢氧化钠溶液定量稀释成每1mL中含对乙酰氨基酚5～10μg的溶液。照紫外-可见分光光度法（通则0401），在257nm的波长处测定吸光度，按$C_8H_9NO_2$的吸收系数（$E_{1cm}^{1\%}$）为715计算每片的溶出量。

（3）限度　标示量的80%，应符合规定。

（4）溶出度计算公式　$$溶出量 = \frac{A}{E_{1cm}^{1\%}} \times \frac{1}{100} \times D \times 1000mL$$

$$溶出度(Q) = \frac{溶出量}{标示量} \times 100\%$$

式中，$A$为测得的吸光度；$D$为稀释倍数；$E_{1cm}^{1\%}$为百分吸收系数；1000mL为所需的溶出体积。

（5）结果判定　符合下述条件之一者，可判为符合规定：

① 6片中、每片的溶出量按标示量计算，均不低于规定限度（$Q$）；

② 6片中，如有1～2片低于$Q$，但不低于$Q-10\%$，且其平均溶出量不低于$Q$；

③ 6片中，有1～2片低于$Q$，其中仅有1片低于$Q-10\%$，但不低于$Q-20\%$，且其平均溶出量不低于$Q$时，应另取6片复试；初、复试的12片中，有1～3片低于$Q$，其中仅有1片（粒、袋）低于$Q-10\%$，但不低于$Q-20\%$，且其平均溶出量不低于$Q$。

## 三、检验原始记录

对乙酰氨基酚片溶出度检查原始记录

温度/℃：　　　　　　　相对湿度/%：　　　　　　　编号：

| 检品名称 | | 批号 | | 检验日期 | |
|---|---|---|---|---|---|
| 包装 | | 来源 | | 生产单位 | |
| 检验依据 | | | | | |

检验记录

| 实验仪器 | | | | | | |
|---|---|---|---|---|---|---|
| 介质 | | | 转速/(r/min) | | | |
| 溶出体积/1000mL | | | 介质温度/℃ | | | |
| 溶出时间/min | | | 紫外检测波长/nm | | | |
| | 1 | 2 | 3 | 4 | 5 | 6 |
| 标示量/g | | | | | | |
| 吸光度 A | | | | | | |
| 溶出量/g | | | | | | |
| 溶出度/% | | | | | | |
| 平均溶出度/% | | | | | | |
| 结论 | | | | | | |
| 检验者 | | | 复核者 | | | |

## 四、注意事项

1. 溶出仪的适用性及性能确认试验除仪器的各项机械性能应符合上述规定外，还应用溶出度标准片对仪器进行性能确认试验，按照标准片的说明书操作，试验结果应符合标准片的规定。溶出仪每次使用前应检查仪器是否水平，转动轴是否垂直；检查转篮旋转时与溶出杯的垂直轴在任一点的偏离均不得大于 2mm，检查转篮旋转时摆动幅度不得偏离轴心的±1.0mm；检查篮轴运转时整套装置应保持平稳，不能产生明显的晃动或振动。调节使转篮底部距溶出杯的内底部 25mm±2mm。

2. 应使用各品种项下规定的溶出介质，除另有规定外，室温下体积为 1000mL，并应新鲜配制和经脱气处理。如果溶出介质为缓冲液，当需要调节 pH 值时，一般调节 pH 值至规定 pH±0.05 之内。溶出介质必须脱气处理。

3. 应按照品种各论中规定的取样时间取样，自 6 杯中完成取样的时间应在 1 分钟内。

4. 调节水浴的温度应能使溶出杯中溶出介质的温度保持在 37.0℃±0.5℃。

5. 整个取样过程在 30s 内完成，取样位置应在转篮的顶端至液面的中点，并距溶出杯内壁 10mm 处，应提前做好各项准备。

6. 对各种仪器进行检查、清洗，填写仪器使用记录。

## 五、思考题

1. 溶出度的测定主要针对哪些制剂？溶出度测定前需做好哪些准备工作？

2. 测定溶出度时必须严格控制哪些实验条件？

| 实训课出勤 | 预习情况 | 实训态度 | 实训操作 | 实训结果 | 书写报告 | 文明操作 | 总成绩 |
|---|---|---|---|---|---|---|---|
|  |  |  |  |  |  |  |  |
|  |  |  |  |  |  |  |  |
|  |  |  |  |  |  |  |  |
|  |  |  |  |  |  |  |  |
|  |  |  |  |  |  |  |  |

实训结束，指导教师确认实训结果，签名_____

# 技能训练 8
# 藿香正气水中乙醇含量的测定

## 一、技能操作目的

1. 掌握气相色谱法的操作。
2. 掌握气相色谱法内标法测定的原理、方法、计算和结果判定。

藿香正气水中乙醇含量的测定

## 二、技能操作规程

### （一）检验前准备

#### 1. 检验依据

采用《中国药典》（2020年版）四部通则气相色谱法（通则0521）测定各种含乙醇制剂中在20℃时乙醇（$C_2H_5OH$）的含量（％，mL/mL），乙醇量测定法（通则0711）第一法（毛细管柱法）测定藿香正气水中乙醇量。

乙醇量：应为40％～50％（通则0711）。

#### 2. 仪器的准备

安捷伦气相色谱仪、容量瓶、移液管、烧杯、0.45μm微孔滤膜、注射器等。

#### 3. 药品的准备

藿香正气水、无水乙醇、正丙醇等。

### （二）取样

1. 成品在入库前，生产车间应填写成品请验单送交质管部门，请验单内容包括品名、批号、规格、数量等。

2. 由检验室指派专人到成品存放地/在线包装地按批取样，每批成品在不同的包装内抽取一定的小包装，使抽取的样品具有代表性，并可供三次检验量。

3. 按请验单的内容与成品的标签进行核对，无误后方可取样，取样后再随机取样检验，登记检验台账。

4. 取样的准备工作、取样过程、结束阶段均应执行《取样管理规定》和《取样操作规程》。

### （三）检验操作

#### 1. 色谱条件与系统适用性试验

采用（6％）氰丙基苯基-(94％)二甲基聚硅氧烷为固定液的毛细管柱；起始温度为40℃，维持2分钟，以每分钟3℃的速率升温至65℃，再以每分钟25℃的速率升温至200℃，维持10分钟；进样口温度200℃；检测器（FID）温度220℃；采用顶空分流进样，

分流比为1:1；顶空瓶平衡温度为85℃，平衡时间为20分钟。理论板数按乙醇峰计算应不低于10000，乙醇峰与正丙醇峰的分离度应大于2.0。

**2. 校正因子测定**

精密量取恒温至20℃的无水乙醇5mL，平行两份；置100mL量瓶中，精密加入恒温至20℃的正丙醇（内标物质）5mL，用水稀释至刻度，摇匀，精密量取该溶液1mL，置100mL量瓶中，用水稀释至刻度，摇匀（必要时可进一步稀释），作为对照品溶液。精密量取3mL，置10mL顶空进样瓶中，密封，顶空进样，每份对照品溶液进样3次，测定峰面积，计算平均校正因子，所得校正因子的相对标准偏差不得大于2.0%。

**3. 测定方法**

精密量取恒温至20℃的供试品适量（相当于乙醇约5mL），置100mL量瓶中，精密加入恒温至20℃的正丙醇5mL，用水稀释至刻度，摇匀，精密量取该溶液1mL，置100mL量瓶中，用水稀释至刻度，摇匀（必要时可进一步稀释），作为供试品溶液。精密量取3mL，置10mL顶空进样瓶中，密封，顶空进样，测定峰面积，按内标法以峰面积计算，即得。重复进样3次。

计算公式：

$$f = \frac{A_s/c_s}{A_R/c_R}$$

$$c_X = f \times \frac{A_X}{A_s'/c_s}$$

$$乙醇含量(\%) = \frac{c_X \times V \times D}{W}$$

式中，$c_R$ 为对照品溶液浓度；$c_s$ 为内标物溶液浓度；$c_X$ 为供试品溶液中测定组分的浓度；$D$ 为供试品的稀释倍数；$V$ 为供试品溶液原始体积，mL；$f$ 为校正因子；$A_s'$ 为内标物的峰面积；$A_R$ 为对照品的峰面积；$A_X$ 为供试品中乙醇的峰面积；$W$ 为供试品的取样量，mL。

## 三、检验原始记录

### 藿香正气水中乙醇量测定的原始记录

温度/℃：　　　　　　相对湿度/%：　　　　　　编号：

| 检品名称 | | 批号 | | 检验日期 | |
|---|---|---|---|---|---|
| 包装 | | 规格 | | 生产单位 | |
| 检验依据 | | | | | |
| 检验记录 | | | | | |
| 对照品溶液浓度 | | 供试品溶液浓度 | | | |

| 内标物溶液浓度 | | 供试品溶液原始体积/mL | | |
|---|---|---|---|---|
| 供试品溶液取样量/mL | | 供试品的稀释倍数 | | |
| | 无水乙醇 $A_R$ | 正丙醇 $A_S$ | 霍香正气水乙醇 $A_X$ | 正丙醇 $A_S'$ |
| 峰面积值 | | | | |
| | | | | |
| | | | | |
| 峰面积平均值 | | | | |
| 校正因子($f$) | | | | |
| 乙醇量/% | | | | |
| 药典规定乙醇量/% | | | | |
| 结论 | | | | |
| 检验者 | | 复核者 | | |

## 四、注意事项

**1. 气相色谱仪操作规程**

① 打开稳压电源。

② 打开氮气阀，打开净化器上的载气开关阀，然后检查是否漏气，保证气密性良好。

③ 调节总流量为适当值（根据刻度的流量表测得）。

④ 调节分流阀使分流流量为实验所需的流量（用皂膜流量计在气路系统面板上实际测量），柱流量即为总流量减去分流量。

⑤ 打开空气、氢气开关阀，调节空气、氢气流量为适当值。

⑥ 根据实验需要设置柱温、进样口温度和 FID 温度。

⑦ 打开计算机与工作站。

⑧ FID 温度达到 150℃以上，按 FIRE 键点燃 FID 火焰。

⑨ 设置 FID 灵敏度和输出信号衰减。

⑩ 待所设参数达到设定值时，即可进样分析。

⑪ 实验完毕后，先关闭氢气与空气，用氮气将色谱柱吹净后关机。

**2. 气相色谱仪操作注意事项**

① 氢气发生器液位不得过高或过低。

② 空气源每次使用后必须进行放水操作。

③ 进样操作要迅速，每次操作要保持一致。

④ 使用完毕后须在记录本上记录使用情况。

## 五、思考题

试述气相色谱法的特点及分析适用范围。

| 实训课出勤 | 预习情况 | 实训态度 | 实训操作 | 实训结果 | 书写报告 | 文明操作 | 总成绩 |
|---|---|---|---|---|---|---|---|
|  |  |  |  |  |  |  |  |
|  |  |  |  |  |  |  |  |
|  |  |  |  |  |  |  |  |
|  |  |  |  |  |  |  |  |
|  |  |  |  |  |  |  |  |

实训结束，指导教师确认实训结果，签名_____

# 技能训练 9
# 薄层色谱法鉴别牛黄解毒片

## 一、技能操作目的

1. 掌握薄层色谱鉴别法的基本操作。
2. 熟悉中药制剂样品前处理的方法和薄层色谱条件的选择。

## 二、技能操作规程

### （一）检验前准备

**1. 检验依据**

薄层色谱法利用各成分对同一吸附剂吸附能力不同，使在流动相（溶剂）流过固定相（吸附剂）的过程中，连续地产生吸附、解吸附、再吸附、再解吸附，从而达到各成分的互相分离的目的。

薄层色谱法（TLC）系将适宜的固定相涂布于玻璃板、塑料或铝基片上，成一均匀薄层，待点样、展开后，根据比移值（$R_f$）与适宜的对照物按同法所得的色谱图的比移值作对比，以进行药品的鉴别、杂质检查或含量测定的方法。薄层色谱法是快速分离和定性分析少量物质的一种很重要的实验技术，也可用于跟踪反应进程。

**2. 仪器的准备**

超声波清洗机、试管、硅胶 G 薄层板、研钵、过滤装置、展开缸、恒温水浴锅、紫外光灯、量筒、烧杯、电吹风等。

**3. 药品的准备**

牛黄解毒片、对照品、三氯甲烷、甲醛、乙醚、石油醚、甲酸乙酯、10％亚硫酸氢钠溶液等。

### （二）取样

1. 成品在入库前，生产车间应填写成品请验单送交质管部门，请验单内容包括品名、批号、规格、数量等。

2. 由检验室指派专人到成品存放地/在线包装地按批取样，每批成品在不同的包装内抽取一定的小包装，使抽取的样品具有代表性，并可供三次检验量。

3. 按请验单的内容与成品的标签进行核对，无误后方可取样，取样后再随机取样检验，登记检验台账。

4. 取样的准备工作、取样过程、结束阶段均应执行《取样管理规定》和《取样操作规程》。

### （三）检验操作

取 20 片牛黄解毒片，用超声波清洗机去除表面包衣，使用研磨棒将去除包衣的药物研磨成细粉，倒入烧杯中，加入 30mL 石油醚-乙醚（3∶1）的混合溶液。使用滴管滴加 1 滴 10％亚硫酸氢钠溶液，均匀搅拌 5min 后，将混合溶液放置在 25℃超声机中超声 5min。待结束后，将溶液缓慢倒入布氏漏斗中进行过滤，滤饼倒入烧杯中，置于 90℃水浴加热 10min，蒸干溶剂。残渣加入 30mL 三氯甲烷，混合后放置在 25℃超声机中超声 15min。待结束后，将溶液缓慢倒入漏斗中进行过滤，获得过滤液。将滤液放置于 90℃水浴加热 10min，蒸干溶剂。残渣加入 1mL 三氯甲烷-甲醛（3∶2）混合溶液，均匀搅拌后倒入试管中。将试管放于 25℃、转速 60r/min 的离心机中离心 5min，使用滴管将上清液移至干净的试管中作为供试液。精确称取 0.01g 人工牛黄，倒入烧杯中，取 20mL 三氯甲烷加入烧杯中，再用滴管滴加 1 滴 10％亚硫酸氢钠溶液，均匀搅拌 5min 后，将混合溶液放置在 25℃超声机中超声 5min。待结束后，将溶液缓慢倒入布氏漏斗中进行过滤，留取滤液。将滤液放置于 90℃水浴加热 10min，蒸干溶剂。残渣加入 1mL 三氯甲烷-甲醛（3∶2）混合溶液，均匀搅拌后倒入试管中。将试管放于 25℃、转速 60r/min 的离心机中离心 5min，使用滴管将上清液移至干净的试管中，作为对照液。用毛细吸管吸取供试液，在薄层色谱板上点样。同样，用毛细吸管吸取对照液，在薄层色谱板上点样。向展开杠中滴加 10mL 石油醚-三氯甲烷-甲酸乙酯-甲酸（20∶3∶5∶1）展开剂，将薄层色谱板放入展开缸中。

### 三、检验原始记录

用铅笔标出溶剂前沿。在紫外光灯下，用铅笔标出对照品和供试品的位置，观察两者位置的差异。计算供试品和对照品的 $R_f$ 值。绘制此次试验的薄层色谱图。

| 实训课出勤 | 预习情况 | 实训态度 | 实训操作 | 实训结果 | 书写报告 | 文明操作 | 总成绩 |
|---|---|---|---|---|---|---|---|
|  |  |  |  |  |  |  |  |
|  |  |  |  |  |  |  |  |
|  |  |  |  |  |  |  |  |
|  |  |  |  |  |  |  |  |
|  |  |  |  |  |  |  |  |
|  |  |  |  |  |  |  |  |

实训结束，指导教师确认实训结果，签名_____

# 技能训练 10
## 高效液相色谱法测定甲硝唑注射液含量

### 一、技能操作目的

1. 掌握高效液相色谱法的操作。

2. 掌握高效液相色谱法外标法测定含量的基本方法、有关计算及结果判定。

### 二、技能操作规程

#### （一）检验前准备

**1. 检验依据**

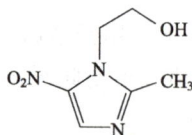

甲硝唑结构式

甲硝唑结构中有共轭双键结构，具有紫外吸收特性，《中国药典》（2020 年版）采用高效液相色谱法（通则 0512）测定甲硝唑片的含量。

本品为甲硝唑加氯化钠适量使成等渗的灭菌水溶液。含甲硝唑（$C_6H_9N_3O_3$）应为标示量的 93.0%～107.0%。

**2. 仪器的准备**

容量瓶、移液管、高效液相色谱仪、高效液相色谱柱（ODS）、微量进样针、烧杯、量杯、分析天平、称量瓶、$0.45\mu m$ 微孔滤膜、注射器等。

**3. 药品的准备**

甲硝唑对照品、甲硝唑注射液、甲醇、纯化水等。

#### （二）取样

1. 成品在入库前，生产车间应填写成品请验单送交质管部门，请验单内容包括品名、批号、规格、数量等。

2. 由检验室指派专人到成品存放地/在线包装地按批取样，每批成品在不同的包装内抽取一定的小包装，使抽取的样品具有代表性，并可供三次检验量。

3. 按请验单的内容与成品的标签进行核对，无误后方可取样，取样后再随机取样检验，登记检验台账。

4. 取样的准备工作、取样过程、结束阶段均应执行《取样管理规定》和《取样操作规程》。

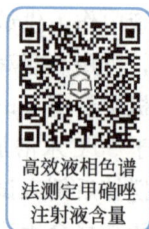

### （三）检验操作

**1. 供试品溶液**

精密量取甲硝唑注射液适量，用流动相定量稀释制成每 1mL 中约含甲硝唑 0.25mg 的溶液，摇匀。

**2. 对照品溶液**

取甲硝唑对照品适量，精密称定，加流动相溶解并定量稀释制成每 1mL 中约含 0.25mg 的溶液。

**3. 色谱条件**

用十八烷基硅烷键合硅胶为填充剂；以甲醇-水（20∶80）为流动相；检测波长为 320nm；进样体积 10$\mu$L。

系统适用性：要求理论板数按甲硝唑峰计算不低于 2000。

**4. 测定方法**

精密量取供试品溶液与对照品溶液，分别注入液相色谱仪，记录色谱图。按外标法以峰面积计算。

**5. 含量计算公式**

$$标示量百分含量（\%）=\frac{c_R\times\dfrac{A_X}{A_R}\times V\times D\times 每支容量}{W\times S}$$

式中，$A_X$ 为供试品的峰面积；$A_R$ 为对照品的峰面积；$c_R$ 为对照品的浓度，mg/mL；$D$ 为供试品的稀释倍数；$W$ 为供试品的量，mL；$V$ 为供试品初次配制的体积，mL；$S$ 为注射剂的标示量，g。

## 三、检验原始记录

甲硝唑注射液含量测定原始记录

温度/℃：　　　　　　相对湿度/%：　　　　　　　　编号：

| 检品名称 | | 批号 | | 检验日期 | |
|---|---|---|---|---|---|
| 包装 | | 规格 | | 生产单位 | |
| 检验记录 | | | | | |
| 检验依据 | | | | | |
| 实验仪器 | | | | | |
| 甲硝唑对照品溶液 | | | 甲硝唑注射液供试品溶液 | | |
| 对照品称样量/mg | | | 供试品取样体积/mL | | |
| 对照品稀释体积/mL | | | 供试品稀释体积/mL | | |
| 对照品保留时间/min | | | 供试品保留时间/min | | |
| 对照品峰面积 | | | 供试品峰面积 | | |
| 进样量/$\mu$L | | | 进样量/$\mu$L | | |
| 对照品浓度/(mg/mL) | | | 供试品浓度/(mg/mL) | | |
| 含量限度/% | | | 供试品标示量百分含量/% | | |
| 结论 | | | | | |
| 检验者 | | | 复核者 | | |

## 四、注意事项

1. 操作分析天平、高效液相色谱仪等仪器时，应按仪器使用说明书进行，并进行仪器的适用性及性能确认试验。

2. 原始记录上应记录仪器型号、色谱条件、供试品和对照品的配制、进样量、测定数据、计算式与结果，并附色谱图。

3. 流动相应选用色谱纯试剂、高纯水或双蒸水，酸碱液及缓冲液需经过滤后使用，过滤时注意区分水系膜和油系膜的使用范围。

4. 流动相应严格脱气，并经滤过（用 $0.45\mu m$ 微孔滤膜），防止颗粒状物导入系统中。更换流动相时应注意溶剂的互溶性。分析过程中注意流动相的补充，避免贮液瓶内流动相排空。

5. 色谱柱使用前仔细阅读说明书，注意适用范围。色谱柱安装时，应使其进出口位置与流动相的流向一致，以免影响柱效；操作过程时，应避免压力和温度的急剧变化及任何机械振动，以免影响柱内的填充情况；保存时，反相色谱柱应将柱内充满无水甲醇，并拧紧柱接头，防止溶剂挥发。

6. 使用泵时，应设定仪器允许的极限压力和最大流量，防止仪器内部受到损坏。开机时，充泵排气，加大流量，排空系统内气泡，以免因气泡造成无法吸液或脉动过大。流动相中含有缓冲溶液，不应长时间停留于泵内，以免析出盐的晶体及腐蚀泵的密封环和垫片。

7. 由于微量注射器不易精确控制进样量，当采用外标法测定含量时，以定量环或自动进样器进样为好。

8. 高压运行过程中，应注意观察泵的异常变化，当泵压急剧波动或无泵压时，应停机检查。泵压波动常与气泡有关。基线噪声增加也往往与检测器流通池的污染、固定相的流失、仪器接地不良等有关。

9. 流动相中含有缓冲溶液，在分析结束后，从泵、进样器、色谱柱到检测器流通池均应立即用水（1～2 小时）、甲醇溶液充分冲洗。实验结束后，一般先用水或低浓度甲醇水溶液冲洗整个管路 30 分钟以上，再用甲醇冲洗。

## 五、思考题

简述高效液相色谱法的含量测定方法有哪几种？

| 实训课出勤 | 预习情况 | 实训态度 | 实训操作 | 实训结果 | 书写报告 | 文明操作 | 总成绩 |
|---|---|---|---|---|---|---|---|
|  |  |  |  |  |  |  |  |
|  |  |  |  |  |  |  |  |
|  |  |  |  |  |  |  |  |
|  |  |  |  |  |  |  |  |
|  |  |  |  |  |  |  |  |

实训结束，指导教师确认实训结果，签名_____

# 技能训练 11
## 减量法称量阿司匹林

### 一、技能操作目的

掌握正确使用分析天平的方法，用减量法准确称量阿司匹林样品。

### 二、技能操作规程

#### （一）检验前准备

**1. 检验依据**

减量法称量主要适用于称量易吸湿、易氧化、易与 $CO_2$ 反应的样品。具有以上特性的物质使用减量法可以减少称量误差。本实训要求取用量不得超过规定量的 $\pm 10\%$。递减称量法称取样品的质量一般在指定的范围 $m \pm 10\%$ 内。

**2. 仪器的准备**

分析天平、称量瓶、锥形瓶等。

**3. 药品的准备**

阿司匹林片。

**4. 称量前一般性的检查**

（1）水平调节　检查气泡式水平仪的气泡是否在水平仪中央的圆环内，气泡在圆环内说明天平水平，若不水平可旋调天平脚的升降螺丝至水平。

（2）清洁　检查底板与天平盘是否清洁，若有杂物可用软毛刷清洁干净。

（3）干燥剂　检查天平室内的干燥剂是否失效，若失效应更换干燥的蓝色硅胶。

（4）开机　接通电源，预热至规定时间。轻按开机键，等待 2 秒后显示屏显示电子天平的型号，然后显示称量模式 0.0000g。

（5）校准　天平安装后，需经过校准才能使用，若天平存放较长时间未开机、位置移动或环境改变，在使用前也应先校准。仪器开机后，当显示屏显示 0.0000g（如不显示 0.0000g，轻按"去皮"键）后，轻按"校准"键，显示屏显示"CAL-200"，此时把 200g 标准校准砝码（如电子天平的最大负荷为 100g，屏幕显示"CAL-100"，用 100g 标准校准砝码）放在称量盘中央，约 5 秒后，显示屏显示 200.0000g。移去校准砝码后，显示屏应显示 0.0000g。若未显示 0.0000g，则按"去皮"键，重复上述操作。

#### （二）取样

1. 成品在入库前，生产车间应填写成品请验单送交质管部门，请验单内容包括品名、批号、规格、数量等。

2. 由检验室指派专人到成品存放地/在线包装地按批取样，每批成品在不同的包装内抽取一定的小包装，使抽取的样品具有代表性，并可供两次检验量。

3. 按请验单的内容与成品的标签进行核对，无误后方可取样，取样后再随机取样检验，登记检验台账。

4. 取样的准备工作、取样过程、结束阶段均应执行《取样管理规定》和《取样操作规程》。

### （三）检验操作

利用减量法称取 3 份质量约为 0.20g 的阿司匹林固体试样，每份样品的质量在 0.1800～0.2200g 之间。

1. 取适量的阿司匹林加入到称量瓶中待用。

2. 天平开机，预热，校准，调零。打开天平门，用滤纸条套在称量瓶上，轻轻将其放在称量盘上，关闭天平门，待显示屏数值稳定后，记录 $m_1$。

3. 取出称量瓶，将称量瓶倾斜放在锥形瓶正上方，用瓶盖轻敲称量瓶口上部，使试样慢慢落入锥形瓶中，当倾出的试样已接近所需量时，慢慢将瓶抬起，再用瓶盖轻敲称量瓶口上部，使粘在瓶口的试样落回称量瓶底部，然后盖上瓶盖。

4. 将称量瓶放回称量盘中，关闭天平门，待显示屏数值稳定后读数，记录为 $m_2$。

5. 依法称出另外 2 份试样，所有数据填入记录表中。

6. 取出称量瓶，轻按"OFF"键关闭天平。

## 三、检验原始记录

### 减量法称量阿司匹林片原始记录

温度/℃：　　　　　　　相对湿度/%：　　　　　　　　　　　　编号：

| 检品名称 | | 批号 | | 检验日期 | |
|---|---|---|---|---|---|
| 包装 | | 规格 | | 生产单位 | |
| 检验依据 | | | | | |
| 检验记录 | | | | | |
| 实验次数 | | 1 | | 2 | 3 |
| 取样量 | $m_{1阿司匹林+瓶}$/g | | | | |
| | $m_{2阿司匹林+瓶}$/g | | | | |
| | $m_{阿司匹林}$/g | | | | |
| 计算 | 平均值 | | | | |
| | 相对标准偏差/% | | | | |
| 结论 | | | | | |
| 检验者 | | | 复核者 | | |

## 四、注意事项

1. 取用称量瓶要用干燥、洁净的滤纸套住称量瓶（或戴上干燥、洁净的手套拿称量瓶），不能用手直接拿称量瓶，以免产生称量误差。

2. 轻开轻关天平门，轻拿轻放称量瓶。称量时，物体放入称量盘中间位置，天平应处于封闭状态，天平门应关闭。

3. 称量数据要及时、准确地记录在实验报告上，不能随意涂改、舍弃。

## 五、思考题

分析天平使用的注意事项有哪些？

| 实训课出勤 | 预习情况 | 实训态度 | 实训操作 | 实训结果 | 书写报告 | 文明操作 | 总成绩 |
|---|---|---|---|---|---|---|---|
|  |  |  |  |  |  |  |  |
|  |  |  |  |  |  |  |  |
|  |  |  |  |  |  |  |  |
|  |  |  |  |  |  |  |  |
|  |  |  |  |  |  |  |  |

实训结束，指导教师确认实训结果，签名_____

# 技能训练 12
# 阿司匹林含量测定

阿司匹林
含量测定

## 一、技能操作目的

1. 掌握酸碱滴定法的操作。
2. 掌握酸碱滴定法测定阿司匹林含量的原理。

## 二、技能操作规程

### （一）检验前准备

**1. 检验依据**

《中国药典》（2020年版）采用酸碱滴定法测定阿司匹林含量。利用阿司匹林分子结构中的游离羧基具有一定的酸性，可与碱成盐的性质，以标准碱滴定液直接滴定。

反应式如下：

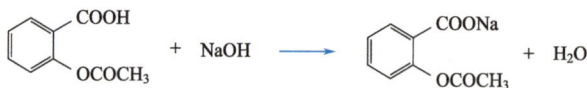

《中国药典》（2020年版）按干燥品计算，含 $C_9H_8O_4$ 不得少于 99.5%。

**2. 仪器的准备**

电子天平、锥形瓶、碱式滴定管、量筒等。

**3. 药品的准备**

阿司匹林、中性乙醇、酚酞指示液、氢氧化钠滴定液（0.1mol/L）等。

### （二）取样

1. 成品在入库前，生产车间应填写成品请验单送交质管部门，请验单内容包括品名、批号、规格、数量等。

2. 由检验室指派专人到成品存放地/在线包装地按批取样，每批成品在不同的包装内抽取一定的小包装，使抽取的样品具有代表性，并可供两次检验量。

3. 按请验单的内容与成品的标签进行核对，无误后方可取样，取样后再随机取样检验，登记检验台账。

4. 取样的准备工作、取样过程、结束阶段均应执行《取样管理规定》和《取样操作规程》。

### （三）检验操作

精密称定阿司匹林约0.4g，加中性乙醇（对酚酞指示液显中性）20mL溶解后，加酚酞指示液3滴，用氢氧化钠滴定液（0.1mol/L）滴定至终点。记录所用氢氧化钠溶液体积，按下式计算阿司匹林的百分含量 [每 1mL 氢氧化钠滴定液（0.1mol/L）相当于 18.02mg 的 $C_9H_8O_4$]。

$$含量(\%)=\frac{V\times F\times T\times 10^{-3}}{W}$$

式中，$V$ 为消耗氢氧化钠滴定液的体积，mL；$F$ 为氢氧化钠滴定液的浓度校正因子，$F=\dfrac{实际浓度}{理论浓度}$；$T$ 为滴定度，mg/mL；$W$ 为供试品取样量，g。

### 三、检验原始记录

**酸碱滴定法测定阿司匹林含量原始记录**

温度/℃：　　　　　　　相对湿度/%：　　　　　　　编号：

| 检品名称 | | 批号 | | 检验日期 | |
|---|---|---|---|---|---|
| 包装 | | 规格 | | 生产单位 | |
| 检验依据 | | | | | |

<table>
<tr><td colspan="6" align="center">检验记录</td></tr>
<tr><td colspan="2">$c_{NaOH}/(mol/L)$</td><td colspan="4"></td></tr>
<tr><td colspan="2">实验次数</td><td colspan="2" align="center">1</td><td colspan="2" align="center">2</td></tr>
<tr><td colspan="2">取样量/g</td><td colspan="2"></td><td colspan="2"></td></tr>
<tr><td rowspan="3">滴定</td><td>滴定终读数/mL</td><td colspan="2"></td><td colspan="2"></td></tr>
<tr><td>滴定初读数/mL</td><td colspan="2"></td><td colspan="2"></td></tr>
<tr><td>消耗体积/mL</td><td colspan="2"></td><td colspan="2"></td></tr>
<tr><td rowspan="3">计算</td><td>百分含量/%</td><td colspan="2"></td><td colspan="2"></td></tr>
<tr><td>平均百分含量/%</td><td colspan="4"></td></tr>
<tr><td>相对平均偏差/%</td><td colspan="4"></td></tr>
<tr><td colspan="2">结论</td><td colspan="4"></td></tr>
<tr><td colspan="2">检验者</td><td colspan="2"></td><td>复核者</td><td></td></tr>
</table>

### 四、注意事项

1. 阿司匹林在水中微溶，在乙醇中易溶，同时为防止阿司匹林在测定过程中由于酯键的水解而使结果偏高，故使用中性乙醇为溶剂。

2. 因本品为有机酸，显弱酸性，用氢氧化钠滴定时，化学计量点偏碱性，故选用碱性区变色的酚酞作为指示剂。因乙醇对酚酞显微酸性，故乙醇在使用前需用氢氧化钠中和。

3. 滴定应在不断振摇下稍快地进行，以防止局部碱浓度过大而促使阿司匹林水解。温度控制在 0～40℃时，对测定结果无显著影响。

4. 供试品中所含水杨酸超过规定限度时，则不宜用本法测定，否则测定结果偏高。

## 五、思考题

滴定分析时，何时选择酸式滴定管？何时选择碱式滴定管？

| 实训课出勤 | 预习情况 | 实训态度 | 实训操作 | 实训结果 | 书写报告 | 文明操作 | 总成绩 |
|---|---|---|---|---|---|---|---|
|  |  |  |  |  |  |  |  |
|  |  |  |  |  |  |  |  |
|  |  |  |  |  |  |  |  |
|  |  |  |  |  |  |  |  |
|  |  |  |  |  |  |  |  |

实训结束，指导教师确认实训结果，签名_____

# 技能训练 13
## 永停滴定法测定磺胺嘧啶含量

永停滴定法测定
磺胺嘧啶含量

### 一、技能操作目的

1. 掌握永停滴定法的操作。
2. 掌握重氮化滴定中永停滴定法的原理。

### 二、技能操作规程

#### （一）检验前准备

**1. 检验依据**

磺胺嘧啶的化学结构式中具有芳伯氨基，可以发生重氮化-偶合反应，在酸性溶液中可与 $NaNO_2$ 定量完成重氮化反应而生成重氮盐，可使用永停滴定法测定含量。

《中国药典》（2020 年版）永停滴定法（通则 0701），按干燥品计算，含 $C_{10}H_{10}N_4O_2S$ 不得少于 99.0%。

**2. 仪器的准备**

永停滴定仪、酸式滴定管、电子天平、烧杯、磁力搅拌装置等。

**3. 药品的准备**

磺胺嘧啶、盐酸溶液（1→2）、溴化钾、亚硝酸钠滴定液（0.1mol/L）、淀粉-KI 试纸等。

#### （二）取样

1. 成品在入库前，生产车间应填写成品请验单送交质管部门，请验单内容包括品名、批号、规格、数量等。

2. 由检验室指派专人到成品存放地/在线包装地按批取样，每批成品在不同的包装内抽取一定的小包装，使抽取的样品具有代表性，并可供三次检验量。

3. 按请验单的内容与成品的标签进行核对，无误后方可取样，取样后再随机取样检验，登记检验台账。

4. 取样的准备工作、取样过程、结束阶段均应执行《取样管理规定》和《取样操作规程》。

#### （三）检验操作

精密称定磺胺嘧啶约 0.5g，加盐酸溶液（1→2）10mL 使溶解，加蒸馏水 50mL 及 KBr1g，在磁力搅拌棒作用下用亚硝酸钠滴定液（0.1mol/L）滴定，将滴定管的尖端插入液面下约 2/3 处，滴定至终点。在近终点同时蘸取溶液少许，点在淀粉-KI 试纸上试之。记录所用亚硝酸钠滴定液体积，按下式计算磺胺嘧啶的百分含量［每 1mL 亚硝酸钠滴定液（0.1mol/L）相当于 25.03mg 的 $C_{10}H_{10}N_4O_2S$］。

$$含量(\%) = \frac{V \times F \times T \times 10^{-3}}{W}$$

式中，$V$ 为消耗亚硝酸钠滴定液的体积，mL；$F$ 为亚硝酸钠滴定液的浓度校正因子；$T$ 为滴定度，mg/mL；$W$ 为供试品取样量，g。

## 三、检验原始记录

### 永停滴定法测定磺胺嘧啶原始记录

温度/℃：　　　　　　　　　相对湿度/%：　　　　　　　　　编号：

| 检品名称 | | | 批号 | | | 检验日期 | |
|---|---|---|---|---|---|---|---|
| 包装 | | | 规格 | | | 生产单位 | |
| 检验依据 | | | | | | | |

| 检验记录 | | | | | | | |
|---|---|---|---|---|---|---|---|
| $c_{NaNO_2}$/(mol/L) | | | | | | | |
| 实验次数 | | 1 | | 2 | | 3 | |
| 取样量/g | | | | | | | |
| 滴定 | 滴定终读数/mL | | | | | | |
| | 滴定初读数/mL | | | | | | |
| | 消耗体积/mL | | | | | | |
| 计算 | 百分含量/% | | | | | | |
| | 平均百分含量/% | | | | | | |
| 结论 | | | | | | | |
| 检验者 | | | | 复核者 | | | |

| 实训课出勤 | 预习情况 | 实训态度 | 实训操作 | 实训结果 | 书写报告 | 文明操作 | 总成绩 |
|---|---|---|---|---|---|---|---|
| | | | | | | | |
| | | | | | | | |
| | | | | | | | |
| | | | | | | | |
| | | | | | | | |

实训结束，指导教师确认实训结果，签名_____

# 技能训练 14
## 原子吸收分光光度法检查维生素 C 中铜离子

### 一、技能操作目的

1. 掌握原子吸收分光光度计的操作。
2. 掌握原子吸收分光光度计的测定原理。

### 二、技能操作规程

#### （一）检验前准备

**1. 检验依据**

维生素 C 中可能存在一定限量的铜离子，采用原子吸收分光光度法进行铜离子的检查。《中国药典》（2020 年版）原子吸收分光光度法（通则 0406）包括标准曲线法和标准加入法。维生素 C 中铜离子的检查主要采用标准加入法。检查方法收载于《中国药典》（2020 年版）二部维生素 C "检查"项下。

**2. 仪器的准备**

原子吸光分光光度计、自动进样器、容量瓶、电子天平、烧杯等。

**3. 药品的准备**

0.1mol/L 硝酸溶液、维生素 C 原料药、铜标准溶液（100.0μg/mL）等。

#### （二）取样

1. 成品在入库前，生产车间应填写成品请验单送交质管部门，请验单内容包括品名、批号、规格、数量等。

2. 由检验室指派专人到成品存放地/在线包装地按批取样，每批成品在不同的包装内抽取一定的小包装，使抽取的样品具有代表性，并可供三次检验量。

3. 按请验单的内容与成品的标签进行核对，无误后方可取样，取样后再随机取样检验，登记检验台账。

4. 取样的准备工作、取样过程、结束阶段均应执行《取样管理规定》和《取样操作规程》。

#### （三）检验操作

1. 打开自动进样器电源，打开 GFA-EX7I 电源，打开主电源开关，打开计算机。
2. 打开工作站，选择语言。
3. 选择 Cu 元素、装载参数，确认装载参数。
4. 初始化。
5. 按气体控制面板的 PURGE 和 IGNITE 键，按主机上的 EXTINGUISH 键。
6. 选择火焰分析仪器检测列表。

7. 设置仪器参数→设置谱线搜索→点击谱线搜索→关闭谱线搜索。

8. 完成元素选择。

9. 编辑制备参数，将工作曲线改为简化标准加入，确定制备参数。

10. 连接主机，发送参数。

11. 自动调零。

12. 空白溶液进样，点击电脑，开始测定。

13. 测定 std-1 溶液，std-1 溶液进样，点击电脑，开始测定。

14. 测定 std-2 溶液，std-2 溶液进样，点击电脑，开始测定。

15. 测定供试品，供试品溶液进样，点击电脑，开始测定。

16. 记录实验结果。

## 三、检验原始记录

### 原子吸收分光光度法测定维生素 C 中铜离子原始记录

温度/℃：　　　　　　　　相对湿度/%：　　　　　　　　　　编号：

| 检品名称 | | 批号 | | 检验日期 | |
|---|---|---|---|---|---|
| 包装 | | 规格 | | 生产单位 | |
| 检验记录 | | | | | |
| 仪器编号 | | | | | |
| $c_{标准铜溶液}/(\mu g/mL)$ | | | | | |
| 稀释溶剂 | | | | | |
| | | 标准溶液 | | 供试溶液 | |
| $m_{维生素C}/g$ | | | | | |
| $V_{定容}/mL$ | | | | | |
| 加入标准铜溶液体积 V/mL | | | | | |
| 检测吸收值 | | | | | |
| 平均吸收值 | | | | | |
| 结论 | | | | | |
| 检验者 | | | 复核者 | | |

| 实训课出勤 | 预习情况 | 实训态度 | 实训操作 | 实训结果 | 书写报告 | 文明操作 | 总成绩 |
|---|---|---|---|---|---|---|---|
| | | | | | | | |
| | | | | | | | |
| | | | | | | | |
| | | | | | | | |
| | | | | | | | |

实训结束，指导教师确认实训结果，签名_____